D1985308

E-BOOK INSIDE + ARBEITSMATERIAL

Jacobi • Thiel • Beintner: Anorexia und Bulimia nervosa
Mit dem untenstehenden Download-Code erhalten Sie die PDF-Version dieses Buches inkl. aller Downloadmaterialien.

So laden Sie Ihr E-Book inside herunter:

1. Öffnen Sie die Website: http://www.beltz.de/ebookinside
2. Geben Sie den untenstehenden Download-Code ein und füllen Sie das Formular aus.
3. Mit dem Klick auf den Button am Ende des Formulars erhalten Sie Ihren persönlichen Download-Link.
   [Für den Einsatz des E-Books in einer Institution fragen Sie bitte nach einem individuellen Angebot unseres Vertriebs: vertrieb@beltz.de. Nennen Sie uns dazu die Zahl der Nutzer, für die das E-Book zur Verfügung gestellt werden soll.]
4. Beachten Sie bitte, dass der Code nur einmal gültig ist. Bitte speichern Sie die Datei auf Ihrem Computer.

Download-Code

EPXYEKCG3V

Jacobi • Thiel • Beintner

Anorexia und Bulimia nervosa

Corinna Jacobi • Andreas Thiel • Ina Beintner

Anorexia und Bulimia nervosa

Ein kognitiv-verhaltenstherapeutisches Behandlungsprogramm

Mit E-Book inside und Arbeitsmaterial

4., vollständig überarbeitete Auflage

Anschriften der Autoren
Prof. Dr. Corinna Jacobi
Professur »Grundlagen und Interventionen
bei Essstörungen und assoziierten Störungen«
Institut für Klinische Psychologie und Psychotherapie
Technische Universität Dresden
Chemnitzer Straße 46
01 187 Dresden

Prof. Dr. Andreas Thiel
Zentrum für Psychosoziale Medizin
Agaplesion Diakonieklinikum Rotenburg
Elise-Averdieck-Str. 17
27 356 Rotenburg
thiel@diako-online.de

Dr. rer. nat. Ina Beintner
Professur »Grundlagen und Interventionen
bei Essstörungen und assoziierten Störungen«
Institut für Klinische Psychologie und Psychotherapie
Technische Universität Dresden
Chemnitzer Straße 46
01 187 Dresden

4., vollständig überarbeitete Auflage

Unter dem Titel »Kognitive Verhaltenstherapie bei Anorexia und Bulimia nervosa«:
1. Auflage 1996 Psychologie Verlags Union, Weinheim
2., vollständig überarbeitete Auflage 2000 Psychologie Verlags Union, Verlagsgruppe Beltz, Weinheim
3., vollständig überarbeitete Auflage 2008 Psychologie Verlags Union, Verlagsgruppe Beltz, Weinheim

Werderstraße 10, 69 469 Weinheim
Programm PVU Psychologie Verlags Union
http://www.beltz.de
Lektorat: Claudia Silbereisen
Herstellung: Uta Euler
Umschlagbild:getty images/Klaus Mellenthin
Satz und Bindung: Beltz Bad Langensalza GmbH, Bad Langensalza
Gesamtherstellung: Beltz Bad Langensalza GmbH, Bad Langensalza

Printed in Germany

ISBN 978-3-621-28 305-2

Inhaltsübersicht

Vorwort zur vierten Auflage 11

Teil I Störungsbild 13

1 Einleitung: Wege aus dem goldenen Käfig 14
2 Symptomatik 17
3 Diagnostik und Klassifikation 22
4 Epidemiologie 35
5 Ätiologie 37
6 Stand der Therapieforschung bei Anorexia nervosa und Bulimia nervosa 52
7 Prognose 57

Teil II Therapie 59

8 Bausteine der Psychotherapie 60
9 Therapie in verschiedenen Settings 104
10 Manual für eine Einzel- oder Gruppenpsychotherapie 120
11 Kritische Therapiesituationen 140
12 Zwangsbehandlung 151
13 Fallbeispiele 156

Teil III Anhang 177

Übersicht über die Arbeits- und Informationsblätter 178

Arbeitsblatt 1 Fragen zur Vorgeschichte 180
Arbeitsblatt 2 Therapieziele 182
Arbeitsblatt 3 Anamnestische Gewichtskurve 183
Arbeitsblatt 4 Fragen zu Essanfällen und Erbrechen 184
Arbeitsblatt 5 Selbstbeobachtungsprotokoll zum Essverhalten 186
Arbeitsblatt 6 Häufigkeit von Essanfällen und kompensatorischen Verhaltensweisen 188
Arbeitsblatt 7 Auslösebedingungen für Essanfälle und kompensatorische Verhaltensweisen 189
Arbeitsblatt 8 Schwarze Liste 190
Arbeitsblatt 9 Liste positiver Aktivitäten 191
Arbeitsblatt 10 Strategien zur Vermeidung von Essanfällen 192
Arbeitsblatt 11 Protokoll zur Erfassung automatischer Gedanken 193

Arbeitsblatt 12	Analyse kritischer Situationen	194
Arbeitsblatt 13	Zwischenbilanz	195
Informationsblatt 1	Medizinische Komplikationen und Folgeschäden bei Essstörungen	196
Informationsblatt 2	Die Set-Point-Theorie	200
Informationsblatt 3	Regeln für den Umgang mit Essen	205
Informationsblatt 4	Informationen für Patientinnen, bei denen eine Gewichtszunahme angezeigt ist	206
Informationsblatt 5	Verhinderung von Rückfällen	211

Literaturverzeichnis 213
Sachwortverzeichnis 225

Inhalt

Vorwort zur vierten Auflage 11

Teil I Störungsbild 13

1 Einleitung: Wege aus dem goldenen Käfig 14

2 Symptomatik 17
2.1 Körperliche Veränderungen 17
2.2 Psychische Veränderungen 18

3 Diagnostik und Klassifikation 22
3.1 Diagnostik von Essstörungen 22
3.1.1 Diagnosekriterien der Anorexia nervosa 23
3.1.2 Diagnosekriterien der Bulimia nervosa 25
3.1.3 Binge-Eating-Störung 28
3.1.4 Atypische Essstörungen 29
3.2 Differenzialdiagnose 30
3.3 Standardisierte diagnostische Instrumente 31
3.3.1 Spezifische Instrumente zur Beschreibung und Diagnostik von Essstörungen 31
3.3.2 Instrumente zur Erfassung der Körperbildstörung 32
3.3.3 Instrumente zur Erfassung anderer psychopathologischer Veränderungen 33

4 Epidemiologie 35

5 Ätiologie 37
5.1 Soziokulturelle Faktoren 37
5.2 Individuelle Faktoren 39
5.3 Das Zwei-Faktoren-Modell zur Entstehung von Essstörungen 40
5.4 Familiäre Faktoren 41
5.5 Biologische Faktoren 42
5.6 Die Set-Point-Theorie: Hungern und Essstörungen 43
5.7 Die Entstehung von Essstörungen: Das Zauberlehrlingssyndrom 45
5.8 Allgemeines Störungsmodell 46
5.9 Risikofaktoren 47

6 **Stand der Therapieforschung bei Anorexia nervosa und Bulimia nervosa** 52
6.1 Stand der Therapieforschung bei Anorexia nervosa 52
6.2 Stand der Therapieforschung bei Bulimia nervosa 54

7 **Prognose** 57

Teil II Therapie 59

8 **Bausteine der Psychotherapie** 60
8.1 Das verhaltenstherapeutische Modell 60
8.2 Beginn der Behandlung 62
8.2.1 Klärung der Motivation 62
8.2.2 Indikation 65
8.3 Spezifische Bausteine der Verhaltenstherapie 66
8.3.1 Informationsvermittlung 66
8.3.2 Veränderung von Essverhalten und Gewicht 70
8.3.3 Veränderung psychosozialer Konflikte 88
8.3.4 Veränderung dysfunktionaler Kognitionen 93
8.3.5 Förderung der Körperzufriedenheit 98
8.3.6 Stabilisierung und Rückfallprophylaxe 102

9 **Therapie in verschiedenen Settings** 104
9.1 Ambulante Therapie 106
9.2 Tagesklinische Behandlung 110
9.2.1 Vor- und Nachteile tagesklinischer Behandlung von Essstörungen 110
9.2.2 Tagesklinische Behandlungskonzepte 111
9.2.3 Behandlungskonzept der TU Dresden 112
9.3 Stationäre Behandlung 115

10 **Manual für eine Einzel- oder Gruppenpsychotherapie** 120
10.1 Phase 1: Sitzung 1 122
10.2 Phase 1: Sitzung 2 125
10.3 Phase 1: Sitzung 3 126
10.4 Phase 1: Sitzungen 4–6 127
10.4.1 Phase 1: Sitzung 4 127
10.4.2 Phase 1: Sitzung 5 128
10.4.3 Phase 1: Sitzung 6 129
10.5 Phase 1: Sitzungen 7 und 8 130
10.6 Phase 2: Sitzungen 9–12 135
10.7 Phase 2: Sitzungen 13 und 14 136

10.8 Phase 2: Sitzungen 15 und 16 138
10.9 Phase 3: Sitzungen 17–20 138

11 Kritische Therapiesituationen 140
11.1 Motivationsprobleme 140
11.2 Probleme mit der Familie 144
11.3 Probleme im Zusammenhang mit der stationären Behandlung 145
11.4 Allgemeine Probleme mit Essen und Gewicht 148

12 Zwangsbehandlung 151

13 Fallbeispiele 156
13.1 Fallbeispiel Frau A.: Anorexia nervosa – Wenn Hungern Autonomie bedeutet 156
13.1.1 Frau A.: 1. Stunde 156
13.1.2 Frau A.: 2. bis 4. Stunde 157
13.1.3. Frau A.: 5. Stunde 162
13.1.4 Frau A.: 6. Stunde 162
13.1.5 Frau A.: 7. bis 11. Stunde 163
13.1.6 Frau A.: 12. bis 22. Stunde 163
13.1.7 Frau A.: 23. bis 40. Stunde 165
13.1.8 Frau A.: 41. bis 60. Stunde 165
13.1.9 Frau A.: 61. bis 70. Stunde 166
13.1.10 Frau A.: 71. bis 84. Stunde 167
13.1.11 Frau A.: Therapieende 168
13.2 Fallbeispiel Frau B.: Bulimia nervosa – Essanfälle mindern die Anspannung 168
13.2.1 Frau B.: 1. Stunde 168
13.2.2 Frau B.: 2. bis 4. Stunde 169
13.2.3 Frau B.: 5. Stunde 172
13.2.4 Frau B.: 6. bis 10. Stunde 173
13.2.5 Frau B.: 11. bis 20. Stunde 174
13.2.6 Frau B.: 21. bis 30. Stunde 175
13.2.7 Frau B.: 31. bis 35. Stunde 176
13.2.8 Frau B.: 36. Stunde (Follow-Up) 176

Teil III Anhang 177

Übersicht über die Arbeits- und Informationsblätter 178
Arbeitsblatt 1 Fragen zur Vorgeschichte 180
Arbeitsblatt 2 Therapieziele 182
Arbeitsblatt 3 Anamnestische Gewichtskurve 183

Arbeitsblatt 4 Fragen zu Essanfällen und Erbrechen 184

Arbeitsblatt 5 Selbstbeobachtungsprotokoll zum Essverhalten 186

Arbeitsblatt 6 Häufigkeit von Essanfällen und kompensatorischen Verhaltensweisen 188

Arbeitsblatt 7 Auslösebedingungen für Essanfälle und kompensatorische Verhaltensweisen 189

Arbeitsblatt 8 Schwarze Liste 190

Arbeitsblatt 9 Liste positiver Aktivitäten 191

Arbeitsblatt 10 Strategien zur Vermeidung von Essanfällen 192

Arbeitsblatt 11 Protokoll zur Erfassung automatischer Gedanken 193

Arbeitsblatt 12 Analyse kritischer Situationen 194

Arbeitsblatt 13 Zwischenbilanz 195

Informationsblatt 1 Medizinische Komplikationen und Folgeschäden bei Essstörungen 196
Informationen für Patientinnen und Angehörige 197

Informationsblatt 2 Die Set-Point-Theorie 200
Informationen für Patientinnen mit Essstörungen 200

Informationsblatt 3 Regeln für den Umgang mit Essen 205
Informationen für Patientinnen mit Essstörungen 205

Informationsblatt 4 Informationen für Patientinnen, bei denen eine Gewichtszunahme angezeigt ist 206

Informationsblatt 5 Verhinderung von Rückfällen 211
Informationen für Patientinnen mit Essstörungen 211

Literaturverzeichnis 213
Sachwortverzeichnis 225

Vorwort zur vierten Auflage

Acht Jahre sind seit der letzten Auflage unseres Buches vergangen. Seitdem haben neue klinische Erfahrungen und wissenschaftliche Ergebnisse dazu beigetragen, das Verständnis der Anorexia und Bulimia nervosa und die Therapieangebote für Patientinnen zu verbessern. Der Stellenwert der Psychotherapie und einer modernen Verhaltenstherapie in der Behandlung dieser Essstörungen sind unverändert hoch. Die Neuauflage berücksichtigt neben vielen Einzelaspekten neuerer Publikationen auch die Veränderungen des DMS-5 und die deutsche S3-Leitlinie der AWMF (2010). Der Text wurde vollständig überarbeitet, und der Leser findet alle Arbeitsblätter und Informationen des Anhangs auch zum Ausdrucken im E-Book inside.

Unverändert sind anorektische und bulimische Essstörungen bei Frauen wesentlich häufiger als bei Männern, weshalb wir im Text durchgehend von Patientinnen sprechen.

Thomas Paul hat aus persönlichen Gründen an dieser Neuauflage nicht wieder mitgearbeitet. Er hat an den früheren Auflagen von Anfang an großen Anteil gehabt und mit seinem fundierten Wissen viel zum Erfolg unseres Buches beigetragen. Dafür an dieser Stelle noch einmal ein herzlicher Dank!

Erneut haben uns die Lektoratsmitarbeiterinnen des Beltz-Verlags geduldig und kompetent unterstützt; unser besonderer Dank gilt Frau Silbereisen für ihr engagiertes Lektorat und die enge Begleitung.

Dresden und Rotenburg, im Januar 2016

Corinna Jacobi
Andreas Thiel
Ina Beintner

Teil I Störungsbild

1 Einleitung: Wege aus dem goldenen Käfig
2 Symptomatik
3 Diagnostik und Klassifikation
4 Epidemiologie
5 Ätiologie
6 Stand der Therapieforschung bei Anorexia nervosa und Bulimia nervosa
7 Prognose

1 Einleitung: Wege aus dem goldenen Käfig

Die Anorexia nervosa (Magersucht) und Bulimia nervosa (Bulimie) sind Erkrankungen mit häufig langjährigen Verläufen und erheblichen negativen Auswirkungen auf alle wichtigen Lebensbereiche. Auch wenn diese Essstörungen in den Medien gelegentlich als Modeerscheinungen dargestellt werden, dürfen sie doch nicht unterschätzt werden. Sie können die psychische und körperliche Gesundheit und die Lebensqualität nachhaltig beeinträchtigen und führen in Einzelfällen sogar zum Tode. Soziale Kontakte, Freundschaften und Partnerschaften, die körperliche und geistige Leistungsfähigkeit und die Lebenszufriedenheit der Patientinnen werden erheblich belastet. Das veränderte Essverhalten und die Versuche der Gewichtsreduktion begünstigen gesundheitliche Folgeschäden. Das klinische Bild ist durch dieses Nebeneinander von psychischen und somatischen Symptomen gekennzeichnet, die sich zum Teil wechselseitig bedingen. Aufgrund der vorliegenden Forschungsergebnisse und klinischen Erfahrungen gehen wir heute von einer primär psychischen Ätiologie aus. Psychotherapie gilt deshalb als die Behandlung der ersten Wahl. Dabei müssen jedoch in Abhängigkeit vom bestehenden Untergewicht und der körperlichen Symptomatik häufig auch medizinische Gesichtspunkte berücksichtigt und in den Gesamtbehandlungsplan einbezogen werden.

Das veränderte Essverhalten der anorektischen und bulimischen Patientinnen wirkt auf andere Menschen oft ebenso befremdlich oder unverständlich wie das mitunter extreme Untergewicht. Aber diese Auffälligkeiten dürfen nicht darüber hinweg täuschen, dass die Bezeichnung als psychogene Essstörungen einer gewissen Willkür nicht entbehrt, da sie einseitig das Essverhalten nennt, ohne gleichzeitig auch andere Symptome wie etwa die Selbstwertproblematik oder Körperschemastörungen zu erwähnen. Bei diesen Erkrankungen ist eben nicht nur das äußerlich beobachtbare Essverhalten, sondern darüber hinausgehend auch das innere Erleben der Betroffenen verändert; diese Komplexität stellt besondere Anforderungen an die psychotherapeutische Behandlung.

Franz Kafka setzt sich in seiner Kurzgeschichte »Ein Hungerkünstler« aus dem Jahre 1924 mit dem Thema Essen und Hungern auseinander und erzählt ein anschauliches Beispiel. Die Geschichte berichtet einleitend, das allgemeine Interesse an den auf Jahrmärkten gewissermaßen als Kuriosität zur Schau gestellten Hungerkünstlern, die unter den Augen der Öffentlichkeit in einem Käfig vierzig Tage hungern mussten, habe damals deutlich nachgelassen. Kafka beschreibt dann die Situation eines Hungerkünstlers, dem eine berufliche Neuorientierung als Anpassung an diese veränderte Situation nicht gelingt. Deshalb lässt er sich schließlich von einem Zirkus engagieren, wo sein Käfig in der Nähe der Ställe untergebracht wird, damit das Publikum in den Pausen nicht nur die Tiere, sondern auch den Hungerkünstler bewundern kann. Das Interesse der Menschen verliert sich jedoch schnell, der Hungerkünstler gerät in Vergessenheit und verhungert am Ende.

Kafka litt vermutlich selbst an einer Essstörung. Anhaltspunkte dafür finden sich etwa in seinem Brief an den Vater, und so liegt es nahe, nach dem autobiografischen Hintergrund dieser Kurzgeschichte zu fragen (Fichter, 1988). Schon der Titel ruft Assoziationen mit der Magersucht hervor. Der Hungerkünstler hungert, weil er nicht die Speise findet, die ihm schmeckt: »Hätte ich sie gefunden, glaube mir, ich hätte kein Aufsehen gemacht und mich vollgegessen wie du und alle«; diese Worte drücken bildhaft die Unfähigkeit vieler anorektischer und bulimischer Patientinnen aus, ihre Lebenssituation anders zu meistern als durch Hungern, Essanfälle oder Erbrechen. Sie reagieren auf Konflikte oder Belastungen mit der Entwicklung einer Essstörung. Die Nahrungsverweigerung wird zum Ausdruck individueller Probleme, die von den Betroffenen als so schwer erlebt werden, dass Hungern im Vergleich dazu zur »die leichteste Sache von der Welt« (Kafka, 1976, S. 193) wird. Kafkas Geschichte vom männlichen Hungerkünstler ist etwas untypisch, da es sonst überwiegend Frauen sind, die an einer solchen Essstörung erkranken. Dennoch gibt die Kurzgeschichte viele Aspekte der psychischen Verfassung dieser Patientinnen treffend wieder.

Der Hungerkünstler in der Kurzgeschichte sieht für sich keine Alternative zum Hungern. Er findet keinen Ausweg aus seinem Käfig und stirbt schließlich. Die Mehrzahl der anorektischen und bulimischen Patientinnen erlebt ihre Lage ebenfalls als ausweglos. Bruch (1980) spricht im Zusammenhang mit der Lebenssituation dieser Frauen von einem »goldenen Käfig« und skizziert damit treffend die eingeschränkte Lebensfreude und die innere Unfreiheit der Betroffenen. Psychotherapie zielt auf eine Verbesserung der Lebensqualität und sollte Patientinnen ermutigen, sich auf neue Erfahrungen einzulassen und Wege aus diesem »goldenen Käfig« zu finden.

»In den letzten Jahrzehnten ist das Interesse an Hungerkünstlern sehr zurückgegangen. Während es sich früher gut lohnte, große derartige Vorführungen in eigener Regie zu veranstalten, ist dies heute völlig unmöglich. Es waren andere Zeiten. Damals beschäftigte sich die ganze Stadt mit dem Hungerkünstler; von Hungertag zu Hungertag stieg die Teilnahme; jeder wollte den Hungerkünstler zumindest einmal täglich sehn. [...] Man gewöhnte sich an die Sonderbarkeit, in den heutigen Zeiten Aufmerksamkeit für einen Hungerkünstler beanspruchen zu wollen, und mit dieser Gewöhnung war das Urteil über ihn gesprochen. Er mochte so gut hungern, als er nur konnte, und er tat es, aber nichts konnte ihn mehr retten, man ging an ihm vorüber. Versuche, jemandem die Hungerkunst zu erklären! Wer es nicht fühlt, dem kann man es nicht begreiflich machen. Die schönen Aufschriften wurden schmutzig und unleserlich, man riss sie herunter, niemandem fiel es ein, sie zu ersetzen; das Täfelchen mit der Ziffer der abgeleisteten Hungertage, das in der ersten Zeit sorgfältig täglich erneuert worden war, blieb schon längst immer das gleiche, denn nach den ersten Wochen war das Personal selbst dieser kleinen Arbeit überdrüssig geworden; und so hungerte zwar der Hungerkünstler weiter, wie er es früher einmal erträumt hatte, und es gelang ihm ohne Mühe ganz so, wie er es damals vorausgesagt hatte, aber niemand zählte die Tage, niemand, nicht einmal der Hungerkünstler selbst wusste, wie groß die Leistung schon war, und sein Herz wurde schwer. [...] Doch vergingen wieder viele Tage, und auch das nahm ein Ende. Einmal fiel einem Aufseher der Käfig auf, und er fragte die Diener, warum man hier diesen gut brauchbaren Käfig mit dem verfaulten Stroh drinnen unbenützt stehen lasse; niemand wusste es, bis sich einer mit Hilfe der Ziffertafel an den Hungerkünstler erinnerte. Man rührte mit Stangen das Stroh auf und fand den Hungerkünstler darin. »Du hungerst noch immer?« fragte der Aufseher, »wann wirst du denn endlich aufhören?« »Verzeiht mir alle«, flüsterte der Hungerkünstler; nur der Aufseher, der das Ohr ans Gitter hielt, verstand ihn. »Gewiss«, sagte der Aufseher und legte den Finger an die Stirn, um damit den Zustand des Hungerkünstlers dem Personal anzudeuten, »wir verzeihen dir.« »Immerfort wollte ich, dass ihr mein Hungern bewundert«, sagte der Hungerkünstler. »Wir bewundern es auch«, sagte der Aufseher entgegenkommend. »Ihr sollt es aber nicht bewundern«, sagte der Hungerkünstler.

»Nun, dann bewundern wir es also nicht«, sagte der Aufseher, »warum sollen wir es denn nicht bewundern?« »Weil ich hungern muss, ich kann nicht anders«, sagte der Hungerkünstler. »Da sieh mal einer«, sagte der Aufseher, »warum kannst du denn nicht anders?« »Weil ich«, sagte der Hungerkünstler, hob das Köpfchen ein wenig und sprach mit wie zum Kuss gespitzten Lippen gerade in das Ohr des Aufsehers hinein, damit nichts verloren ginge, »weil ich nicht die Speise finden konnte, die mir schmeckt. Hätte ich sie gefunden, glaube mir, ich hätte kein Aufsehen gemacht und mich vollgegessen wie du und alle.« Das waren die letzten Worte, aber noch in seinen gebrochenen Augen war die feste, wenn auch nicht mehr stolze Überzeugung, dass er weiterhungere [...].« (Kafka, 1924, S. 191 ff.).

Das vorliegende Buch beschreibt die Verhaltenstherapie der Anorexia und Bulimia nervosa. Die ersten Kapitel informieren einleitend über die Symptomatik, Diagnostik, Epidemiologie und Ätiologie von Essstörungen. Anschließend werden die einzelnen Bausteine einer Verhaltenstherapie beschrieben. Das Buch ist kein Lehrbuch für Verhaltenstherapie, sondern ein Therapiemanual mit konkreten Hinweisen und Hilfen für die psychotherapeutische Praxis.

2 Symptomatik

2.1 Körperliche Veränderungen

Die Symptome der psychogenen Essstörungen umfassen körperliche und psychische Veränderungen. Ein ausgeprägtes Untergewicht gilt oft als Leitsymptom der Anorexia nervosa. Das »schonungslose Streben nach übermäßiger Schlankheit« (Bruch, 1980, S. 16) findet sich jedoch ebenso bei der Bulimia nervosa, obwohl lebensbedrohliche Ausmaße einer extremen Kachexie auf anorektische Syndrome beschränkt sind. Somatische Beschwerden treten meist erst sekundär, d. h. als Folge der unausgewogenen Ernährung, der Gewichtsabnahme oder des stark veränderten Essverhaltens mit Erbrechen und Essanfällen auf. Anfangs stehen Herz-Kreislauf-Störungen mit niedrigem Blutdruck und Puls, Durchblutungsstörungen mit Kältegefühlen in Händen und Füßen, Hormonstörungen mit unregelmäßiger oder fehlender Menstruation und Beschwerden im Magen-Darm-Bereich im Vordergrund. Im weiteren Verlauf stellen sich dann zunehmend ausgedehnte Mineral- und Vitaminmangelsyndrome und Elektrolytstörungen ein. Heute ist bekannt, dass auch schon ein vergleichsweise geringfügiger Gewichtsverlust von wenigen Kilogramm zu metabolischen und endokrinologischen Störungen führen kann.

Körperliche Symptome und Komplikationen bei Anorexia und Bulimia nervosa

- Untergewicht (im Extremfall bis zum Verhungern)
- Lanugobehaarung (Flaumhaar)
- Schwere Lungenentzündungen (Pneumonie) bei reduziertem Allgemeinzustand
- Kreislaufregulationsstörungen mit niedrigem Blutdruck (Hypotonie, orthostatische Dysregulation)
- Niedrige Körpertemperatur (Hypothermie)
- Durchblutungsstörungen mit kalten Händen und Füßen (Akrozyanose), im Extremfall bis hin zu Erfrierungen an den Füßen
- Langsamer Puls (Bradykardie)
- Herzrhythmusstörungen (z. B. ventrikuläre Extrasystolen)
- Knochenstoffwechselstörungen (Osteoporose, Osteomalazie)
- Zahnschäden (Karies)
- Trockene Haut und Haarausfall
- Verformungen der Nägel (Uhrglasnägel)
- Verbreiterungen der Endglieder (Trommelschlegelfinger oder -zehen)
- Mineral- und Vitaminmangelzustände
- Vergrößerte Speicheldrüsen (Sialose)
- Störungen des Säure-Basen-Haushaltes (z. B. metabolische Alkalose)

- Elektrolytstörungen (z. B. Hypokaliämie)
- Nierenfunktionsstörungen (bis hin zur chronischen Niereninsuffizienz)
- Gicht (Hyperurikämie)
- Blutbildveränderungen in Form von zu wenig roten Blutkörperchen (Anämie), zu wenig weißen Blutkörperchen (Leukopenie) oder zu wenig Blutplättchen (Thrombopenie)
- Knochenmarkveränderungen (gelatinöse Transformation)
- Wassereinlagerungen im Gewebe (Ödeme)
- Magenfunktionsstörungen, Völlegefühle und Verdauungsstörungen (z. B. Obstipation)
- Geschwüre und Blutungen im Magen oder Zwölffingerdarm (Ulcus)
- Sodbrennen (Refluxösophagitis bei Kardiainsuffizienz)
- Menstruationsstörungen bis hin zur Amenorrhoe
- Störungen der Blutzuckerregulation (Hypoglykämie)
- Andere Hormonstörungen (z. B. erniedrigte T3-, Noradrenalin- und Adrenalinspiegel, erhöhte STH- und Kortisolspiegel)
- Nervenschädigungen (Polyneuropathie)
- Hirnatrophie

Für genauere Informationen über die Pathophysiologie und die medizinischen Komplikationen dieser Erkrankungen sei auf die umfangreiche Literatur zu diesem Thema verwiesen (AWMF, 2010; Brambilla & Monteleone, 2003; Fairburn & Harrison, 2003; Fichter, 2005; Friederich, 2015; Mitchell & Crow, 2006; Schweiger et al., 2003). Eine gut verständliche, für Patientinnen und Angehörige geeignete Information über die medizinischen Komplikationen und Folgeschäden bei Anorexia und Bulimia nervosa bietet Informationsblatt 1 im Anhang.

IB 1

2.2 Psychische Veränderungen

Die psychischen Veränderungen bei Essstörungen sind ebenfalls vielfältig. Sie gehen weit über das Essverhalten hinaus und beziehen sich meist auf alle wichtigen Lebensbereiche. Dabei gibt es ähnlich wie bei anderen Krankheitsbildern nicht nur die typische Patientin, bei der sämtliche Symptome und Diagnosekriterien vollständig ausgeprägt sind. Individuelle Besonderheiten können den psychischen Befund prägen. Ungeachtet dieser Einschränkung lassen sich eine Reihe wichtigster psychischer Symptome herausarbeiten, die wegen ihrer Relevanz für die Diagnose und Behandlung im Folgenden skizziert werden sollen (Fairburn & Harrison, 2003; Fichter, 2005; Krauß & de Zwaan, 2007).

Psychische Symptome bei Anorexia und Bulimia nervosa

- Pathologisches Essverhalten
- Körperbildstörungen
- Selbstwertprobleme
- Psychosoziale und sexuelle Probleme
- Depressionen
- Ausgeprägte Leistungsorientierung (häufig mit asketischen Idealen)

Pathologisches Essverhalten

Von den psychischen Symptomen fallen der Umwelt das veränderte Essverhalten und ein besonderer Umgang mit Nahrungsmitteln oft als Erstes auf. Die Patientinnen befolgen besondere Diätvorschriften. Häufig resultiert daraus eine unausgewogene, kalorienreduzierte Ernährung mit einem vergleichsweise hohen Eiweißanteil bei gleichzeitig reduzierten Fett- und Kohlenhydratanteilen. Viele Patientinnen verordnen sich selbst eine sogenannte Schwarze Liste, d.h. sie unterscheiden »erlaubte« Nahrungsmittel wie beispielsweise Quark oder Joghurt von »verbotenen« Lebensmitteln wie etwa Schokolade oder fetten Fleischprodukten. Einige beschäftigen sich intensiv mit Kochbüchern, kochen gern für andere oder sammeln Rezepte und Diätempfehlungen.

Bei anfallsartig auftretenden Essanfällen essen die Betroffenen scheinbar wie wahllos große Mengen Lebensmittel und überschreiten dabei ihre Diätregeln. Anschließend erleben viele Patientinnen Schamgefühle und fühlen sich deprimiert. Um einer Gewichtszunahme infolge der Essanfälle entgegenzuwirken, werden häufig kompensatorische Maßnahmen eingesetzt. Das DSM-5 spricht von unangemessenen kompensatorischen Maßnahmen und zählt hierzu selbstinduziertes Erbrechen, den Missbrauch von Laxanzien, Diuretika oder anderen Medikamenten sowie Fasten und übermäßige körperliche Bewegung. Zuckerkranke Patientinnen, die Insulin zur Therapie des Diabetes mellitus benötigen, verändern manchmal die Insulindosis, um das Gewicht zu manipulieren.

Jede dieser Verhaltensweisen im Umgang mit Essen und Gewicht sind für sich genommen zunächst nur auffällig und noch nicht sicher pathologisch. Viele Menschen machen beispielsweise vorübergehend oder regelmäßig kalorienreduzierte Diäten. Seinen pathologischen Charakter bekommt das Verhalten der Patientinnen erst durch den Verlust der inneren Freiheit, der im Verlauf der Essstörung dazu führt, dass sie ihr Essverhalten kaum noch frei wählen und selbst angesichts schwerer Komplikationen nur sehr schwer verändern können.

Pathologisches Essverhalten bei Anorexia und Bulimia nervosa

- Einhalten einer Diät zur Gewichtsreduktion
- Gebrauch einer Schwarzen Liste mit »erlaubten« und »verbotenen« Lebensmitteln
- Ein besonderes Interesse und ein auffälliger Umgang mit Nahrungsmitteln
- Besondere Verhaltensweisen zur Gewichtsregulation: (1) selbstinduziertes Erbrechen, (2) übermäßige körperliche Aktivität, (3) Missbrauch von Laxanzien, Diuretika, Klistieren, Appetitzüglern oder Schilddrüsenhormonpräparaten
- Große Angst vor einer Gewichtszunahme
- Wahrnehmungsstörungen in Bezug auf Appetit-, Hunger- und Sättigungsgefühle

Das pathologische Essverhalten der Patientinnen unterscheidet sich zum Teil erheblich voneinander. Einige halten über lange Zeiträume hinweg strenge Diäten ein und nehmen ab bis zur Kachexie. Andere Patientinnen behalten ein deutlich höheres Gewicht. Das Auftreten von Essanfällen und Erbrechen wird in beiden Gruppen beobachtet. Auf Stress reagieren einige mit hyperaktivem Verhalten oder Hungern, bei anderen kommt es dadurch zu Essanfällen. Welche Faktoren im Einzelfall für die Heterogenität dieser Symptombildung verantwortlich sind, ist bis heute unklar.

Körperbildstörungen (Body-Image-Störung)

Das auffällige Essverhalten schränkt die Ausgewogenheit und Regelmäßigkeit der Nahrungsaufnahme erheblich ein und im Laufe der Zeit verliert sich die Möglichkeit, physiologische Gefühle von Appetit, Hunger und Sättigung differenziert wahrzunehmen. Gleichzeitig verändern sich das Körperbild und die Körperwahrnehmung. Davon betroffen ist zunächst die kognitive Wahrnehmung der Körpergrenzen; die Maße der eigenen Figur (z. B. Brust-, Hüft- und Bauchumfang) werden unverhältnismäßig überschätzt. Aber auch die emotionale Qualität, in der der eigene Körper erlebt und bewertet wird, verändert sich ins Negative; die Patientinnen empfinden sich als »zu dick, schwabbelig, unförmig, hässlich und nicht akzeptabel«. Diese beiden Aspekte werden im Zusammenhang mit den psychogenen Essstörungen häufig auch als Body-Image-Störungen bezeichnet. Sie verzerren die realistische Wahrnehmung des eigenen Körpers und führen dazu, dass der Wunsch nach Gewichtsabnahme bei längerem Krankheitsverlauf schließlich Formen annimmt, deren Ausmaß allein mit Hinweis auf das in unserer Gesellschaft vorherrschende Schlankheitsideal nicht mehr ausreichend erklärt werden kann (Tuschen-Caffier, 2015).

Selbstwertprobleme

Ein weiteres Kennzeichen und für die Entstehung der Erkrankung von zentraler Bedeutung ist die Selbstwertproblematik der Patientinnen. Sie findet ihren Ausdruck in einer ausgeprägten Selbstunsicherheit, äußert sich in dem Gefühl, »eigentlich nichts wert« zu sein und schränkt die psychosozialen und psychosexuellen Kompetenzen ein. Die Unsicherheit der Patientinnen bezieht sich nicht nur auf die eigene Rolle im gesellschaftlichen und familiären Umfeld, sondern betrifft insgesamt die Frage nach dem »Wert« oder der »Bedeutung« der eigenen Person. Bruch spricht in diesem Zusammenhang treffend von »lähmenden Gefühlen des Unvermögens«, von der »Überzeugung (der Patientinnen), so hilflos und unfähig zu sein, dass sie nichts in ihrem Leben ändern könnten« (1980, S. 17). Auch Selvini Palazzoli beschreibt »ein Gefühl von Isolierung und eine dunkle Ahnung von Hilflosigkeit und Nutzlosigkeit« (1982, S. 110). Das DSM-5 formuliert treffend, Figur und Körpergewicht haben einen übermäßigen Einfluss auf die Selbstbewertung.

Psychosoziale und sexuelle Probleme

Die große Mehrheit der Patientinnen mit einer Anorexia oder Bulimia nervosa hat ausgeprägte zwischenmenschliche Probleme im sozialen Umfeld. Häufig besteht ein Zusammenhang mit der labilen Selbstwertregulation. Im Verlauf der Essstörung werden Beziehungen zu Freunden, Partnern und Angehörigen sowie die Zufriedenheit in Ausbildung und Beruf in aller Regel zunehmend beeinträchtigt. Als sensibler Bereich zwischenmenschlicher Beziehungen ist die Sexualität besonders betroffen. Anorektische Patientinnen haben nur selten sexuelle Beziehungen. Sofern solche Kontakte noch bestehen, was insgesamt bei bulimischen Frauen häufiger der Fall ist, ist die Zufriedenheit mit der Sexualität oft eingeschränkt. Wenn eine relevante Selbstwertproblematik vorliegt, wird sie in aller Regel bei der Erhebung der Anamnese, aus der Verhaltensanalyse oder bei der Reflexion der therapeutischen Beziehung erkennbar.

Depressionen

Viele Patientinnen zeigen parallel zur Essstörung auch vorübergehende oder längerfristig bestehende depressive Syndrome. Die klinische Ausprägung reicht dabei von leichten depressiven Verstimmungen bis hin zu schweren depressiven Episoden im engeren Sinne.

Ausgeprägte Leistungsorientierung

Häufig zeigen Patientinnen eine ausgeprägte Leistungsorientierung, die mit asketischen Idealen einhergehen kann. Bemühungen um sehr gute Erfolge in Schule oder Beruf können ebenso wie sportliche Aktivitäten dazu dienen, das Selbstwertgefühl zu stabilisieren. Exzessives Joggen oder andere Formen körperlicher Hyperaktivität stärken sogar auf zweifache Weise das Selbstwertgefühl; sie verschaffen das Erfolgserlebnis, ein sportliches Ziel erreicht zu haben, und begünstigen wegen des gesteigerten Energieverbrauchs die Gewichtsabnahme.

3 Diagnostik und Klassifikation

3.1 Diagnostik von Essstörungen

Die deutsch-amerikanische Ärztin Hilde Bruch hat sich schon vor etwa 40 Jahren intensiv mit dem klinischen Verlauf und der Therapie von Essstörungen beschäftigt. Bekannt geworden ist sie mit ihren Arbeiten zur Anorexia nervosa und Adipositas. Nach Bruch (1973) zeigen anorektische und adipöse Patientinnen bei allen Unterschieden auch ähnliche psychopathologische Veränderungen. Sie beschreibt als Kernsymptome psychogener Essstörungen Störungen des Körperbildes, eine gestörte Wahrnehmung innerer und äußerer Reize sowie ein lähmendes Gefühl der Hilflosigkeit und Ohnmacht (Bruch, 1973; 1980). Diese nach Bruch wesentlichen Veränderungen beziehen sich nicht auf das von außen beobachtbare Essverhalten, sondern auf das innere Erleben, und insofern unterscheiden sich diese Merkmale deutlich von den Diagnosekriterien der ICD-10 (Dilling et al., 1991) und des DSM-5 (APA, 2013; Falkai & Wittchen, 2015). Diese aktuellen Diagnosesysteme bemühen sich um eine atheoretische Klassifikation und legen den Schwerpunkt auf operationalisierte Diagnosekriterien, um so die Reliabilität der Diagnosen zu erhöhen.

Kernsymptome bei Anorexia nervosa und Adipositas nach Bruch (1973)

- Störungen des Körperbildes (Body-Image-Störung)
- Eine gestörte Wahrnehmung innerer und äußerer Reize (z. B. Hungergefühle)
- Ein lähmendes Gefühl der Hilflosigkeit und Ohnmacht

Geringe Krankheitseinsicht

Patientinnen mit Essstörungen zeigen oft wenig Krankheitseinsicht. Auf Nachfragen verneinen sie beispielsweise typische Symptome und Verhaltensweisen. Das kann im Einzelfall dazu führen, dass die Diagnose der Essstörung erst verzögert gestellt wird. Auch wenn eine untergewichtige Patientin auf Nachfrage verneint, sich zu dick zu fühlen und Angst vor einer Gewichtszunahme zu haben, kann dennoch eine Anorexia nervosa vorliegen. Die Ursachen für das Verneinen von Krankheitssymptomen sind vielschichtig und können zum einen in der Symptomatik selbst liegen. Die Körperschemastörung und die gestörte Wahrnehmung innerer Reize führen beispielsweise zu einer gestörten Einschätzung der Figur und verändern die Wahrnehmung von Hunger und Sättigung. Zusätzlich spielen auch Schamgefühle und die asketischen Ideale vieler Patientinnen eine Rolle. Wenn Symptome überwiegend als vermeintliche Schwäche und persönliches Versagen gesehen werden, fällt es den Patientinnen schwer, diese Beschwerden vor sich und anderen einzuräumen. Solange Patientinnen nur eine geringe Krankheitseinsicht haben, ist es häufig schwierig, eine ausreichende Therapiemotivation zu erarbeiten.

Geringe Krankheitseinsicht bei Anorexia und Bulimia nervosa

Beispiele für Aussagen von Patientinnen	Tatsächliches Verhalten
»Ich möchte ja zunehmen.«	Die Patientin verleugnet die Angst vor der Gewichtszunahme.
»Ich ernähre mich ganz normal.«	Die Patientin verleugnet die Tatsache, dass sie sich nach einer kalorienreduzierten Diät und einer Schwarzen Liste ernährt.
»Erbrochen habe ich noch nie.«	Die Patientin erbricht regelmäßig, verleugnet dieses jedoch.
»Es geht mir gut.«	Die Patientin verleugnet das Ausmaß körperlicher und psychischer Beschwerden.
»Ich habe keinen Hunger – ich kann nicht so viel essen.«	Die Patientin hat eine deutlich gestörte Wahrnehmung von Hunger und Sättigung. Oder sie hat Hungergefühle, verleugnet diese jedoch, weil sie sich Hungergefühle als vermeintliches Zeichen der Schwäche nicht zugestehen kann.
»Ich bin zu dick.«	Die Patientin kann infolge der Körperschemastörung ihr tatsächliches Untergewicht nicht realisieren.

3.1.1 Diagnosekriterien der Anorexia nervosa

Die aktuellen operationalisierten Diagnosekriterien des DSM-5 und der ICD-10 definieren die Anorexia nervosa über Merkmale, die sich in erster Linie auf das Essverhalten, das Gewicht sowie Verhaltensweisen der Gewichtsregulation beziehen (APA, 2013; Dilling et al., 1991; Falkai & Wittchen, 2015). Voraussetzung für die Diagnose einer Anorexia nervosa sind folgende Kriterien: ein deutliches Untergewicht, eine eingeschränkte Nahrungsaufnahme, ausgeprägte Ängste vor einer Gewichtszunahme, Körperschemastörungen, ein übertriebener Einfluss des Körpergewichts oder der Figur auf die Selbstbewertung sowie Verhaltensweisen zur Gewichtsreduktion (Diät, Erbrechen, Hyperaktivität, Einnahme von Appetitzüglern etc.). Das DSM-5 verzichtet anders als die ICD-10 und das DSM-IV auf das Kriterium einer Amenorrhoe. Insgesamt unterscheiden sich die Kriterien des DSM-5 und der ICD-10 nur geringfügig. Das DSM-5 differenziert anders als die ICD-10 zwischen einem »restriktiven Typ« und einem sogenannten »Binge-eating-/Purging-Typ« der Anorexia nervosa in Abhängigkeit vom regelmäßigen Auftreten von Essanfällen und »Purging-Verhalten«, d. h. selbstinduziertem Erbrechen oder dem Missbrauch von Laxanzien, Diuretika und Klistieren. Außerdem finden sich im DSM-5 genauere Angaben für die Bestimmung des Schweregrades in Abhängigkeit vom BMI. Neu aufgenommen wurde im DSM-5 der Hinweis auf die häufig anhaltend fehlende Einsicht in Bezug auf das vorhandene Untergewicht. Außerdem beschreibt das DSM-5 eine Anorexia nervosa dann als teilremittiert, wenn das Gewichtskriterium aktuell seit Längerem nicht mehr erfüllt wird, die anderen Kriterien jedoch unverändert vorliegen.

Diagnosekriterien der Anorexia nervosa:

DSM-5 (F50.0x)	ICD-10 (F50.0)
A. Eine in Relation zum Bedarf eingeschränkte Energieaufnahme, welche (…) zu einem signifikant niedrigen Körpergewicht führt.	(1) Körpergewicht mindestens 15 % unter dem zu erwartenden Gewicht oder Body-Mass-Index[2]) $\leq$ 17,5 kg/m^2.
B. Ausgeprägte Angst vor einer Gewichtszunahme oder davor, dick zu werden, oder dauerhaftes Verhalten, das einer Gewichtszunahme entgegenwirkt, trotz des signifikant niedrigen Gewichts.	(2) Der Gewichtsverlust ist selbst herbeigeführt durch a. Vermeidung von hochkalorischen Speisen sowie eine der folgenden Verhaltensweisen: b. selbstinduziertes Erbrechen, c. selbstinduziertes Abführen, d. übertriebene körperliche Aktivitäten oder e. Gebrauch von Appetitzüglern oder Diuretika.
C. Störung in der Wahrnehmung der eigenen Figur oder des Körpergewichts, übertriebener Einfluss des Körpergewichts oder der Figur auf die Selbstbewertung oder anhaltende fehlende Einsicht in Bezug auf den Schweregrad des gegenwärtig geringen Körpergewichts.	(3) Körperschemastörung mit der Angst, zu dick zu werden.
	(4) Endokrine Störung (bei Frauen mit Amenorrhoe; bei Männern mit Libido- und Potenzverlust).

Diagnosekriterien der Anorexia nervosa:

DSM-5 (F50.0x)	ICD-10 (F50.0)
	(5) Bei Beginn der Erkrankung vor der Pubertät ist die pubertäre Entwicklung verzögert.
Restriktiver Typ (F50.01): Während der letzten 3 Monate hat die Person keine wiederkehrenden Essanfälle gehabt oder kein »Purging«-Verhalten[1] gezeigt. Dieser Subtyp beschreibt Erscheinungsformen, bei denen der Gewichtsverlust in erster Linie durch Diäten, Fasten und/oder übermäßige körperliche Bewegung erreicht wird.	
Binge-Eating-/Purging-Typ (F50.02): Während der letzten 3 Monate hat die Person wiederkehrende Essanfälle gehabt oder »Purging«-Verhalten[1] gezeigt.	
Schweregrad: Leicht: BMI $\geq$ 17,0 kg/m^2 Mittel: BMI 16,0 – 16,9 kg/m^2 Schwer: BMI 15,0 – 15,9 kg/m^2 Extrem: BMI < 15,0 kg/m^2	

[1] »Purging«-Verhalten meint selbstinduziertes Erbrechen oder Missbrauch von Laxanzien, Diuretika oder Klistieren.
[2] BMI = Body-Mass-Index = Gewicht [kg] : Körpergröße^2 [m^2]

3.1.2 Diagnosekriterien der Bulimia nervosa

Die aktuellen operationalisierten Diagnosekriterien des DSM-5 und der ICD-10 für die Bulimia nervosa erfordern wiederholte Essanfälle der Patientinnen sowie Ängste vor der Gewichtszunahme und unangemessene kompensatorische Maßnahmen, um einer Gewichtszunahme entgegenzuwirken. Unangemessene kompensatorische Maßnahmen sind beispielsweise selbstinduziertes Erbrechen, Missbrauch von Laxanzien, Diuretika oder anderen Medikamenten, Hungern und Fasten oder intensive körperliche Bewegung (APA, 2013; Dilling et al., 1991; Falkai & Wittchen, 2015). Das Auftreten von selbstinduziertem Erbrechen ist für die Diagnose einer Bulimia nervosa nicht obligat, es reicht aus, dass irgendwelche der aufgezählten kompensatorischen Maßnahmen wiederholt auftreten.

Ein Vergleich der Kriterien verdeutlicht die Unterschiede der Diagnosesysteme. Stärker als die ICD-10 betont das DSM-5 das Gefühl der Patientinnen, die Kontrolle über das Essverhalten zu verlieren. Ein weiterer Unterschied besteht darin, dass die ICD-10 im Gegensatz zum DSM-5 für die Bulimia nervosa ausdrücklich ein weit unter dem prämorbiden Optimalgewicht liegendes Untergewicht fordert. Patientinnen mit Essanfällen und unauffälligem Gewicht, die die DSM-5-Kriterien einer Bulimia nervosa erfüllen, werden nach der ICD-10 wegen des fehlenden Untergewichts als sogenannte atypische Bulimia nervosa (F50.3) oder Bulimie mit Normalgewicht klassifiziert. Die Diagnose einer Bulimia nervosa darf nach DSM-5 bei gleichzeitig bestehendem Untergewicht nicht mehr gestellt werden, sofern zeitgleich die Diagnosekriterien einer Anorexia nervosa erfüllt sind.

Ähnlich wie für die Anorexia nervosa findet sich im DSM-5 auch für die Bulimia nervosa das Kriterium eines übermäßigen Einflusses von Figur und Körpergewicht auf die Selbstbewertung. Anders als die ältere Version des DSM-IV (Saß et al., 1996) und in Übereinstimmung mit der ICD-10 unterscheidet das DSM-5 nicht länger zwischen einem »Nicht-Purging-Typ« und einem »Purging-Typ« der Bulimia nervosa mit regelmäßigem Laxanzienabusus oder selbstinduziertem Erbrechen. Außerdem finden sich im DSM-5 genauere Angaben für die Bestimmung des Schweregrades in Abhängigkeit von der Häufigkeit der unangemessenen kompensatorischen Verhaltensweisen.

Diagnosekriterien der Bulimia nervosa:

DSM-5 (F50.2)	ICD-10 (F50.2)
A. Wiederholte Episoden von Essanfällen. Ein Essanfall ist durch die folgenden beiden Merkmale gekennzeichnet: (1) Verzehr einer Nahrungsmenge in einem bestimmten Zeitraum (z. B. 2 Stunden), wobei diese Nahrungsmenge erheblich größer ist als die Menge, die die meisten Menschen in einem vergleichbaren Zeitraum und unter vergleichbaren Bedingungen essen würden. (2) Das Gefühl, während der Episode die Kontrolle über das Essverhalten zu verlieren (z. B. das Gefühl, nicht mit dem Essen aufhören zu können oder keine Kontrolle über Art und Menge der Nahrung zu haben).	(1) Andauernde Beschäftigung mit Essen, eine unwiderstehliche Gier nach Nahrungsmitteln und Essattacken, bei denen große Mengen Nahrung in sehr kurzer Zeit konsumiert werden.

Diagnosekriterien der Bulimia nervosa:

DSM-5 (F50.2)	ICD-10 (F50.2)
B. Wiederholte Anwendung von unangemessenen kompensatorischen Maßnahmen, um einer Gewichtszunahme entgegenzusteuern, wie z. B. ▶ selbstinduziertes Erbrechen, ▶ Missbrauch von Laxanzien, Diuretika oder anderen Medikamenten, ▶ Fasten oder ▶ übermäßige körperliche Bewegung	(2) Versuch, dem dickmachenden Effekt der Nahrung durch verschiedene Verhaltensweisen entgegenzusteuern: ▶ selbstinduziertes Erbrechen, ▶ Abführmittelmissbrauch ▶ Hungern ▶ Gebrauch von Appetitzüglern, Schilddrüsenhormonen oder Diuretika ▶ bei Diabetikerinnen kann es zur Vernachlässigung der Insulinbehandlung kommen
C. Die Essanfälle und die unangemessenen kompensatorischen Maßnahmen treten im Durchschnitt mindestens einmal pro Woche über einen Zeitraum von 3 Monaten auf.	(3) Krankhafte Furcht davor, dick zu werden. Die selbstgesetzte Gewichtsgrenze liegt deutlich unterhalb des prämorbiden, vom Arzt als optimal oder »gesund« betrachteten Gewichts.
D. Figur und Körpergewicht haben einen übermäßigen Einfluss auf die Selbstbewertung.	Häufig findet sich in der Vorgeschichte eine frühere Episode einer Anorexia nervosa.
E. Die Störung tritt nicht ausschließlich im Verlauf von Episoden einer Anorexia nervosa auf.	
Schweregrad: Die minimale Ausprägung des Schweregrades wird über die durchschnittliche Häufigkeit von unangemessenen kompensatorischen Maßnahmen (UKM) bestimmt. Leicht: 1–3 Episoden UKM pro Woche Mittel: 4–7 Episoden UKM pro Woche Schwer: 8–13 Episoden UKM pro Woche Extrem: > 13 Episoden UKM pro Woche	

3.1.3 Binge-Eating-Störung

Das DSM-5 hat die Diagnose der Binge-Eating-Störung übernommen, für die im DSM-IV erstmals Forschungskriterien formuliert worden waren (Saß et al., 1996; Falkai & Wittchen, 2015). Die diagnostischen Kriterien fordern wiederkehrende Essanfälle, die durchschnittlich einmal wöchentlich auftreten und einen damit einhergehenden deutlichen Leidensdruck. Die Definition der Essanfälle bei der Binge-Eating-Störung und die entsprechende Definition bei der Bulimia nervosa sind gleich. Unangemessene kompensatorische Maßnahmen, die für die Bulimia nervosa beschrieben worden sind und die einer Gewichtszunahme entgegenwirken sollen, schließen die Diagnose einer Binge-Eating-Störung aus.

Diagnosekriterien der Binge-Eating-Störung:

DSM-5 (F50.8)

A. Wiederholte Episoden von Essanfällen. Ein Essanfall ist durch die folgenden beiden Merkmale gekennzeichnet:
   (1) Verzehr einer Nahrungsmenge in einem bestimmten Zeitraum (z. B. 2 Stunden), wobei diese Nahrungsmenge erheblich größer ist als die Menge, die die meisten Menschen in einem vergleichbaren Zeitraum und unter vergleichbaren Bedingungen essen würden.
   (2) Das Gefühl, während der Episode die Kontrolle über das Essverhalten zu verlieren (z. B. das Gefühl, nicht mit dem Essen aufhören zu können oder keine Kontrolle über Art und Menge der Nahrung zu haben).

B. Die Essanfälle treten gemeinsam mit mindestens drei der folgenden Symptome auf:
   (1) Wesentlich schneller essen als normal.
   (2) Essen bis zu einem unangenehmen Völlegefühl.
   (3) Essen großer Nahrungsmengen, wenn man sich körperlich nicht hungrig fühlt.
   (4) Alleine essen aus Scham über die Menge, die man isst.
   (5) Ekelgefühle gegenüber sich selbst, Deprimiertheit oder große Schuldgefühle nach dem übermäßigen Essen.

C. Es besteht deutlicher Leidensdruck wegen der Essanfälle.

D. Die Essanfälle treten im Durchschnitt mindestens einmal pro Woche über einen Zeitraum von 3 Monaten auf.

E. Die Essanfälle treten nicht gemeinsam mit wiederholten unangemessenen kompensatorischen Maßnahmen wie bei der Bulimia nervosa und nicht ausschließlich im Verlauf einer Bulimia nervosa oder Anorexia nervosa auf.

Diagnosekriterien der Binge-Eating-Störung:

DSM-5 (F50.8)

Schweregrad:
Die minimale Ausprägung des Schweregrades wird über die Häufigkeit der Essanfälle bestimmt.
Leicht: 1–3 Essanfälle pro Woche
Mittel: 4–7 Essanfälle pro Woche
Schwer: 8–13 Essanfälle pro Woche
Extrem: > 13 Essanfälle pro Woche

3.1.4 Atypische Essstörungen

Die nosologische und differenzialdiagnostische Abgrenzung der verschiedenen psychogenen Essstörungen ist bis heute nicht befriedigend gelöst. Mehrere Autoren haben diese Frage diskutiert und darauf hingewiesen, dass die Validität einiger Diagnosekriterien noch nicht abschließend bewertet werden kann. Bei der Untersuchung großer repräsentativer Stichproben zeigt sich, dass die Diagnosekriterien einer atypischen Essstörung, die im DSM-IV als »Nicht näher bezeichnete Essstörungen« (EDNOS: eating disorder not otherwise specified) bezeichnet wird, von mehr Menschen erfüllt werden als die der Anorexia oder Bulimia nervosa. Die Prävalenz der EDNOS ist somit deutlich höher als die der Anorexia und Bulimia nervosa. Außerdem ist bekannt, dass diese Diagnosen im Längsschnitt nicht stabil sind; viele Patientinnen »wandern« im Verlauf ihrer Erkrankung zwischen den diagnostischen Kategorien der Anorexia nervosa, Bulimia nervosa und EDNOS (Fairburn & Harrison, 2003). Bis heute wird die Frage diskutiert, wo insbesondere die atypischen Essstörungen sinnvoll von der Anorexia und Bulimia nervosa abgegrenzt werden können (de Zwaan & Mühlhans, 2015; Fairburn, 1991; Fairburn & Walsh, 2002; Fairburn & Harrison, 2003; Halmi, 2003; Walsh & Garner, 1997). Milos und Kollegen (2005) konnten in einer prospektiven Studie über 30 Monate mit 192 eingeschlossenen Patienten die fehlende zeitliche Stabilität der Diagnosen bei diesen Essstörungen nach DSM-IV noch einmal bestätigen. Für die neuen Kriterien des DSM-5 stehen solche Studien noch aus.

Das DSM-5 und die ICD-10 sprechen von atypischer Anorexia oder Bulimia nervosa, wenn die Diagnosekriterien weitgehend, aber nicht vollständig erfüllt sind. Wegen der Unterschiede zwischen beiden Diagnosesystemen können sich unterschiedliche Diagnosen ergeben. So kann eine anorektische Patientin, bei der keine Amenorrhoe vorliegt, die Diagnosekriterien der Anorexia nervosa nach DSM-5 erfüllen, obwohl sie nach der ICD-10 wegen der fehlenden Amenorrhoe als atypische Anorexia nervosa verschlüsselt wird.

Beispiele für atypische Anorexia und Bulimia nervosa nach DSM-5 oder ICD-10:		
Klinisches Bild	**Diagnose nach DSM-5**	**Diagnose nach ICD-10**
(1) Eine Patientin erfüllt mit Ausnahme einer Amenorrhoe alle Diagnosekriterien der Anorexia nervosa.	Anorexia nervosa	Atypische Anorexia nervosa
(2) Eine Patientin erfüllt alle Diagnosekriterien der Anorexia nervosa, ihr Gewicht ist jedoch mit einem BMI von 17,9 relativ hoch.	Anorexia nervosa, (Schweregrad: leicht)	Atypische Anorexia nervosa
(3) Eine Patientin erfüllt die Diagnosekriterien der Bulimia nervosa, Essanfälle und kompensatorische Maßnahmen in Form von selbstinduziertem Erbrechen treten jedoch nur alle 2 Wochen auf.	Atypische Bulimia nervosa	Bulimia nervosa
(4) Eine Patientin erfüllt die Diagnosekriterien der Bulimia nervosa und ist mit einem BMI von 20 normalgewichtig	Bulimia nervosa	Atypische Bulimia nervosa

3.2 Differenzialdiagnose

Die Differenzialdiagnose der Leitsymptome Appetitmangel, Gewichtsverlust und Erbrechen erfordert den Ausschluss verschiedener endokrinologischer und gastrointestinaler Erkrankungen. Wegen der notwendigen medizinischen Untersuchung ist daher eine enge Zusammenarbeit von Psychotherapeuten und Ärzten erforderlich (Schweiger et al., 2003). Selten treten anorektische und bulimische Syndrome auch im Rahmen depressiver Erkrankungen oder wahnhafter Störungen auf. Außerdem werden sie gelegentlich als Reaktion nach Belastungssituationen, d. h. als Symptom einer Anpassungsstörung, beobachtet und können im Rahmen von dissoziativen und somatoformen Störungen oder Borderline-Persönlichkeitsstörungen vorkommen. Zum Ausschluss anderer psychischer Erkrankungen ist daher eine umfassende psychopathologische Befunderhebung notwendig. Bei ausreichender klinischer Erfahrung bereitet die Diagnose dieser Essstörungen im praktischen Alltag allerdings kaum Schwierigkeiten; zu typisch sind in aller Regel die Anamnese und Psychopathologie der Patientinnen.

Psychische Differenzialdiagnosen bei Anorexia und Bulimia nervosa

- Anorektische oder bulimische Reaktionen im Rahmen von Belastungs- und Anpassungsstörungen, somatoformen Störungen oder dissoziativen Störungen
- Borderline-Persönlichkeitsstörungen
- Zwangsstörungen
- Andere depressive Erkrankungen
- Schizophrene Psychosen oder andere wahnhafte Störungen

Somatische Differenzialdiagnosen bei Anorexia und Bulimia nervosa

- Malabsorptionssyndrome (z. B. Sprue)
- Maldigestionssyndrome (z. B. chronische Pankreatitis)
- Dysphagie (neuromuskulär oder mechanisch bedingt)
- Funktionelle Störungen des Magen-Darm-Traktes
- Gastritis
- Ulcus ventriculi oder Ulcus duodeni
- Maligne Erkrankungen des Magen-Darm-Traktes
- Hepatitis
- Diabetes mellitus
- Colitis ulcerosa
- Morbus Crohn
- Hypophysenvorderlappeninsuffizienz (Morbus Simmonds)
- Schilddrüsenfunktionsstörungen (Hypo- oder Hyperthyreose)
- Nebennierenrindeninsuffizienz (Morbus Addison)
- Hyperparathyreodismus
- Unerwünschte Wirkung von Medikamenten oder Drogen
- Intrakranielle Raumforderungen

3.3 Standardisierte diagnostische Instrumente

Für die Eingangsdiagnostik sowie die regelmäßige Kontrolle des Therapieverlaufs stehen verschiedene Instrumente zur Verfügung, die unterschiedliche Aspekte der Symptomatik von Essstörungen beschreiben. Relevant können sowohl die spezifische Psychopathologie der Anorexia und Bulimia nervosa sein als auch auslösende und aufrechterhaltende Faktoren.

3.3.1 Spezifische Instrumente zur Beschreibung und Diagnostik von Essstörungen

Eating Disorder Examination (EDE). Das Eating Disorder Examination ist ein strukturiertes Interview zur genauen Erfassung der spezifischen Merkmale einer Anorexia oder Bulimia nervosa und gilt derzeit als Gold-Standard zur Diagnostik von Essstörungen (Fairburn et al., 1993; Hilbert et al., 2004). Das EDE ermöglicht die Diagnosestellung nach DSM-IV und DSM-5 bei Jugendlichen und Erwachsenen. Neben den Kernsymptomen der Essstörung (Essanfälle, kompensatorische Verhaltensweisen), werden auch essstörungsbezogene Kognitionen und Einstellungen auf den Skalen gezügeltes Essen (Restraint), essensbezogene Sorgen (Eating Concern), Gewichtssorgen (Weight Concern) und Figursorgen (Shape Concern) erfasst. Soll das Interview lediglich der Diagnosestellung dienen, können auch ausschließlich die diagnostischen Items verwendet werden. Für die Subskalen EDE liegen Vergleichswerte für Gruppen mit verschiedenen Essstörungsdiagnosen sowie für Gesunde vor. Veränderungen werden sensitiv abgebildet.

Eating Disorder Examination Questionnaire (EDE-Q). Das Eating Disorder Examination Questionnaire ist ein mit dem EDE korrespondierendes Selbstbeurteilungsverfahren, (Fairburn & Beglin, 2008; Hilbert et al., 2007). Dieser Fragebogen erfasst neben den Kernsymptomen der Essstörung (Essanfälle, kompensatorische Verhaltensweisen) auch gezügeltes Essen (Restraint), essensbezogene Sorgen (Eating Concern), Gewichtssorgen (Weight Concern) und Figursorgen (Shape Concern). Das Instrument eignet sich zur regelmäßigen Kontrolle des Therapieverlaufes. Für die Subskalen EDE-Q liegen Normwerte für Gruppen mit verschiedenen Essstörungsdiagnosen sowie für Gesunde vor. Veränderungen werden sensitiv abgebildet.

Eating Disorder Inventory-2 (EDI-2). Das Eating Disorder Inventory ist ein Selbsteinschätzungs-Inventar; der Fragebogen gilt international als Standardverfahren zur mehrdimensionalen Beschreibung der spezifischen Psychopathologie bei Anorexia und Bulimia nervosa sowie anderen psychogenen Essstörungen (Garner, 1991a; Paul & Thiel, 2005). Es kann im Rahmen der Eingangsdiagnostik vor Beginn einer Psychotherapie für die differenzierte Therapieplanung oder im weiteren Verlauf zur Veränderungsmessung eingesetzt werden. Die 11 Skalen des EDI-2 erfassen die folgenden Dimensionen: Schlankheitsstreben, Bulimie, Unzufriedenheit mit dem Körper, Ineffektivität, Perfektionismus, Misstrauen, interozeptive Wahrnehmung, Angst vor dem Erwachsenwerden, Askese, Impulsregulation und soziale Unsicherheit. Für die Subskalen liegen Normen für Jugendliche und Erwachsene für Gruppen mit verschiedenen Essstörungsdiagnosen sowie für Gesunde vor. Veränderungen werden sensitiv abgebildet.

3.3.2 Instrumente zur Erfassung der Körperbildstörung

Body Checking Questionnaire (BCQ). Mit dem Body Checking Questionnaire (Vocks et al., 2008) kann körperbezogenes Kontrollverhalten als Verhaltensausdruck und Folge des gestörten Körperbildes erfasst werden. Das BCQ beschreibt verschiedene Formen körperbezogenen Kontrollverhaltens wie zum Beispiel das Abmessen von Körperteilen, das Wiegen nach jeder Mahlzeit, häufiges Betrachten oder Betasten des eigenen

Körpers etwa am Bauch oder Brustkorb. Das Instrument ist sowohl zur Therapieplanung als auch zur Verlaufskontrolle empfehlenswert.

Fragebogen zum Körperbild (FBK-20). Der Fragebogen zum Körperbild (Clement & Löwe, 1996) ist ein ökonomischer Fragebogen zur Diagnose von Körperbildstörungen und zur Erfassung subjektiver Aspekte des Körpererlebens. Der Fragebogen misst zwei unabhängige Dimensionen des Körperbildes. Mit der Skala »Ablehnende Körperbewertung« (AKB) wird einerseits die äußere Körpererscheinung beurteilt, andererseits wird das Gefühl der Stimmigkeit sowie das Wohlbefindens im eigenen Körper beschrieben. Die Skala »Vitale Körperdynamik« (VKD) thematisiert den energetischen und bewegungsbezogenen Aspekt des Körperbildes und beschreibt, in welchem Ausmaß Kraft, Fitness und Gesundheit empfunden werden.

Fragebogen zur Beurteilung des eigenen Körpers (FBeK). Der FBeK (Strauß & Richter-Appelt, 1996) erfasst die Einstellung zum eigenen Körper in den Bereichen »Körperliche Attraktivität und Selbstvertrauen«, »Akzentuierung des körperlichen Erscheinungsbildes«, »Unsicherheiten und Besorgnis im Zusammenhang mit dem Äußeren« sowie »Körperliche Reaktionen und körperlich-sexuelles Missempfinden«. Es liegen Normen für Patientinnen mit Essstörungen vor.

Frankfurter Körperkonzeptskalen (FKKS). Die Frankfurter Körperkonzeptskalen (Deusinger, 1998) decken verschiedene Ebenen des Körperkonzeptes relativ umfassend ab anhand der Skalen Gesundheit und körperliches Befinden, Pflege des Körpers und der äußeren Erscheinung, körperliche Effizienz, Körperkontakt, Sexualität, Selbstakzeptanz des Körpers, Akzeptanz des Körpers durch andere, Aspekte der körperlichen Erscheinung und dissimilatorische Körperprozesse. Es liegen Normen für Patientinnen mit Essstörungen vor.

3.3.3 Instrumente zur Erfassung anderer psychopathologischer Veränderungen

Neben den genannten Skalen zur Erfassung der spezifischen Symptomatik der Anorexia und Bulimia nervosa gibt es eine Reihe weiterer Instrumente, die sich zur Beschreibung der allgemeinen psychopathologischen Symptomatik und der Ausprägung aufrechterhaltender Faktoren eignen und daher auch zur Verlaufsbeobachtung während einer Therapie eingesetzt werden können.

Beck-Depressions-Inventar (BDI). Das Beck-Depressions-Inventar (Hautzinger et al., 2000) kann zur Erfassung der oft mit einer Essstörung assoziierten depressiven Symptomatik eingesetzt werden. Neben der Intensität der Depression werden zugleich die wichtigsten Symptome einer Depression erfragt.

Brief Symptom Inventory (BSI). Das BSI (Derogatis, 1993; Franke, 2000) erfasst die aktuelle Belastung durch psychische und körperliche Symptome während der letzten sieben Tage auf den Skalen Aggressivität/Feindseligkeit, Ängstlichkeit, Depressivität, paranoides Denken, phobische Angst, Psychotizismus, Somatisierung, Unsicherheit im Sozialkontakt und Zwanghaftigkeit. Darüber hinaus können drei globale Kennwerte der allgemeinen psychopathologischen Symptombelastung bestimmt werden. Es liegen Normwerte für Jugendliche und Erwachsene sowie Vergleichswerte von Psychotherapiepatienten vor.

Frost Multidimensional Perfectionism Scale-Deutsch (FMPS-D). Die FMPS-D (Frost et al., 1990; Stöber, 1995) erfasst Perfektionismus entlang von sechs Dimensionen: Sorge über Fehler, Handlungszweifel, elterliche Erwartungen, elterliche Kritik, persönliche Ansprüche und Organisation.

Fragebogen zur Erhebung der Emotionsregulation bei Erwachsenen (FEEL-E). Der FEEL-E (Grob & Horowitz, 2014) erfasst Emotionsregulationsstrategien für die Emotionen Wut, Angst und Trauer, setzt das Regulationsverhalten in Beziehung zum subjektiven Wohlbefinden und erlaubt somit eine Bestimmung der Adaptivität bzw. der Maladaptivität des Emotionsregulationsverhaltens. Erhoben werden adaptive Strategien (problemorientiertes Handeln, Akzeptieren, kognitives Problemlösen, Umbewerten, Stimmung anheben, Vergessen) und maladaptive Strategien (Rückzug, Selbstabwertung, Aufgeben, Perseveration, Katastrophisieren, anderen die Schuld zuweisen), die emotionsübergreifend wie auch emotionsspezifisch für Wut, Angst und Trauer dargestellt werden können. Es liegen Vergleichsnormen für Erwachsene vor.

Rosenberg-Self-Esteem-Skala (RSE). Die RSE (Ferring & Filipp, 1996; Rosenberg, 1965) ist die international am weitesten verbreitete Skala zur Messung des Selbstwertgefühls. Mit zehn Items kann sehr ökonomisch die globale Selbstwertschätzung ermittelt werden.

Unsicherheitsfragebogen. Anhand des Unsicherheitsfragebogens sowie einer Kurzversion (U-Bogen-24, Albani et al., 2006; Ullrich & Ullrich de Muynck, 1994) können verschiedene Bereiche sozialer Kompetenz (z. B. Forderungen stellen, »Nein« sagen, Kritik- und Kontaktangst) genauer abgebildet werden. Es liegen Skalenmittelwerte als Vergleichswerte für die repräsentative und die klinische Stichprobe vor.

4 Epidemiologie

Verbreitung einzelner Symptome des pathologischen Essverhaltens

Die Bulimia nervosa ist erst Ende der 1970er Jahre als ein von der Anorexia nervosa unabhängiges Krankheitsbild beschrieben worden (Beaumont et al., 1976; Casper et al., 1980, 1982; Garfinkel et al., 1980; Russell, 1979). Anfang der 1980er Jahre folgten daraufhin mehrere epidemiologische Studien, die übereinstimmend eine überraschend hohe Prävalenz bulimischer und anorektischer Symptome in der Normalbevölkerung auch außerhalb klinischer Stichproben beschrieben. Die Mehrheit der Frauen und Männer waren demnach mit der eigenen Figur unzufrieden. Ein großer Teil besonders der Frauen wollte abnehmen und führte Diäten durch. Auch Essanfälle, selbstinduziertes Erbrechen sowie die gelegentliche oder regelmäßige Einnahme von Appetitzüglern und Laxanzien waren weit verbreitet. Je nach Studie bestätigten etwa 5 bis 35 Prozent der untersuchten Frauen selbstinduziertes Erbrechen und etwa 30 bis 80 Prozent Essanfälle. Und Untersuchungen männlicher Adoleszenten ergaben eine Prävalenz für selbstinduziertes Erbrechen und Laxanzien- bzw. Diuretikaabusus von 1 bis 2 Prozent sowie für Essanfälle mit Kontrollverlust von 10 bis 24 Prozent. (Clarke & Palmer, 1983; Cooper & Fairburn, 1983; Halmi et al., 1981; Hawkins & Clement, 1980; Kagan & Squires, 1984; Pope et al., 1984). Auch neuere Untersuchungen bestätigen anhaltend die weite Verbreitung von bulimischen und anorektischen Einzelsymptomen in der Bevölkerung (z. B. Gauvin et al., 2009; Eik-Nes et al., 2015).

Bulimia nervosa ist häufiger als Anorexia nervosa

Die Frage, wie häufig solche Syndrome so vollständig ausgeprägt sind, dass über Einzelsymptome hinaus die Diagnosekriterien einer Anorexia oder Bulimia nervosa vollständig erfüllt sind, ist schwieriger zu beantworten. Die empirischen Ergebnisse zur Epidemiologie der Anorexia und Bulimia nervosa schwanken in Abhängigkeit von der untersuchten Stichprobe und den angewandten Diagnosekriterien ganz erheblich. Auf dem Hintergrund des DSM-IV zeigt die Zusammenschau der uneinheitlichen und zum Teil widersprüchlichen Daten folgendes Bild: In der Gesamtbevölkerung ergibt sich für die Anorexia nervosa eine Inzidenz von ca. 8 Neuerkrankungen pro Jahr auf 100.000 Einwohner und eine Prävalenz von ca. 0,3 Prozent. Bei der Bulimia nervosa liegen die Zahlen höher: Hier beträgt die Inzidenz ca. 12 Neuerkrankungen pro Jahr auf 100.000 Einwohner und die Prävalenz liegt bei ca. 1,0 Prozent. Beide Essstörungen sind altersabhängig und treten bei jungen Frauen wesentlich häufiger als in den anderen Altersgruppen auf; in dieser Gruppe junger Frauen zwischen 15 und 30 Jahren sind die Prävalenzen entsprechend höher und können für die Anorexia nervosa ungefähr 1 Prozent und für die Bulimia nervosa sogar 2 bis 3 Prozent erreichen. Die erhebliche Varianz der epidemiologischen Daten erschwert auch die Beantwortung der Frage, ob die Häufigkeit dieser Erkrankungen in den letzten Jahrzehnten gestiegen ist.

Zumindest für die Anorexia nervosa legen einige Studien eine Zunahme der Inzidenz für jüngere Bevölkerungsstichproben bis zum Ende des letzten Jahrhunderts nahe, seitdem scheinen sich die Zahlen jedoch ohne weiteren Anstieg zu stabilisieren (Van Son et al., 2006; APA, 2006; Hall & Hay, 1991; Hoek & van Hoeken, 2003; Hoek, 2006; Joergensen, 1992; Lucas et al., 1991; Moller-Madson & Nystrup, 1992; Rathner & Messner, 1993; Saß et al., 1996; Whitehouse et al., 1992).

Mit der Einführung des DSM-5 ist allerdings mit deutlichen Veränderungen der bisherigen Raten für die einzelnen Essstörungskategorien zu rechnen. Die bislang größte Kategorie der nicht näher Bezeichneten Essstörungen sollte und wird durch die Veränderungen der Diagnosekriterien im DSM-5 reduziert werden, während die spezifischen Störungen aufgrund der etwas weiter gefassten Kriterien vermutlich häufiger beobachtet werden (APA, 2013; Falkai & Wittchen, 2015). Hierzu liegen allerdings bislang erst wenige Studien mit konkreten Zahlen vor (vgl. z. B. Smink et al., 2013; Flament et al., 2015).

Essstörungen bei Männern sind seltener

Die Anorexia und die Bulimia nervosa zeigen eine geschlechtsspezifische Verteilung mit deutlich mehr weiblichen Patientinnen als männlichen Patienten. Auf dem Hintergrund der relativ geringen Studien mit männlichen Erkrankten wurde das Verhältnis von erkrankten Frauen zu erkrankten Männern lange Zeit in der Größenordnung von ungefähr 10: 1 geschätzt (APA, 2006; Lindblad et al., 2006; Strober et al., 2006). Neuere Arbeiten legen nahe, dass der Anteil der männlichen Erkrankten an der Gesamtgruppe sowohl für die Anorexia nervosa wie auch die Bulimia nervosa mit bis zu 25 % deutlich höher liegen könnte (Sweeting et al., 2015).

Risikogruppen

In bestimmten Risikopopulationen liegt die Prävalenz allerdings höher, denn eine bulimische oder anorektische Symptombildung wird begünstigt, wenn gruppeninterne Regeln oder Traditionen den schon außerhalb der Gruppe bestehenden gesellschaftlichen Druck nach einer schlanken Idealfigur noch verstärken. Typisch weibliche Risikogruppen sind beispielsweise Balletttänzerinnen und Models (Garner & Garfinkel, 1980; Garner et al., 1984; Joseph et al., 1982; Striegel-Moore et al., 1986; Arcelus et al., 2014). Mehrere Studien belegen zudem, dass sowohl für Frauen als auch für Männer die Teilnahme an bestimmten Elitesportarten ebenfalls ein erhöhtes Risiko mit sich bringt, sofern die Regeln der speziellen Sportart ein niedriges Maximalgewicht nahelegen, wie es beispielsweise bei Ringern, Jockeys, im Schwimmsport und Turnen der Fall ist (Striegel-Moore et al., 1986; Enns et al., 1987; Thiel et al., 1993; Melin et al., 2014). Insgesamt fehlt es aber bis heute an validen Längsschnittstudien, um die Frage nach Risikofaktoren und aufrechterhaltenden Faktoren genauer beantworten zu können (vgl. Abschn. 5.8).

5 Ätiologie

Wir kennen heute vergleichsweise viele Befunde und Theorien zur Entstehung der Anorexia und Bulimia nervosa. Es fehlt jedoch eine schlüssige und allgemein akzeptierte Synthese dieser verschiedenen Bausteine zu einer umfassenden Theorie der Ätiologie der Essstörungen. Es ist zwar möglich, prädisponierende Faktoren zu beschreiben und für konkrete Patientinnen häufig auch auslösende und aufrechterhaltende Faktoren zu benennen. Die Reichweite dieser Erklärungen bleibt jedoch begrenzt, und die Frage, warum eine Person eine Essstörung entwickelt und eine andere in einer ähnlichen Situation gesund bleibt oder eine andere Erkrankung wie beispielsweise eine Depression entwickelt, bleibt offen. Die wichtigsten Aspekte und Faktoren zur Ätiologie sollen im Folgenden ohne Anspruch auf Vollständigkeit skizziert werden.

5.1 Soziokulturelle Faktoren

Das in den westeuropäischen und nordamerikanischen Ländern vorherrschende Schlankheitsideal fordert von den meisten Frauen eine Gewichtsabnahme. Das Streben nach der vermeintlichen Traumfigur wird durch Modezeitschriften und andere Medien unterstützt. Dabei hat die Diskrepanz zwischen dem Stereotyp der schlanken weiblichen Traumfigur einerseits und den tatsächlichen Körpermaßen der Mehrheit der Frauen andererseits in den letzten Jahren zugenommen. Garner und Kollegen (1980) und Wiseman und Kollegen (1992) haben für den Zeitraum von 1959 bis 1988 die durchschnittliche Figur der weiblichen Bevölkerung mit den als vermeintlich ideal geltenden Körpermaßen der *Miss America* sowie der in der Zeitschrift *Playboy* abgebildeten Models verglichen und dabei festgestellt, dass die Unterschiede immer größer werden. Diese Tendenz und das immer unrealistischer werdende Figurideal begünstigen eine anorektische und bulimische Symptombildung in Konfliktsituationen (Brunner & Resch, 2015).

Hohe gesellschaftliche Erwartungen

Die soziokulturellen Faktoren in der Ätiologie der Essstörungen umfassen mehr als dieses Schlankheitsideal. Sie beinhalten auch die gestiegenen Erwartungen, die sich aus den Veränderungen der Geschlechterrollen ergeben. Die »ideale Frau« sieht sich einer zunehmenden Erwartung ausgesetzt, als berufstätige Frau, als Hausfrau und Mutter, als Partnerin und Geliebte sowie als interessierte Freundin und Gesprächspartnerin auf vielen Gebieten gleichzeitig erfolgreich zu sein. Diese hohen Erwartungen unserer Gesellschaft sind unrealistisch, stellenweise auch widersprüchlich und können im Einzelfall zu erheblichen Konflikten führen. Da viele Jugendliche die körperlichen und psychischen Veränderungen der Pubertät zusätzlich als verunsichernd erleben, sind solche Probleme in dieser Lebensphase besonders relevant (Garner, 1991b, 1997; Garner & Garfinkel, 1980; Garner et al., 1980; Wiseman et al., 1992).

Veränderte Medienlandschaften

Durch neue Formate im Fernsehen sowie die schnelle Entwicklung und zunehmende Vielfalt des Internets hat die Bedeutung soziokultureller Faktoren noch einmal erheblich zugenommen. Castingshows im Fernsehen wie beispielsweise *Germany's Next Topmodel* transportieren vermeintliche Figur- und Schönheitsideale mit einer bislang nicht gekannten Dynamik in die Öffentlichkeit. Im Internet sind unter den Namen »Pro Ana« und »Pro Mia« oder anderen Überschriften Foren entstanden, in denen betroffene Patientinnen nicht gemeinsam als Selbsthilfe gegen die Essstörung kämpfen, sondern im Gegenteil sich gegenseitig Tips geben, wie sie weiter abnehmen und Eltern oder Therapeuten täuschen können. Das Bundesministerium für Familie, Senioren, Frauen und Jugend (BMFSFJ) (2008) informiert Eltern und Lehrer über diese Problematik und warnt vor der Verherrlichung von Essstörungen im Internet mit einer eigenen Broschüre, die auf der Homepage des BMFSFJ abgerufen werden kann.

Viel Aufsehen in den Medien erregten die Erkrankung und der Tod von Isabelle Caro. Die französische Schauspielerin arbeitete auch als Model und war an einer Anorexia nervosa schwer erkrankt. Der italienische Fotograf Oliviero Toscani und die Kleidermarke "No-l-ita" wollten in einer Plakataktion mit den Bildern des ausgemergelten Körpers von Isabelle Caro ein Zeichnen gegen Essstörungen setzen. Die damals 25-Jährige war zu dem Zeitpunkt gerade aus einer Klinik entlassen worden und wog nur 30 Kilo. Die Plakate zur Kampagne »No-Anorexia« (»Nein zur Magersucht«) wurden im September in Mailand und Rom ausgehängt und sorgten für große Aufmerksamkeit. In Frankreich und später auch Italien wurden diese Fotografien von der Werbekontrolle mit der Begründung verboten, sie verletzten die Menschenwürde und nutzten die Krankheit kommerziell aus. Isabelle Caro starb im November 2010 mit 28 Jahren an den Folgen der Essstörung (Bopp, 2011)

Es gibt auch positive Entwicklungen. In der Modeindustrie findet inzwischen ein langsames Umdenken statt. Immer mehr Länder drängen auf Selbstverpflichtungen der Modebranche, nach der Models mindestens 16 Jahre alt sein müssen und einen BMI von mindestens 18,5 bzw. eine Konfektionsgröße von mindestens 36 haben sollen. In Frankreich soll 2015 ein Gesetz verabschiedet werden, das unterernährten Frauen mit einem BMI von unter 18 eine Arbeit als Model untersagt (Süddeutsche Zeitung, 2015; Zeit Online, 2015). Die 2007 von der Bundesgesundheitsministerin Ulla Schmidt, der Bundesjugendministerin Ursula von der Leyen und Bundesforschungsministerin Annette Schavan in Berlin vorgestellte gemeinsame Initiative »Leben hat Gewicht« (BMG, 2007) kritisiert die gesellschaftliche Erwartung, Frauen müssten immer schlanker, attraktiver und leistungsfähiger sein. Die Kampagne verfolgt das Ziel, über die verschiedenen Essstörungen und über Hilfsangebote zu informieren. Eine umfassende Übersicht zur kulturhistorischen Perspektive der Essstörungen und zur Bedeutung von Migration und religiöser Orientierung findet sich bei Jäger (2015).

5.2 Individuelle Faktoren

Persönliche Probleme und Konflikte können für die Entstehung einer Essstörung von Bedeutung sein, wenn sie das psychische Gleichgewicht einer Frau erheblich belasten. Ob es sich dabei im Einzelfall um besondere Schwierigkeiten in der Partnerschaft, in der Schule oder am Arbeitsplatz oder um Probleme anderer Art handelt, ist von Fall zu Fall unterschiedlich, wird sich jedoch bei genauer Erhebung der Anamnese ergeben. Essstörungen können ein Indikator für Probleme in vielen Lebensbereichen sein, Verallgemeinerungen hierzu verbieten sich (Resmark, 2015). So kann es sein, dass die Patientin subjektiv oder objektiv von der Familie, vom Partner oder anderen wichtigen Bezugspersonen überfordert wird und befürchtet, deren Erwartungen nicht gerecht werden zu können. Außerdem kann die Symptomatik Ärger oder Enttäuschung ausdrücken, die die Patientin beispielsweise in der Familie oder am Arbeitsplatz nicht anders artikulieren kann. Die Symptomatik kann Ängste vor zwischenmenschlichen Kontakten und Sexualität ausdrücken oder Inzest und andere Formen der Gewalt im sozialen Umfeld signalisieren. Und schließlich kann die Symptomatik auch aus Ängsten der Patientin resultieren, sich von der Familie zu lösen und unabhängig zu werden.

Sexueller Missbrauch

Viele Patientinnen berichten im Verlauf der Psychotherapie auch von sexuellem Missbrauch oder anderen Traumata; die Häufigkeitsangaben der Literatur hierzu bewegen sich im Bereich zwischen 25 und 50 Prozent der untersuchten Patientinnen. Verschiedene Studien haben ein gehäuftes Vorkommen von sexuellem Missbrauch im Vorfeld der Erkrankung bei Patientinnen mit Anorexia oder Bulimia nervosa gefunden. Für die Erkrankung und die Psychotherapie der einzelnen Patientin sind solche Traumata von großer Bedeutung. Sexueller Missbrauch ist ein relevanter, allerdings auch unspezifischer Risikofaktor für Essstörungen. Diese Traumata kommen in vielen anderen klinischen und nicht-klinischen Stichproben in ähnlicher Häufigkeit vor und sind somit für die Entstehung einer Anorexia oder Bulimia nervosa nicht spezifisch (zur Übersicht s. Egle et al., 2015).

Mögliche Belastungsfaktoren bei Anorexia und Bulimia nervosa

- Ausgeprägte Selbstwertproblematik
- Überforderung durch Angehörige oder andere Bezugspersonen
- Interpersonelle Konflikte
- Soziale Unsicherheiten und Ängste
- Sexuelle Konflikte
- Traumata und Gewalt

Selbstwertgefühl und das Streben nach der Idealfigur
Selbstbewusste Frauen unterliegen zwar den gleichen soziokulturellen Einflüssen wie die Patientinnen, erleben diese jedoch als subjektiv weniger bedrohlich, sofern sie psychisch stabiler sind. Je mehr das Selbstwertgefühl einer Frau beeinträchtigt ist, desto wichtiger kann der Versuch für sie werden, Defizite im Bereich der psychosozialen Kompetenzen mit Hilfe einer Gewichtsreduktion zu kompensieren. Für diese Frauen gewinnt das Streben nach einer idealen Figur eine unverhältnismäßig große und insofern zentrale Bedeutung, weil dieser Wunsch eben nicht nur ein Wunsch neben anderen ist, sondern weil das Ziel der Gewichtsabnahme die Funktion erhält, als wesentlicher Faktor das Selbstwertgefühl zu sichern. Perfektionismus und eine ausgeprägte Leistungsorientierung können diese Dynamik zusätzlich verstärken. Typisch für die Entstehung einer psychogenen Essstörung ist also nicht die Selbstwertproblematik allein, sondern die Kombination einer Selbstwertproblematik mit dem Versuch der Patientin, Gewicht und Figur mit Hilfe einer Diät zu manipulieren.

5.3 Das Zwei-Faktoren-Modell zur Entstehung von Essstörungen

Connors (1996) hat sich mit Risikofaktoren und Ätiologiemodellen von Essstörungen beschäftigt und ein Zwei-Faktoren-Modell postuliert. Sie benennt zwei Faktoren, deren Zusammentreffen eine notwendige Voraussetzung für die Entstehung einer Essstörung sei:

(1) Eine notwendige Komponente sei die Unzufriedenheit mit dem eigenen Körper (»body dissatisfaction«) und ein daraus resultierendes Bemühen, das Gewicht durch Diät oder ein in anderer Weise verändertes Essverhalten zu beeinflussen. Connors spricht von »negative body image, weight preoccupation« und »dieting«(S. 299).
(2) Die zweite notwendige Komponente kann als interpersonale Problematik oder Störung der Selbst-Regulation (»self-regulatory difficulties«) mit unzureichender Affektstabilität, niedrigem Selbstwertgefühl und Bindungsunsicherheit beschrieben werden. Connors spricht von »affective dysregulation, low self-esteem« und »insecure attachment« (S. 299).

Abbildung 5.1 zeigt in Anlehnung an Connors (1996) dieses Zwei-Faktoren-Modell zur Ätiologie der Anorexia und Bulimia nervosa. Beide Faktoren sind nicht spezifisch für Essstörungen. Mit ihrem Äußeren unzufrieden sind viele Menschen. Ein negatives Körperbild findet sich nicht allein bei Patientinnen mit Anorexia oder Bulimia nervosa, sondern auch bei vielen psychisch Gesunden. Ähnliches gilt für den zweiten genannten Faktor; auch Selbstwertprobleme sind weit verbreitet und nicht spezifisch für Frauen mit Essstörungen. Jemand kann mit seinem Körper unzufrieden sein und regelmäßig eine Diät einhalten oder unter einer ausgeprägten Selbstunsicherheit leiden, ohne dass deshalb immer eine Essstörung oder eine andere psychische Krankheit diagnostiziert werden kann. Erst das Zusammentreffen beider Faktoren führt zur Ausbildung einer Essstörung.

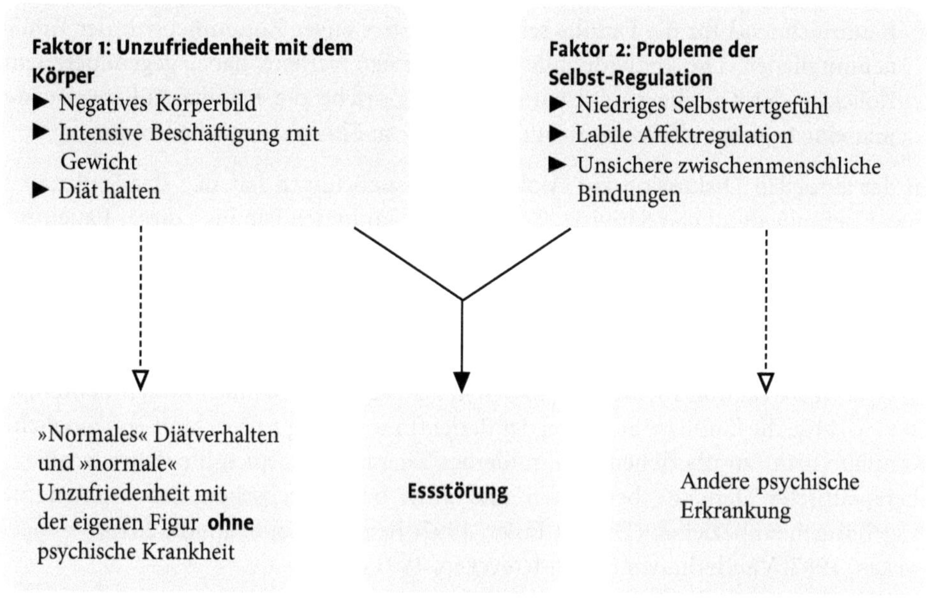

Abbildung 5.1 Ein Zwei-Faktoren-Modell zur Ätiologie der Anorexia und Bulimia nervosa (in Anl. an Connors, 1996)

5.4 Familiäre Faktoren

Auf die Bedeutung familiärer Faktoren hat Lasegue bereits 1873 hingewiesen. In seiner Kasuistik einer anorektischen Patientin schreibt er: »Die Patientin und ihre Familie bilden ein eng verknüpftes Ganzes, und wir erhalten ein falsches Bild der Krankheit, wenn wir unsere Beobachtung auf die Patientinnen beschränken« (zit. nach Selvini Palazzoli, 1982, S. 20). In den Jahren etwa zwischen 1970 bis 1980 haben viele Autoren die Hypothese aufgestellt, die Familien der Patientinnen seien ein spezifischer pathogenetischer Faktor bei der Entstehung von Essstörungen (Liebman et al., 1974; Minuchin, 1981; Selvini Palazzoli, 1982; Sperling, 1965; Sperling & Massing, 1972; Sperling et al., 1982; Stierlin, 1980; 1982). Die Struktur der Familie und die Kommunikation innerhalb der Familie seien in mehrfacher Hinsicht pathologisch:

- Die Familie zeichne sich durch besonders rigide Regeln über das Zusammenleben aus. Deshalb falle es ihr schwer, auf neue Situationen angemessen zu reagieren und Problemen angemessen zu begegnen.
- Die Normen der Familie seien häufig besonders asketisch und leistungsorientiert.
- Die Mutter oder eine andere weibliche Person nehme häufig eine zentrale und sehr dominierende Position ein. Das führe zu Auseinandersetzungen und belastete die für eine gesunde Entwicklung notwendige Identifikation der Patientin mit ihrer Mutter.

- Kennzeichnend für die Familie sei ein besonders enger Zusammenhalt der Familienmitglieder. Die Individualität des Einzelnen verliere dabei gegenüber dem Kollektiv der Familie an Bedeutung. Häufig erlebe die Familie Außenkontakte und eine beginnende Loslösung des Kindes vom Elternhaus als bedrohlich.

In der aktuellen Diskussion zur Äiologie der Essstörungen hat sich der Stellenwert dieser Befunde deutlich relativiert. Zwar finden sich in den Familien dieser Patientinnen gelegentlich eine oder mehrere der skizzierten Konstellationen. Solche Befunde sind jedoch weder spezifisch noch obligat für die Anorexia und Bulimia nervosa. Und im Einzelfall kann zudem oft nur schwer beurteilt werden, ob solche familiären Besonderheiten schon vor der Manifestation der Essstörung vorhanden waren oder ob sie erst als Reaktion auf diese Krankheit in der Familie entstanden sind. Im Einzelfall ist es wichtig, die familiäre Situation der Patientin sorgfältig zu beachten, um mögliche Konflikte nicht zu übersehen. Ein modernes Therapiekonzept sollte daher familientherapeutische Elemente beinhalten und auch bei erwachsenen Patientinnen die Angehörigen einbeziehen (Dare & Eisler, 1997; Reich, 2015; Schmidt, 2015; Vandereycken, 1987; Vanderlinden & Vandereycken, 1991).

5.5 Biologische Faktoren

Schon in der Diskussion der Entstehung der psychogenen Essstörungen zu Beginn des letzten Jahrhunderts spielten biologische Faktoren eine Rolle. Der Pathologe Simmonds hatte 1914 ein später nach ihm benanntes Syndrom beschrieben, bei dem es infolge einer Unterfunktion des Hypophysenvorderlappens zu einer Amenorrhoe, einer starken Gewichtsabnahme und einer zunehmenden Antriebslosigkeit kommt. In der Folgezeit wurde immer wieder diese endokrine Störung als Ursache der Anorexia nervosa vermutet und über angeblich erfolgreiche Behandlungen durch Hypophysentransplantationen berichtet. Die differenzialdiagnostische Abgrenzung gegenüber der Anorexia nervosa gelang erst nach 1930, sodass sich der Gedanke an eine im Wesentlichen psychogen bedingte Ätiologie der Essstörung erst im Anschluss daran durchsetzen konnte. Weitere Ausführungen zur Medizingeschichte der Anorexia nervosa finden sich bei Schadewaldt (1965), Selvini Palazzoli (1982) und Vandereycken und Kollegen (1992). Heute stützt sich die Hypothese einer auch biologischen Ätiologie auf verschiedene Überlegungen, von denen an dieser Stelle nur die beiden wichtigsten kurz skizziert werden sollen: die Frage nach der Bedeutung von Neurotransmittern und Peptidhormonen für die Ätiologie der Essstörungen sowie die Erkenntnisse über genetische Faktoren.

Neurotransmitter und Peptidhormone

Nicht zuletzt die positiven Studienergebnisse zur Pharmakotherapie der Bulimia nervosa mit SSRI (Selektive Serotonin-Rückaufnahmehemmer; vgl. Abschn. 6.2) haben Anlass zur Vermutung gegeben, Störungen des serotonergen Systems und anderer Neurotransmitter und Peptidhormone seien an der Ätiologie der Essstörungen beteiligt. Solche neurochemischen Veränderungen könnten ein verbindendes Glied zwischen Essstörungen und Depressionen sein und daher vielleicht auch diese häufige Komorbidität erklären. Dagegen wurde argumentiert, das Auftreten depressiver Syndrome bei Essstörungen ließe sich aber auch psychologisch als Folge der psychosozialen Probleme und ohne die Annahme eines biologischen Faktors interpretieren und die Gewichtsreduktion alleine reiche aus, um viele der neurochemischen und psychopathologischen Veränderungen zu erklären. In den letzten Jahren hat es zahlreiche Untersuchungen zu Veränderungen von Neuropeptiden gegeben. Deren Ergebnisse zu Leptin, Ghrelin, PYY und CKK ergeben jedoch bis heute kein konsistentes Bild zur Relevanz dieser Substanzen für die Ätiologie der Essstörungen, und das gilt auch für die Ergebnisse der bildgebenden Verfahren (Bailer, 2015; Ehrlich & Holtkamp, 2015; Fairburn & Harrison, 2003).

Genetische Faktoren

Untersuchungen von Zwillingspaaren, bei denen einer der Zwillinge an einer Essstörung erkrankt ist, ergeben deutliche Hinweise auf einen relevanten genetischen Faktor in der Ätiologie der Anorexia und Bulimia nervosa. Mehrere solcher Zwillingsstudien zeigen bei monozygoten (eineiigen) Zwillingspaaren eine signifikant höhere Konkordanzrate als bei dizygoten (zweieiigen) Zwillingspaaren. Zudem zeigen Verwandte ersten Grades von Patientinnen mit Anorexia nervosa oder Bulimia nervosa ein mehrfach erhöhtes Risiko, selbst eine solche Essstörung zu entwickeln. Nach den Ergebnissen von Familien- und Zwillingsstudien liegt der erbliche Anteil für beide Erkrankungen zwischen 30 % und 80 %. Neuere molekularbiologische und genomweite Assoziationsstudien haben jedoch bislang noch keine stabilen Befunde zur Genetik der Essstörungen geliefert. Auch wenn es das »Anorexia-nervosa-Gen« nicht gibt, steht die grundsätzliche Bedeutung genetischer Faktoren außer Frage (Fairburn & Harrison, 2003; Frieling et al., 2015; Key & Lacey, 2002). Genomweite Assoziationsstudien haben zwar bislang etwa 100 chromosomale Regionen gefunden, die an der Regulation des Körpergewichtes beteiligt sind, der Anteil der dadurch erklärten Varianz ist jedoch noch sehr gering (Hinney & Volckmar, 2015).

5.6 Die Set-Point-Theorie: Hungern und Essstörungen

Für die Entstehung und die Aufrechterhaltung einer Anorexia oder Bulimia nervosa hat die Gewichtsreduktion eine besondere Bedeutung. In vielen Fällen markiert eine Diät den Zeitpunkt, an dem eine Essstörung erstmals klinisch relevant und die typische Symptomatik deutlich geworden ist. Unabhängig von der Motivation für eine Diät erlebt die Patientin die anfängliche Gewichtsabnahme zunächst meist als positiv. Die Patientin hat das Erfolgserlebnis, sich der vermeintlichen »Idealfigur« zu nähern. Wenn dann Bekannte die Gewichtsabnahme ebenfalls anerkennend registrieren, motiviert das zur Fortführung der begonnenen Diät. Längerfristig bringt die Diät jedoch erhebliche Probleme mit sich, deren Stellenwert als aufrechterhaltende Faktoren einer Essstörung oft unterschätzt wird.

Führt eine Diät die Gewichtsreduktion unter das für die Betreffende optimale Körpergewicht, dessen Höhe wahrscheinlich biologisch determiniert ist und das daher auch als Set-Point bezeichnet wird, so kann daraus eine erhebliche Störung der normalerweise vorhandenen Gefühle für Appetit, Hunger und Sättigung resultieren. Häufig werden als Reaktion hierauf auch bei bislang psychisch gesunden Menschen Essanfälle und selbstinduziertes Erbrechen beobachtet. Außerdem können als Folge der Gewichtsabnahme Ängste und Depressionen auftreten. Die Einzelheiten dieser zusammenfassend als Set-Point-Theorie bezeichneten Befunde sind das Ergebnis systematischer experimenteller Untersuchungen zur Frage der Auswirkungen von Reduktionsdiäten und hochkalorischen Diäten auf die Gesundheit junger Männer. Die beiden wichtigsten Arbeiten hierzu von Keys und Kollegen (1950) und Sims und Kollegen (1968) konnten zeigen, dass Versuche, das Gewicht durch Diät deutlich unter oder über diesen Set-Point zu bringen, zu physiologischen Gegenregulationen und metabolischen Veränderungen des Körpers führt. Es gibt auch jüngere Untersuchungen zur Gewichtsregulation, deren Ergebnisse die Set-Point-Theorie durchaus unterstützen (Leibel et al., 1995). Die Set-Point-Theorie ist heute nicht unumstritten und formuliert die komplexen biologischen Zusammenhänge bei der Gewichtsregulation wahrscheinlich zu eindimensional und undifferenziert. Ungeachtet dessen kommt ihr auch heute noch ein wichtiger Stellenwert für das Verständnis der Essstörungen zu und sie sollte bei der Information und Psychoedukation der Patientinnen berücksichtigt werden (Garner et al., 1991; Garner, 1997; Garner et al., 1997). Als Information für Patientinnen und Angehörige über die Set-Point-Theorie findet sich in Informationsblatt 2 im Anhang eine verständliche Zusammenfassung dieser Arbeiten.

IB 2

Aufrechterhaltende Faktoren

Seit der Arbeit von Keys et al. (1950) ist bekannt, dass eine Gewichtsabnahme unter den individuellen Set-Point das Auftreten von Essanfällen begünstigt. Die Patientinnen erleben diese Essanfälle meist als Versagen und fühlen sich anschließend häufig schlecht. In dieser Situation bringt selbstinduziertes Erbrechen zwar zunächst Erleichterung, weil die verbotene Nahrung ausgeschieden und das Versagen rückgängig und insofern ungeschehen gemacht wird. Am Ende empfinden die meisten Patientinnen jedoch Gefühle der Schuld und Scham. Das Selbstwertgefühl wird daher zusätzlich beeinträchtigt und die Patientinnen reagieren mit verstärktem Bemühen um konsequente Nahrungsrestriktion. Früher oder später entsteht so ein Kreislauf, in dessen Verlauf die Frequenz von Essanfällen und Erbrechen ebenso zunimmt wie das Ausmaß depressiver Affekte. Auch bei denjenigen Patientinnen, die es schaffen, ohne bulimische Symptombildung konsequent abzunehmen, entstehen schwere depressive Syndrome, die längerfristig das Lebensgefühl mehr und mehr bestimmen. Die Befunde zur Set-Point-Theorie zeigen, dass das niedrige Gewicht und das pathologische Essverhalten (z. B. eine Diät) nicht alleine sekundär als Folgen psychischer Konflikte eingeordnet werden können, sondern auch primär als Ursache für pathologisches

Essverhalten wie beispielsweise Essanfälle und psychische Symptome verstanden werden müssen; diese Wechselwirkung bedingt einen Kreislauf, der die Chronifizierung von Essstörungen begünstigt. Abbildung 5.2 zeigt dieses Modell zur Aufrechterhaltung der bulimischen Symptomatik bei Essstörungen.

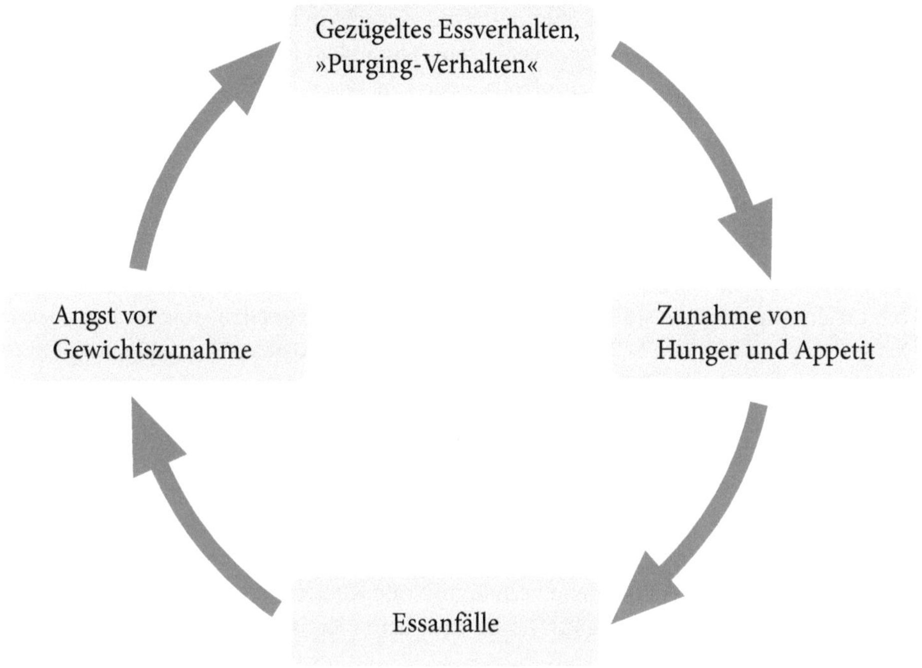

Abbildung 5.2 Modell zur Aufrechterhaltung des pathologischen Essverhaltens mit Essanfällen

5.7 Die Entstehung von Essstörungen: Das Zauberlehrlingssyndrom

Bei der Entstehung der Anorexia und Bulimia nervosa spielen viele Faktoren eine Rolle. Diese Hypothese einer multifaktoriellen Ätiologie gilt für die meisten psychischen Erkrankungen und ist somit eigentlich trivial. Dennoch kommt es vor, dass dieser Aspekt im Verlauf einer Therapie vernachlässigt und Unterschiede etwa zwischen prädisponierenden, auslösenden und aufrechterhaltenden Faktoren zu wenig berücksichtigt werden. Die Biografie und die persönliche Situation der Patientin können individuell sehr unterschiedlich sein. Hat eine Patientin aber einmal begonnen, mit Hungern oder Erbrechen auf Konflikte zu reagieren, so kann daraus unabhängig vom individuellen Ausgangspunkt und nicht zuletzt aus physiologischen Gründen ein Kreislauf entstehen, den zu durchbrechen mit fortschreitender Zeit immer schwieriger wird. Die komplexe Interaktion von auslösenden und aufrechterhaltenden Faktoren stabilisiert die Symptomatik der Essstörung und begünstigt somit deren Chronifizierung. In Anspielung auf Goethes Ballade »Der Zauberlehrling«

aus dem Jahr 1797 haben Solyom und Kollegen (1982) diesen Verlust der persönlichen Freiheit von Patientinnen mit Essstörungen treffend als »Zauberlehrlingssyndrom« bezeichnet. In der Ballade verzaubert der Zauberlehrling einen Besen in einen Knecht, der für ihn Wasser schleppen muss. Zunächst ist er stolz auf seine Leistung, doch nach einiger Zeit verliert er die Kontrolle über den verzauberten Besen. Als er schließlich erkennt, dass ihm die Situation über den Kopf gewachsen ist, macht er die viel zitierte Aussage: »Die ich rief, die Geister, werd' ich nun nicht los« (Goethe, 1816, S. 245). Und so wie der Zauberlehrling die Kontrolle über den Besen verloren hat, können auch anorektische und bulimische Patientinnen unabhängig von der individuellen Ausgangslage die Kontrolle über ihre Situation verlieren.

Der Weg in den goldenen Käfig

Mit zunehmender Dauer der Essstörung wächst deren Stellenwert im Leben der Patientin. Überlegungen und Handlungen, die direkt oder indirekt mit Essen und Diät im Zusammenhang stehen, dominieren zunehmend vor allen anderen Interessen. Das brüchiger werdende Selbstwertgefühl schränkt die sozialen Kontakte ein. Kurzfristig werden so Probleme vermieden, die im Kontakt mit anderen Menschen wegen der eigenen Unsicherheit auftreten können, längerfristig begünstigt dieses Verhalten jedoch die Tendenz zur Isolation. Viele Patientinnen zeigen gleichzeitig eine vermehrte Leistungsorientierung; ein gesteigertes Engagement auf sportlichem oder intellektuellem Gebiet kann ebenfalls zur Kompensation psychosozialer Defizite dienen. Auch diese Entwicklung ebnet den Weg in den »goldenen Käfig« der Essstörung (Bruch, 1980) und fördert schließlich jene verhängnisvolle Rückkopplung, die einer Chronifizierung der Essstörung Vorschub leistet und deren Kreislauf in der Therapie oft so schwer zu durchbrechen ist.

5.8 Allgemeines Störungsmodell

Eine zusammenfassende Darstellung dieser verschiedenen ätiologischen Aspekte zu einem allgemeinen Störungsmodell zeigt Abbildung 5.3. Auf der linken Seite finden sich die wichtigsten Faktoren, die den Wunsch nach einer Gewichtsabnahme triggern können: eine genetische Veranlagung, ein niedriges Selbstwertgefühl, ein ausgeprägter Perfektionismus und das soziokulturell vermittelte Schönheitsideal. Führen diese Faktoren über den Wunsch nach einer Gewichtsabnahme zu einer Diät, so beginnt der in der Mitte der Abbildung skizzierte Kreislauf aus Nahrungsrestriktion, Heißhunger, Essanfällen, daraus resultierenden Scham- und Schuldgefühlen und am Ende der erneuten Angst vor einer Gewichtszunahme. Wenn Patientinnen nach Essanfällen oder unabhängig davon erbrechen, kommt es unmittelbar nach dem Erbrechen kurzfristig zu einer Erleichterung und Reduktion der Angst vor einer Gewichtszunahme; mit einer gewissen Verzögerung treten später allerdings meist ebenfalls Scham- und Schuldgefühle auf, und der Kreislauf schließt sich. Der rechte Teil der Abbildung benennt psychologische Faktoren wie Probleme beim Umgang mit Gefühlen, Wunsch nach Stressabbau oder Konflikte, die das Auftreten von Essanfällen zusätzlich begünstigen und so den pathologischen Kreislauf fördern und aufrechterhalten.

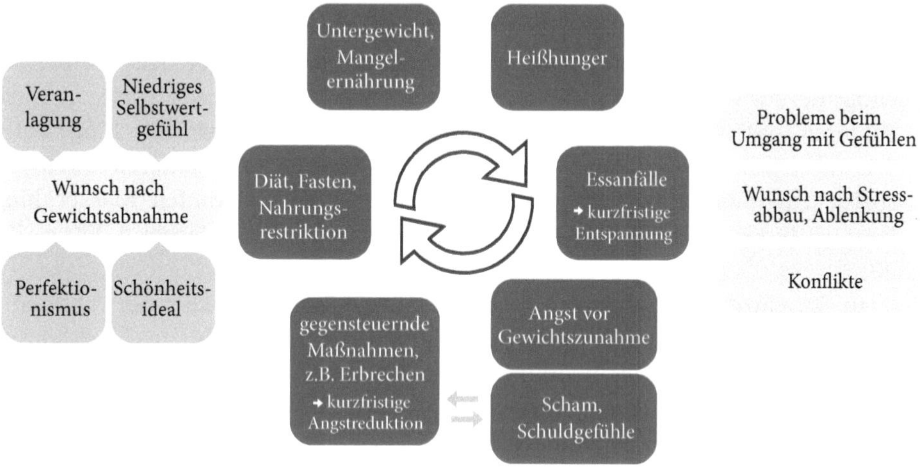

Abbildung 5.3 Allgemeines Störungsmodell der Anorexia und Bulimia nervosa.

5.9 Risikofaktoren

Kraemer und Kollegen (1997) definieren Risikofaktoren als Faktoren, für die sowohl ein signifikanter und klinisch relevanter Zusammenhang mit der Erstmanifestation der Erkrankung als auch ein Vorliegen vor Erkrankungsbeginn nachgewiesen werden kann. Die meisten Risikofaktoren können daher nur durch Längsschnittuntersuchungen bestätigt werden. Eine Ausnahme hiervon bilden die sogenannten festen oder variablen Marker wie beispielsweise Geschlecht, Geburtsjahr und ethnische Zugehörigkeit, für deren Bestätigung keine Längsschnittstudie erforderlich ist. Aus der Literatur sind eine Reihe von Längsschnittstudien über Risikofaktoren von Essstörungen bekannt, deren Ergebnisse im Folgenden zusammengefasst werden sollen (Jacobi et al., 2004; Jacobi & Fittig, 2010; 2015). Dabei soll auch auf die im Rahmen von Querschnittsstudien retrospektiv erhobenen Korrelate eingegangen werden, d. h. auf Faktoren, die nach Aussagen der Patientinnen oder ihrer Mütter gehäuft bereits im Vorfeld der Essstörung aufgetreten sind. Im Folgenden werden die bislang bestätigten Risikofaktoren und Retrospektiven Korrelate nach Entwicklungsalter geordnet aufgezeigt.

Weitere Risikofaktoren, wie beispielsweise eine spezifische familiäre Interaktion oder Perfektionismus, konnten für die Anorexia nervosa in Längsschnittstudien bislang nicht bestätigt werden. Nur wenige der retrospektiv erhobenen Korrelate haben sich im Vergleich mit anderen psychischen Erkrankungen als spezifisch für die Anorexia oder Bulimia nervosa erwiesen. Kindliches und elterliches Übergewicht, psychische Erkrankungen der Eltern, kritische Bemerkungen der Eltern über die Figur oder das Gewicht und eine negative Selbstbewertung waren spezifisch für die Bulimia nervosa, während Perfektionismus, zwanghafte Persönlichkeitsmerkmale und eine negative Selbstbewertung für die Anorexia nervosa spezifisch waren. Da in den Längsschnittstudien oftmals nicht eindeutig zwischen der Bulimia nervosa und der Binge-Eating-Störung unterschieden wurde, kann davon ausgegangen werden, dass einige der für die Bulimia nervosa relevanten Faktoren wie beispielsweise genetische Faktoren, das Geschlecht und die ethnische Zugehörigkeit auch für Binge-Eating-Störungen gelten. Die Mehrzahl der empirisch bestätigten Risikofaktoren sind psychosoziale Faktoren. Biologische Risikofaktoren über die genannten Marker hinaus konnten bislang in Längsschnittstudien nicht belegt werden (Jacobi & Fittig, 2010; 2015).

In der einzigen prospektiven Studie zur Frage aufrechterhaltender Faktoren für Essstörungen konnten fünf Faktoren identifiziert werden, die zur Persistenz von Essanfällen bulimischer Patientinnen beitragen: Dauer des gestörten Essverhaltens, größere Überbewertung von Figur und Gewicht, Übergewicht in der Kindheitsgeschichte, geringe soziale Anpassung und ein kontinuierlicher Verlauf von kompensatorischen Verhaltensweisen. Im Rahmen von Querschnittstudien oder allgemeinen Erklärungsmodellen zu Essstörungen werden folgende Faktoren als potenziell aufrechterhaltende Faktoren für partielle Essstörungssyndrome oder spezifische Essstörungssymptome postuliert: Internalisierung des Schlankheitsideals, Unzufriedenheit mit dem eigenen Körper, Perfektionismus, restriktives Essverhalten bzw. Diäthalten sowie ein negativer Affekt (Fairburn et al., 1997, 1999; Fairburn & Harrison, 2003; Stice & Agras, 1998; Stice, 2002).

Da systematische Studien zur Frage von aufrechterhaltenden Bedingungen für die Anorexia nervosa fehlen, können hierzu lediglich Hypothesen aus Untersuchungen zu prognostischen Faktoren abgeleitet werden. Steinhausen (2002) nennt in seiner Übersichtsarbeit hierzu Erbrechen, bulimische Symptome sowie Missbrauch von Abführmitteln, chronisch fortschreitender Verlauf und zwanghafte Persönlichkeitseigenschaften als prognostische Faktoren für einen ungünstigen Verlauf, während histrionische Persönlichkeitsmerkmale auf eine günstige Prognose hindeuten könnten.

Risikofaktoren und retrospektive Korrelate für Anorexia nervosa

Geburt

- Genetische Faktoren
- Weibliches Geschlecht
- Ethnische Zugehörigkeit
- Schwangerschaftskomplikationen und -dauer
- Frühgeburt
- Geburtstrauma
- Höhere Bildung der Mutter und des Vaters

Kindheit

- Frühkindliche Gesundheitsprobleme
- Verdauungsprobleme, wählerisches Essverhalten, anorektische Symptome
- Schwierigkeiten beim Füttern, Konflikte und Kämpfe ums Essen
- Adoption und Pflegeunterbringung
- Mütterliche Depressivität
- Niedriges Gewicht der Mutter
- *Fütter- und gastrointestinale Probleme*
- *Kindliche Schlafprobleme*
- *Überbesorgter elterlicher Erziehungsstil*
- *Angststörungen in der Kindheit*
- *Zwanghafte Persönlichkeitsstörungen und Charakterzüge*
- *Akkulturation*
- *Sexueller Missbrauch, negative Lebensereignisse*
- *Höheres Maß an Einsamkeit, Schüchternheit und Minderwertigkeit*
- *Internalisierende Psychopathologie (Depressivität, sozialer Rückzug)*

Adoleszenz

- Adoleszentes Alter
- Früher Pubertätsbeginn
- Übermäßige Beschäftigung mit Figur und Gewicht, Durchführen von Diäten (Binge-Eating Subtyp)
- Höheres Ausmaß an Neurotizismus
- Depressive Symptome
- Negativer Selbstwert
- Häufige Vergleiche der eigenen Zukunftsperspektive mit anderen
- *Hohes Maß an sportlicher Betätigung*
- *Zwangsstörung*
- *Körperdysmorphe Störung*
- *Stärkere Belastung durch persönliche, umgebungs- und diätbezogene Risikobereiche (z. B. negative Selbstbewertung, Perfektionismus)*

Anmerkung: Risikofaktoren sind in Normalschrift, Retrospektive Korrelate sind kursiv dargestellt

Risikofaktoren und Retrospektive Korrelate für Bulimia nervosa

Geburt

- Genetische Faktoren
- Weibliches Geschlecht
- Ethnische Zugehörigkeit
- Schwangerschafts- und Geburtskomplikationen
- Höhere Bildung der Mutter und des Vaters

Kindheit

- Frühkindliche Gesundheitsprobleme
- Höheres Gewicht, von den Eltern als übergewichtig wahrgenommen werden
- Angst – Depression
- Sexueller Missbrauch, körperliche Vernachlässigung
- Pica, Schwierigkeiten beim Füttern
- *Überängstlichkeit in der Kindheit*
- *Übergewicht in der Kindheit*
- *Akkulturation*
- *Externalisierende Probleme (z. B. emotionale Instabilität, Konflikte)*

Adoleszenz

- Adoleszentes Alter
- Früher Pubertätsbeginn
- Übermäßige Beschäftigung mit Figur und Gewicht, Durchführung von Diäten, negatives Körperbild
- Niedriges Selbstwertgefühl, Ineffektivität
- Psychiatrische Morbidität, negative Affektivität, Major Depression, soziale Probleme
- Subsyndromale kompensatorische Verhaltensweisen
- Ungünstige familiäre Interaktion, Stresserleben in der Familie
- Negative Kommentare über Gewicht und Figur durch Geschwister, Lehrer oder Trainer
- Erhöhter Alkoholkonsum (letzter Monat)
- Impulsive Merkmale (Substanzmissbrauch, Delinquenz)
- Gefühl unzureichender Wahrnehmung oder Zuneigung durch die Eltern
- Höheres Ausmaß an Neurotizismus
- Negative Lebensereignisse
- Niedrige Interozeption
- Vermeidendes Coping, Ablenkung als Coping
- Mangelnde soziale Unterstützung
- *Sexueller Missbrauch, negative Lebensereignisse*
- *Stärkere Belastung durch persönliche, umgebungs- und diätbezogene Risikobereiche (z. B. negative familiäre Erfahrungen, familiäre Psychopathologie wie Alkoholismus,*

Essstörungen, Depression, Drogenmissbrauch, elterliches Übergewicht, kritische Anmerkungen der Eltern über Gewicht und Figur, wenig Kontakt, hohe Erwartungen)
- *Soziale Phobie*
- *Prodromale Symptome*
- *Höheres Maß an Schüchternheit*

Anmerkung: Risikofaktoren sind in Normalschrift, Retrospektive Korrelate sind kursiv dargestellt

Risikofaktoren und Retrospektive Korrelate für Binge-Eating-Störung

Geburt
- Genetische Faktoren
- Weibliches Geschlecht
- Ethnische Zugehörigkeit
- Drogenkonsum der Mutter während der Schwangerschaft

Kindheit
- Höheres Gewicht, von den Eltern als übergewichtig wahrgenommen werden
- Sexueller Missbrauch, körperliche Vernachlässigung
- *Wahrgenommene elterliche Vernachlässigung und Ablehnung*
- *Übergewicht in der Kindheit*

Adoleszenz
- Durchführung von Diäten
- Niedriges Selbstwertgefühl und Selbstwirksamkeitserwartung
- Hohe Bedeutsamkeit der Figur, übermäßige Beschäftigung mit der Figur und sozialer Druck
- Negative Lebensereignisse
- Vermeidendes Coping, Ablenkung als Coping, Essen zur Emotionsregulation
- Wahrgenommene mangelnde soziale Unterstützung, soziale Probleme
- Stresserleben in der Familie
- *Stärkere Belastung durch persönliche, umgebungs- und diätbezogene Risikobereiche (z. B. negative Selbstbewertung, Major Depression, kennzeichnende Probleme im Benehmen, absichtliche Selbstverletzung; stärkere Aussetzung elterlicher Kritik, hohe Erwartungen, minimale Zuneigung, geringes Engagement der Eltern sowie geringe mütterliche Fürsorge und hohe Überbehütung)*
- *Irgendein sexueller Missbrauch, wiederholter schwerer körperlicher Missbrauch*
- *Schikane, Diskriminierung, kritische Kommentare der Familie über Figur, Gewicht oder Essen und Sticheleien bezüglich Figur, Gewicht, Essen oder dem Äußeren*

Anmerkung: Risikofaktoren sind in Normalschrift, Retrospektive Korrelate sind kursiv dargestellt

6 Stand der Therapieforschung bei Anorexia nervosa und Bulimia nervosa

Die Therapieforschung zur Anorexia nervosa ist durch einen Mangel an kontrollierten Studien und viele methodische Probleme gekennzeichnet (APA, 2006). Die Zahl der Studien zur Behandlung der Bulimia nervosa und der Binge-Eating-Störung ist deutlich größer, deren inhaltliche Ausrichtung jedoch überwiegend verhaltenstherapeutisch oder pharmakologisch.

6.1 Stand der Therapieforschung bei Anorexia nervosa

Psychotherapeutische Verfahren

Obwohl psychotherapeutische Behandlungsansätze für Anorexia nervosa bereits seit den 1960er Jahren des letzten Jahrhunderts veröffentlicht wurden, ist die Beurteilung ihrer Wirksamkeit anhaltend durch einen erheblichen Mangel an kontrollierten Studien sowie eine Vielzahl methodischer Schwierigkeiten (z. B. kleine Stichproben, hohe Drop-out-Raten, hohe Ausschlussraten von Patientinnen durch die Studienleitung) in den vorhandenen Studien erschwert (NICE, 2004; Hay et al. 2015). Die Annahme der kurzfristigen Wirksamkeit operanter verhaltenstherapeutischer Methoden zur Veränderung der spezifischen Symptomatik (Gewichtssteigerung, Körperschemastörung) basiert überwiegend auf frühen unkontrollierten Studien. Die zusätzliche Anwendung kognitiver Techniken zur Korrektur der verzerrten Einstellungen und Überzeugungen brachte gegenüber einem eher »behavioral« orientierten Vorgehen in einer Studie einen geringen Vorteil (Channon et al., 1989). Eine Kognitive Verhaltenstherapie erwies sich aber im Vergleich zu einer reinen Diätberatung über eine Dauer von sechs Monaten als deutlich überlegen (Serfaty et al., 1999), auch wenn diese im Anschluss an eine stationäre Behandlung über ein Jahr durchgeführt wurde (Pike et al., 2003). Eine Untersuchung zum Vergleich von einjähriger psychoanalytischer Fokaltherapie, kognitiv-analytischer Therapie, Familientherapie und niedrigschwelliger ambulanter Routinebehandlung fand einen Vorteil beider spezifischen Behandlungen gegenüber der Routinebehandlung in Bezug auf die Gewichtssteigerung (Dare et al., 2001). Im Gegensatz dazu fanden McIntosh und Kollegen (2005) keine BMI-Unterschiede zwischen der spezialisierten klinischen Behandlung, kognitiv-behavioraler Therapie und interpersonaler Therapie.

Auch alle weiteren klinischen Studien fanden keine Unterschiede zumindest im Hinblick auf den BMI, teils auch nicht in Bezug auf weitere Merkmale: Lock und Kollegen (2013) verglichen reine Kognitive Verhaltenstherapie (CBT) über sechs Monate mit einer Kombination aus »cognitive remediation therapy« (zwei Monate) und viermonatiger CBT und konnten lediglich eine Überlegenheit hinsichtlich kognitiver Beeinträchtigungen in der letzteren Gruppe feststellen. Die BMI-Verbesserungen waren eher gering. Zipfel und Kollegen (2014) fanden im Rahmen einer randomisiert-kontrollierten Studie mit der bislang größten Zahl an ambulant behandelten Patientinnen mit Anorexia nervosa zum Behandlungsende und Follow-up keine signifikanten Unterschiede hinsichtlich BMI und globalem Outcome zwischen ambulanter psychodynamischer Fokaltherapie, einer neueren Form von Kognitiver Verhaltenstherapie und einer optimierten Form von Routinebehandlung. In allen Gruppen verbesserte sich der BMI bis zum Follow-up um 1.2–1.6 BMI-Punkte. Ganz ähnlich fanden Schmidt et al. (2015) in einem Vergleich eines spezifischen, vom Maudsley Hospital entwickelten Vorgehens (MANTRA) mit einer spezialisierten supportiven Routinebehandlung bei einer relativ großen Stichprobe von Patientinnen mit Anorexia nervosa keine bedeutsamen Unterschiede in Bezug auf den signifikant gesteigerten BMI zum Behandlungsende und Follow-up.

Insgesamt können derzeit aufgrund der vergleichsweise geringen Anzahl an Studien und ihrer methodischen Limitationen keine eindeutigen Schlussfolgerungen zur Wirksamkeit spezifischer psychotherapeutischer Behandlungsansätze für Patientinnen mit Anorexia nervosa gezogen werden.

Familientherapeutische Ansätze

Der Einbezug der Familie bzw. von Angehörigen wird insbesondere bei jugendlichen Patientinnen mit Anorexia nervosa empfohlen (Herpertz et al., 2011). Dennoch ist die Zahl randomisiert-kontrollierter Studien mit unterschiedlichen familienorientierten bzw. familientherapeutischen Ansätzen für jugendliche Patientinnen mit Anorexia nervosa nach wie vor eher gering (Fisher et al., 2010). Eine der ersten Untersuchungen mit anorektischen und bulimischen Patientinnen verglich ein familientherapeutisches mit einem supportiven einzeltherapeutischen Vorgehen (Russell et al., 1987). Das familientherapeutische Vorgehen erwies sich nur bei Patientinnen, deren Erkrankung vor dem Alter von 19 Jahren begonnen und maximal drei Jahre gedauert hatte, gegenüber der Einzeltherapie kurz- und langfristig als überlegen. Spätere Studien verglichen verschiedene Formen von Familientherapie miteinander bzw. mit anderen Formen von Psychotherapie (Crisp et al., 1991; Robin et al., 1999; Geist et al., 2000; Eisler et al., 2007; Lock et al., 2010; Agras et al., 2014) oder unterschiedliche Dosen familientherapeutischer Interventionen (Lock et al., 2005).

Insgesamt scheint es schwache Evidenz dafür zu geben, dass Familientherapie gegenüber »treatment as usual« überlegen ist (Fisher et al., 2010). Im Vergleich zu anderen psychotherapeutischen Interventionen zeigt sich zwar nicht zum Behandlungsende aber zum Follow-up nach sechs und zwölf Monaten eine Überlegenheit familientherapeutischer Ansätze (Couturier et al., 2013). Allerdings muss einschränkend berücksichtigt werden, dass diese Aussagen auf einer sehr geringen Anzahl von Studien beruhen.

Pharmakotherapie

Die Bewertung der Effekte kontrollierter Studien zur Pharmakotherapie bei Anorexia nervosa ist durch ähnliche Probleme wie die Bewertung der psychotherapeutischen Verfahren gekennzeichnet (Claudino, 2009). In der Regel wurde die pharmakologische

Behandlung im Rahmen eines stationären Aufenthaltes durchgeführt, und die Patientinnen erhielten fast immer umfangreiche zusätzliche psychosoziale Behandlungsangebote. Die Effekte der verschiedenen untersuchten Medikamente (Antidepressiva, Antipsychotika, Cyproheptadine etc.) sind schwach bis nicht nachweisbar (Claudino, 2009). Eine Studie lieferte Hinweise dafür, dass eine pharmakologische Behandlung mit dem SSRI Fluoxetin im Anschluss an eine stationäre Behandlung mit Gewichtsrestitution das langfristige Ergebnis ein Jahr nach Beendigung der stationären Behandlung sowohl hinsichtlich des Essverhaltens als auch hinsichtlich Depressivität und Zwanghaftigkeit verbessert (Kaye et al., 2001). Die zusätzliche Behandlung mit Fluoxetin im Rahmen stationärer Therapie brachte hingegen keinen Vorteil (Attia et al., 1998).

Insgesamt zeigen die vorliegenden Studienergebnisse, dass Pharmakotherapie nicht als vorrangige Behandlungsmethode bei anorektischen Patientinnen eingesetzt werden sollte, da sie keinen bedeutsamen Einfluss auf die Steigerung des Gewichts, die spezifischen Einstellungen zu Körper und Gewicht und die Stimmung hat.

6.2 Stand der Therapieforschung bei Bulimia nervosa

Im Gegensatz zur Anorexia nervosa existiert für Bulimia nervosa eine relativ große Zahl randomisiert-kontrollierter Studien zu psychotherapeutischen, pharmakotherapeutischen sowie zu kombinierten Behandlungsansätzen, deren Ergebnisse mittlerweile im Rahmen mehrerer Metaanalysen und systematischer Übersichtsarbeiten dokumentiert sind (Herpertz et al., 2011; Hay et al., 2009; Hay, 2013). Die berichteten Effekte schwanken in Abhängigkeit von der Auswahl und Anzahl der zugrunde gelegten Studien; die resultierenden Schlussfolgerungen unterscheiden sich aber nur geringfügig.

Psychotherapeutische Verfahren

Innerhalb der Gruppe psychotherapeutischer Behandlungsansätze sind im Rahmen kontrollierter randomisierter Studien überwiegend verhaltenstherapeutische bzw. kognitiv-verhaltenstherapeutische Ansätze, interpersonale Psychotherapie (IPT) und vereinzelt psychodynamische Verfahren auf ihre Wirksamkeit hin untersucht worden (Herpertz et al., 2011).

Verhaltenstherapie. Verhaltenstherapeutische bzw. kognitiv-verhaltenstherapeutische Ansätze und deren erweiterte Formen nehmen zahlenmäßig den größten Anteil an allen Psychotherapiestudien ein. Fasst man die Ergebnisse dieser psychotherapeutischen Behandlungsansätze aus kontrollierten Therapiestudien zusammen, so sind etwa 40 Prozent der Patientinnen zum Therapieende symptomfrei bezogen auf die Essanfälle und 45 Prozent bezogen auf Erbrechen. Darüber hinaus kommt es zu einer Reduktion von Essanfällen und Erbrechen um durchschnittlich 70 bzw. 67 Prozent. Positive Veränderungen zeigen sich auch in Bezug auf Depressivität und spezifische Einstellungen zu Körper und Gewicht. Mehrere Studien mit Katamnesen zwischen sechs Monaten und sechs Jahren weisen darauf hin, dass die Effekte auch langfristig stabil bleiben (Herpertz et al., 2011). Ergebnisse ausgewählter Studien zeigen auch, dass insbesondere kognitiv-behaviorale Ansätze, die auch explizit auf die Korrektur der verzerrten Einstellungen zu Figur und Gewicht abzielen, langfristig den streng behavioralen Behandlungskonzepten überlegen sind (Herpertz et al., 2011).

Interpersonale Psychotherapie. Interpersonale Psychotherapie (IPT) stammt ursprünglich aus der Depressionsbehandlung und wurde mittlerweile für Bulimia nervosa und die Binge-Eating-Störung adaptiert. Der Schwerpunkt der Behandlung liegt auf der Verbesserung der interpersonalen Beziehungen. Spezifische Techniken zur Veränderung des Essverhaltens sind ausdrücklich nicht Bestandteil der Behandlung. Lediglich in den ersten vier diagnostischen Sitzungen wird die Beziehung zwischen dem gestörten Essverhalten und interpersonalen Auslösern analysiert. Im direkten Vergleich von kognitiv-behavioraler Therapie und IPT hat sich wiederholt gezeigt, dass IPT in ihrer Wirkweise langsamer ist als Kognitive VT. Während Letztere zum Behandlungsende meist im Hinblick auf die Reduktion von Essanfällen und kompensatorischen Verhaltensweisen sowie auf die Abstinenzraten überlegen ist, verschwinden die Unterschiede langfristig (Agras et al., 2000; Fairburn et al., 1995; Wilfley et al., 1993). Daher wird Kognitive Verhaltenstherapie nach wie vor als Therapie der ersten Wahl angesehen.

Tiefenpsychologische Therapie. Psychodynamische oder tiefenpsychologische Ansätze und Psychoanalyse wurden bislang nur bei einer sehr kleinen Zahl randomisiert-kontrollierter Studien mit relativ geringer Zahl eingeschlossener Patientinnen mit Essstörungen untersucht. Mit einer Ausnahme handelt es sich um Studien aus den 80er und 90er Jahren des letzten Jahrhunderts. Metaanalytische Auswertungen sind kaum möglich, da die wenigen Studien unterschiedliche Outcomes beinhalten. Im Vergleich zu Kognitiver Verhaltenstherapie sind die Reduktionsraten für Essanfälle und Erbrechen und die Abstinenzraten in den Einzelstudien deutlich geringer (Herpertz et al., 2011) und die Veränderungen sind deutlich langsamer (Poulsen et al., 2014).

Selbsthilfe. Selbsthilfeansätze in angeleiteter oder nicht-angeleiteter Form haben in den letzten Jahren deutlich an Bedeutung gewonnen und werden als erster Schritt im Rahmen eines »Stepped Care«-Ansatzes diskutiert. Insbesondere angeleitete Selbsthilfe zeigt bei Bulimia nervosa Effekte, während Selbsthilfe ohne Anleitung für Patientinnen mit Bulimia nervosa weniger indiziert scheint. Die Abstinenzraten für angeleitete Selbsthilfe liegen bei Bulimia nervosa bei etwa 25 Prozent und sind damit etwas geringer als die von Psychotherapie. Bezüglich der Reduktion von Essanfällen sowie essstörungsbezogenen Kognitionen und Einstellungen können mittlere Effekte erzielt werden (Beintner et al., 2014). Die Adhärenz ist im Rahmen von Selbsthilfeansätzen geringer als im Rahmen von Psychotherapie, was als Einschränkung dieser Verfahren angesehen werden kann. Auch variieren Ausmaß und Qualität der Anleitung erheblich. Beide Aspekte bedürfen weiterer Forschung.

Pharmakotherapie

Von den verschiedenen Medikamenten, die zur pharmakologischen Behandlung der Bulimia nervosa untersucht wurden (z. B. Antikonvulsiva, Opiatantagonisten, Lithium etc.), hat sich nur die Gruppe der Antidepressiva bewährt (Bacaltchuk & Hay, 2003; Herpertz et al., 2011). Am häufigsten wurden trizyklische Antidepressiva (Imipramin,

Desipramin, Amitriptylin) sowie MAO-Hemmer (Phenelzin, Isocarboxazid) und in den letzten Jahren zunehmend selektive Serotoninwiederaufnahmehemmer (z. B. Fluoxetin) eingesetzt. Insgesamt erzielen pharmakologische Behandlungen mit Antidepressiva deutlich geringere Effekte als die verhaltenstherapeutische Behandlung. Sie sind der reinen Placebowirkung jedoch signifikant überlegen. Der Anteil der Patientinnen, die bei Behandlungsende symptomfrei sind, liegt zwischen 16 und 20 Prozent für Essanfälle und Erbrechen. Darüber hinaus kommt es zu einer Reduktion von Essanfällen und Erbrechen um 54 bzw. 48 Prozent (Herpertz et al., 2011). Nachteile der Pharmakotherapie liegen in ihrer bislang kaum nachgewiesenen Langzeitwirkung, ihren Nebenwirkungen sowie höheren Drop-out-Raten.

Kombinationsbehandlung

Mehrere Untersuchungen gingen bislang der Frage nach, inwieweit eine Kombinationsbehandlung aus Psychotherapie und Pharmakotherapie mit Antidepressiva den jeweils reinen Formen überlegen ist (Agras et al., 1992; Fichter et al., 1991; Jacobi et al., 2002; Leitenberg et al., 1994; Mitchell et al., 1990). Während einzelne Studien eine leichte Überlegenheit hinsichtlich ausgewählter Outcome-Kriterien (z. B. Angst, Depression) finden und die durchschnittlichen Remissionsraten für Essanfälle in der Kombinationsbehandlung im Vergleich zu Psychotherapie etwas höher sind, weisen Kombinationsbehandlungen vermutlich aufgrund der Nebenwirklungen der Medikamente eine fast doppelt so hohe Drop-out-Rate auf (30 vs. 16 %). Aufgrund der geringeren Akzeptanz kann damit nicht von einem deutlichen Vorteil der Kombinationsbehandlungen gegenüber den reinen psychotherapeutischen Behandlungsbedingungen ausgegangen werden (Bacaltchuk et al., 2001). In ähnlicher Weise konnte ein sequenzielles Vorgehen, bei dem diejenigen Patientinnen, die im Rahmen der ersten Behandlungsphase mit Kognitiver Verhaltenstherapie nicht erfolgreich waren, entweder der interpersonalen Therapie oder der antidepressiven Behandlung mit Fluoxetin zugewiesen wurden, die initialen Effekte nur geringfügig verbessern (Mitchell et al., 2002).

Antidepressiva aus der Gruppe der SSRI zur medikamentösen Behandlung der Bulimia nervosa

Für die medikamentöse Behandlung bulimischer Symptome kommen Antidepressiva aus der Gruppe der SSRI (Selektive Serotonin-Rückaufnahmehemmer) in Frage. Die Wirksamkeit dieser vergleichsweise nebenwirkungsarmen Substanzen ist nachgewiesen.

SSRI (Substanzname)	Beispiele deutscher Handelsnamen
Citalopram	Cipramil®, Sepram®
Fluoxetin	Fluctin®, Fluoxetin-ratiopharm®, Motivone®
Fluvoxamin	Fevarin®, Fluvoxamin-neuraxpharm®
Paroxetin	Seroxat®, Tagonis®
Sertralin	Gladem®, Zoloft®

7 Prognose

Essstörungen verlaufen sehr unterschiedlich. Bis heute haben wir nur unvollständige Kenntnisse über die entscheidenden Wirkfaktoren einer Therapie, die den Verlauf dieser Erkrankungen positiv beeinflussen können. In der Literatur finden sich zahlreiche Katamnesen, deren Ergebnisse wegen methodischer Unterschiede nur bedingt vergleichbar und zum Teil widersprüchlich sind. Aus den vorliegenden Studien zum Langzeitverlauf der Anorexia und Bulimia nervosa ergeben sich über alle methodischen Differenzen hinweg zwei Hauptbefunde (vgl. auch Zipfel et al., 2015; Quadflieg & Fichter, 2015): Etwa die Hälfte aller Patientinnen zeigt mehrere Jahre nach einer Behandlung ein weitgehend unauffälliges Essverhalten und ist psychisch insgesamt gesund. Mit zunehmender Katamnesedauer steigt der Anteil dieser gesundeten Patientinnen, bei denen von einem Therapieerfolg gesprochen werden kann. Die Zahlen hierzu schwanken in verschiedenen Studien zum Teil beträchtlich. Darüber hinaus findet man aber auch einen Anteil schwerkranker Patientinnen mit chronifiziertem Verlauf in einer Größenordnung zwischen 15 und 30 Prozent (Berkman et al., 2007; Nielsen et al., 1998; Quadflieg & Fichter, 2015; Russell, 1992; Steinhausen, 2002, 2008; Steinhausen & Weber, 2009; Sullivan, 1995; Theander, 1985; Zipfel et al., 2000; Zipfel et al., 2015).

Hohe Mortalität bei Anorexia nervosa

Die durch somatische Komplikationen und Suizide bedingte Mortalität der Anorexia nervosa liegt bei ca. 5,6 Prozent pro 10 Jahre. Im Vergleich zur Gesamtgruppe der 15- bis 24-jährigen Frauen ist die Mortalität anorektischer Patientinnen somit etwa um den Faktor 10 bis 12 erhöht. Für die Bulimia nervosa zeigt sich keine derartig erhöhte Mortalität. Auch das Suizidrisiko ist bei der Anorexia nervosa gegenüber der Normalbevölkerung auf mehr als das Zwanzigfache gesteigert (Harris & Barraclough, 1997; Keel et al., 2003; Sullivan, 1995).

Teil II Therapie

8 Bausteine der Psychotherapie

9 Therapie in verschiedenen Settings

10 Manual für eine Einzel- oder Gruppenpsychotherapie

11 Kritische Therapiesituationen

12 Zwangsbehandlung

13 Fallbeispiele

8 Bausteine der Psychotherapie

8.1 Das verhaltenstherapeutische Modell

Die kognitive Verhaltenstherapie soll den Kreislauf von verzerrtem Gewichtsideal, restriktivem Essverhalten und mangelnden alternativen Konfliktbewältigungsstrategien unterbrechen, indem sie das Essverhalten normalisiert, die Angst vor unkontrollierbarer Gewichtszunahme reduziert, dysfunktionale Einstellungen zu Körper und Gewicht in Frage stellt, Auslöser, Hintergründe und die Funktion des gestörten Essverhaltens deutlich macht und neue Bewältigungsstrategien aufzeigt. Die Patientinnen sollen durch die Therapie unterstützt und zu neuen Verhaltensweisen ermutigt werden, um Konflikten und Problemen in Zukunft besser begegnen zu können. In der Regel ist der Ausgangspunkt der Verhaltenstherapie die Analyse des problematischen Verhaltens, also in diesem Fall des gestörten Essverhaltens und der begleitenden Konflikte. Der inhaltliche Schwerpunkt wird sich im Verlauf der Therapie verlagern und erweitern. Die Reihenfolge und Bedeutung der verschiedenen Therapieinhalte und Therapieelemente können im Einzelfall sehr unterschiedlich sein.

Das allgemeine Störungsmodell der kognitiven Verhaltenstherapie zur Ätiologie der Essstörungen geht davon aus, dass andauernde Nahrungsrestriktion und einseitiges Essverhalten mit dem Auslassen von Mahlzeiten sowie der Meidung spezifischer, in der Regel kohlenhydrat- oder kalorienreicher Nahrungsmittel eine wesentliche Bedingung sowohl für die Entstehung als auch für die Aufrechterhaltung von Essstörungen darstellt (Agras, 1990; Elran-Barak et al., 2015; Masheb et al., 2011; Zunker et al., 2011). Hinzu kommen typische kognitive Muster wie bestimmte Einstellungen zu Figur und Gewicht und ein verzerrtes Gewichtsideal: Die Patientin setzt sich selbst eine im Verhältnis zu ihrem individuellen Set-Point zu niedrige Gewichtsgrenze.

Das veränderte Essverhalten begünstigt in Verbindung mit spezifischen Kognitionen und möglichen Konflikten die Entstehung und Aufrechterhaltung einer Essstörung. Chronisches Diäthalten mit rigiden Essensregeln und niedrigem Gewicht führen bei Patientinnen mit bulimischen Symptomen entweder über den Konsum sogenannter verbotener hochkalorischer Nahrungsmittel zur Verletzung dieser selbstgesetzten Regeln und in Verbindung mit spezifischen Einstellungen (»jetzt ist sowieso alles egal«) zu einem Essanfall. Dies kann dann im weiteren Verlauf Erbrechen oder andere kompensatorische Verhaltensweisen zur Folge haben, um der drohenden Gewichtszunahme zu begegnen. Im anderen Fall entdecken Patientinnen, für die Gewicht und Schlanksein bereits eine übermäßig große Bedeutung haben, zufällig oder über andere

Personen das Erbrechen als Methode der Gewichtsregulation ohne Hungern. Die Essanfälle stellen sich dann oft erst später infolge des andauernden körperlichen Mangelzustands ein. Essanfälle und Erbrechen können zusätzlich eine spannungsregulierende Funktion haben oder im weiteren Verlauf der Erkrankung bekommen; sie dienen dann in Situationen von starker innerer Anspannung wie etwa Ärger, Wut, Enttäuschung oder Traurigkeit der Regulierung dieser Gefühlszustände und wirken somit angst- und spannungslösend. Gleichzeitig fehlen den Patientinnen häufig andere Möglichkeiten, solche Konflikte adäquat zu bewältigen. Das kompensatorische Verhalten zur Verhinderung einer Gewichtszunahme wirkt angstmindernd und begünstigt damit die Aufrechterhaltung der Symptomatik (s. Abb. 5.2 und 5. 3 in Kap. 5).

Physiologische Veränderungen und ein fortbestehendes restriktives Essverhalten halten die Symptomatik zusätzlich aufrecht, und die entsprechenden Konfliktsituationen werden immer häufiger über Essanfälle und Erbrechen reguliert. Bei Patientinnen ohne bulimische Symptome werden meist die extreme Kontrolle des Essverhaltens und der Gewichtsverlust selbst als in hohem Maße verstärkend erlebt. Mehr zu essen oder weniger kontrolliert zu essen und dadurch wieder ein höheres Gewicht zu erlangen wird umgekehrt als Zeichen von Schwäche und Versagen erlebt. Das Essverhalten wird zu einem der wenigen Bereiche, den die Patientinnen direkt und autonom beeinflussen können. Hinzu kommen die körperlichen und psychischen Effekte der Mangelernährung, die die Störung ebenfalls aufrechterhalten.

Auf der Ebene der spezifischen Kognitionen betonen verhaltenstherapeutische Modelle kognitive Verzerrungen wie beispielsweise die Verleugnung des kachektischen Zustandes, Körperwahrnehmungsstörungen oder dysfunktionale Konfliktbewältigungsstrategien. Die im Zusammenhang mit der Pubertät eintretenden körperlichen Veränderungen können vor dem Hintergrund bereits zuvor bestehender Konflikte Anlass sein, mit dem Hungern zu beginnen. Es können jedoch auch andere Belastungssituationen allein zur Auslösung führen. Hungern kann dann zur Problemlösungsstrategie werden, um etwa in der Pubertät mehr Kontrolle über die zunehmenden körperlichen Veränderungen und die damit verbundenen Affekte zu erlangen.

Gleichzeitig sind damit häufig auch Möglichkeiten der Einflussnahme auf andere Familienmitglieder, Freunde oder Partner verbunden. Die Patientin bekommt eventuell mehr Aufmerksamkeit, wenn andere sich über das veränderte Essverhalten sorgen oder ärgern. Es kann für eine Patientin die einzige ihr zur Verfügung stehende Möglichkeit sein, sich belastenden familiären Problemen oder anderen für sie angstauslösenden Situationen zu entziehen (Otte et al., 1978).

Schwerpunkte der Verhaltenstherapie von Anorexia und Bulimia nervosa:	
Ziele	**Behandlungselemente**
Stabilisierung des Gewichts und Normalisierung des Essverhaltens	▶ Informationsvermittlung ▶ Selbstbeobachtung ▶ Maßnahmen zur Gewichtsstabilisierung ▶ Einhalten regelmäßiger Mahlzeiten ▶ Stimuluskontrolle ▶ Spezielle Techniken zur Reduktion von Essanfällen und Erbrechen ▶ Kognitive Techniken
Bearbeitung der zugrundeliegenden Konflikte	▶ Selbstbeobachtung ▶ Problemanalyse ▶ Zielerreichungsskalierung (Goal-Attainment-Scaling) ▶ Spezifische Techniken, z. B. soziales Kompetenztraining; Einbeziehen der Familie, Beratung der Familie oder Familientherapie; Einbeziehen des Partners, Paarberatung oder Paartherapie
Verbesserung der Körperwahrnehmung und -akzeptanz	▶ Körperübungen, Körpererfahrung, Körperbilderstellung ▶ Videokonfrontation, Spiegelübungen ▶ Kognitive Techniken

8.2 Beginn der Behandlung

Vor Beginn der Behandlung müssen einige Fragen geklärt werden: (1) die Motivation der Patientin, (2) die Indikation zur Therapie und (3) die Vorgeschichte der Essstörung.

8.2.1 Klärung der Motivation

Vor Beginn der eigentlichen Therapie sollten ein oder mehrere ausführliche Vorgespräche stattfinden, die der ersten Erhebung der Anamnese, dem Einschätzen von Art und Schwere der Symptomatik und der Klärung der Motivation der Patientin dienen. Wichtig ist für diese Gespräche eine therapeutische Haltung, die es der Patientin ermöglicht, offen über ihre Schwierigkeiten mit dem Essen zu reden. Die Patientin soll das Gefühl haben, dass sie trotz ihres möglicherweise sehr bedrohlichen körperlichen Zustands mit ihrer verzerrten Wahrnehmung und ihrer Unfähigkeit, anders zu handeln, verstanden wird. Die meisten Patientinnen werden häufig von ihrer Umwelt damit konfrontiert, ihr Verhalten sei unsinnig und gefährlich. Viele sind sich dessen auch bewusst. Wichtiger ist daher für sie zu erleben, dass jemand sie trotz ihres Verhaltens und der Essstörung akzeptiert und ihr Handeln zu verstehen versucht. Erst nachdem hier eine gemeinsame Basis geschaffen ist, können Therapeuten später langsam versuchen, bestimmte Überzeugungen zu hinterfragen. Im Einzelnen sollten im Rahmen der Vorgespräche folgende Punkte abgeklärt bzw. mit der Patientin besprochen werden:

- Aktuelle Beschwerden
- Aktueller Behandlungsanlass: Warum kommt die Patientin gerade jetzt in die Therapie?
- Vorgeschichte der Essstörung, Entstehungsbedingungen und weitere Entwicklung
- Körperliche, psychische und soziale Folgen und Komplikationen
- Vorliegen weiterer Problembereiche wie z. B. Alkohol, Drogen oder Suizidalität
- Genaue Diagnostik sowie Untersuchung auf mögliche komorbide Erkrankungen
- Vorerfahrungen mit bisherigen Therapien: Wie bewertet die Patientin diese? Warum wurden vorangegangene Behandlungen abgebrochen?
- Verständnis der Patientenrolle (aktive versus passive Veränderungserwartung)
- Eventuell Fragen zur Vorgeschichte (s. AB 1)
- Eventuell Erwartungen an die Therapie (s. AB 2)
- Beschreibung des Therapiekonzeptes
- Einstellung der Patientin zur Notwendigkeit einer Gewichtszunahme

AB 1-2

Vorbereitende Information der Patientin

Die Vorbereitung der Patientin auf die Therapie im Sinne einer Abklärung der aufgeführten Punkte und der Förderung einer ausreichenden Motivation sind erste wichtige Bestandteile der Therapie. Es ist sinnvoll, bereits im Erstgespräch die Patientin auf die Bedeutung der körperlichen und physiologischen Bedingungen hinzuweisen, die für das Auftreten von Heißhunger, Essanfällen und kompensatorischen Verhaltensweisen relevant sind. Dazu kann man die wichtigsten Informationen kurz zusammenfassen, um eine möglicherweise indizierte Gewichtszunahme zu begründen. Eine ausführliche Vermittlung und Diskussion dieser Informationen und Hintergründe im Einzelnen findet später im Rahmen der Behandlung statt.

Um die Patientin für eine Gewichtszunahme oder eine Veränderung des Essverhaltens zu motivieren, kann es sinnvoll sein, die bei ihr im Einzelfall vorliegenden Folgeerscheinungen der Essstörung wie beispielsweise ständige Beschäftigung mit Essen, depressive Stimmung, Konzentrationsstörungen oder körperliche Veränderungen zu erfragen und sie über die am häufigsten auftretenden Symptome und deren Folgen zu informieren. Viele Patientinnen neigen dazu, diese Beschwerden zu bagatellisieren oder den Zusammenhang mit der Essstörung zu verneinen. Hier geht es nicht darum, mit bestimmten Folgeschäden zu drohen; Ziel ist, die Patientin sachlich über die körperliche und psychische Symptomatik der Essstörung und deren Folgen zu informieren, die mit dem veränderten Essverhalten und dem Untergewicht in Zusammenhang stehen und mit deren Veränderung nicht ohne eine Gewichtsnormalisierung zu rechnen ist. Auch die Erinnerung an Zeiten vor Beginn der Essstörung kann dabei helfen. Dies kann es der Patientin erleichtern, ihre Beschwerden und ihre Situation angemessen zu reflektieren.

Falls eine Gewichtszunahme indiziert ist, sollte im Sinne größtmöglicher Transparenz das notwendige gesunde Gewicht, das sogenannte Mindestnormalgewicht, bereits im Erstgespräch benannt und begründet werden. Geschieht dies erst später und nachdem die Patientin sich bereits auf die Therapie eingelassen hat oder vielleicht schon stationär aufgenommen wurde, könnte die Patientin dieses Vorgehen als mangelnde Offenheit erleben. Geht es der Patientin infolge ihres Untergewichts körperlich so schlecht, dass sie vital gefährdet ist, muss überlegt werden, ob andere Behandlungsmaßnahmen zu diesem Zeitpunkt Vorrang haben. Für Patientinnen mit normalem oder erhöhtem Gewicht kann auch bereits im Vorgespräch der Hinweis wichtig sein, dass eine Gewichtsabnahme mit der Etablierung eines ungestörten Essverhaltens nicht vereinbar ist.

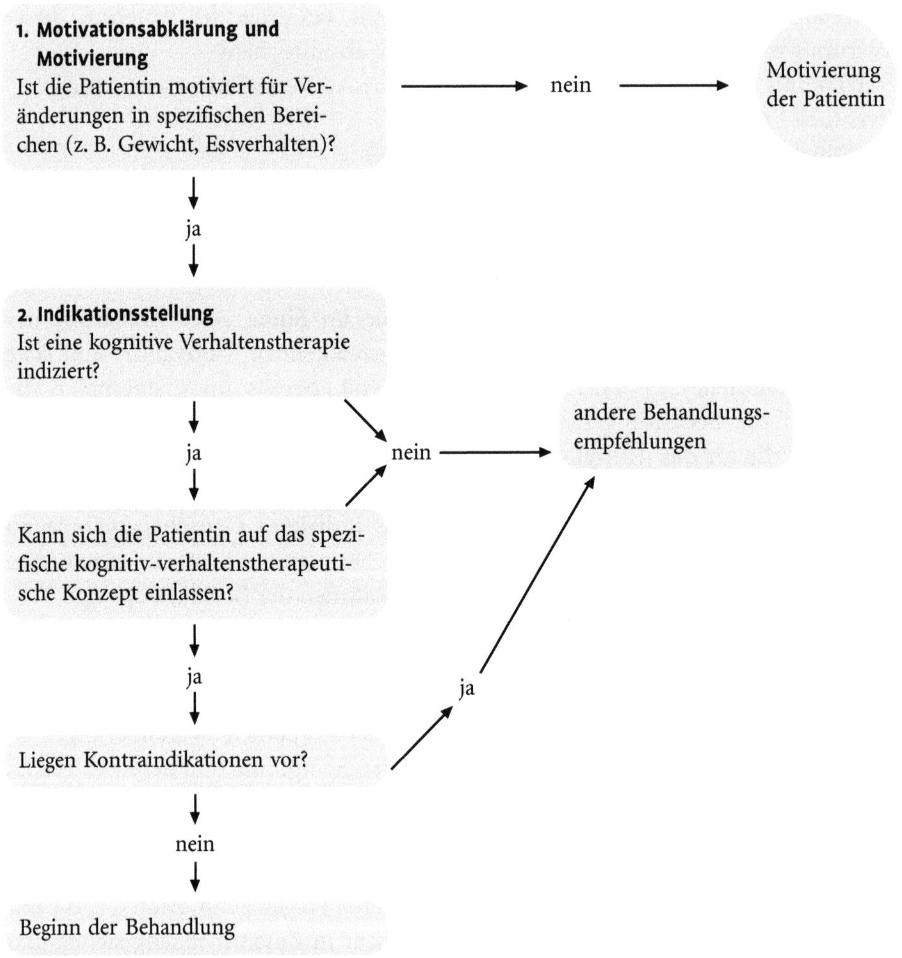

Abbildung 8.1 Beginn der Behandlung

8.2.2 Indikation

Bei der Indikationsstellung sollte berücksichtigt werden, wie stark das Untergewicht oder somatische Komplikationen sind, ob gravierende komorbide psychische Erkrankungen vorliegen und wie stabil die psychosoziale Situation der Patientin ist. Wichtig ist die Frage, ob eine ambulante oder eine stationäre Behandlung indiziert ist und ob über die Psychotherapie hinausgehend eine medikamentöse Behandlung notwendig ist. Für die Behandlung eines massiven Untergewichts wird häufig eine stationäre Aufnahme mit anschließender ambulanter Nachbetreuung erforderlich sein, da viele Patientinnen im ambulanten Setting überfordert sind. Die erforderliche Gewichtszunahme bei stark untergewichtigen Patientinnen mit Anorexia nervosa gelingt im Rahmen einer ambulanten Behandlung nur in seltenen Ausnahmefällen. Patientinnen mit Bulimia nervosa sollten hingegen vorwiegend ambulant behandelt werden. Eine Aufzählung der Kriterien für eine stationäre Behandlung findet sich in Anlehnung an die S3- Leitlinie zur Diagnostik und Therapie von Essstörungen (AWMF, 2010) in der folgenden Übersicht.

Kriterien für eine stationäre Therapie (AWMF, 2010)

- Schneller oder anhaltender Gewichtsverlust (> 20 % über sechs Monate)
- Deutliches Untergewicht (BMI < 15 kg/m^2 bzw. bei Kindern und Jugendlichen unterhalb der 3. Altersperzentile)
- Ausbleibender Erfolg einer ambulanten oder tagesklinischen Behandlung
- Soziale, berufliche oder familiäre Faktoren, die einen Gesundungsprozess ungünstig beeinflussen (z. B. soziale Isolation, problematische familiäre Situation, geringe soziale Unterstützung, berufliche Überlastung)
- Ausgeprägte psychische Komorbidität (z. B. akute Suizidalität, komorbide Depressivität, Störungen der Impulskontrolle, Suchterkrankungen oder Persönlichkeitsstörungen)
- Ausgeprägte bulimische Symptomatik (z. B. deutlicher Laxanzien- oder Diuretikaabusus, schwere oder sehr häufige Essanfälle mit Erbrechen) oder exzessiver Bewegungsdrang, die ambulant nicht beherrscht werden können
- Geringe Motivation, ausgeprägte Habituation der Symptomatik, sehr chaotisches Essverhalten
- Körperliche Gefährdung oder Komplikationen: z. B. Elektrolytstörungen, Bradykardie, Hypotonie, Hypothermie, Herzrhythmusstörungen, Schwangerschaft, schlechter oder akut bedrohter körperlicher Allgemeinzustand, schlecht eingestellter Diabetes mellitus
- Geringe Krankheitseinsicht
- Überforderung im ambulanten Setting, da dieses zu wenig strukturierte Vorgaben (Mahlzeitenstruktur, Essensmengen, Rückmeldungen zum Essverhalten, Motivationsbildung) bieten kann

- Notwendigkeit einer intensiven Behandlung durch ein multiprofessionelles Team (stationäre Intensivtherapie)
- Entscheidung der Patientin für eine stationäre Behandlung und die Überzeugung der Patientin, ihr könne nur auf diesem Wege geholfen werden
- Unzureichende ambulante Versorgungsmöglichkeiten

8.2.3 Anamnese

Die Erhebung der Krankheitsvorgeschichte ist im Rahmen des Erstgesprächs meist nur in groben Zügen möglich. Zu Beginn der eigentlichen Behandlung sollte diese daher in ausführlicher Form nachvollzogen werden und ist dann auch Teil der individuellen Problemanalyse. Neben Fragen zur Vorgeschichte der Essstörung im Speziellen sowie typischen, eher medizinisch orientierten Anamnesefragen sollten vor allem auch Fragen über die biografischen Bedingungen der Entstehung der Essstörung Berücksichtigung finden. Ein geeigneter Fragebogen zur Vorgeschichte findet sich in Arbeitsblatt 1.

AB 1

8.3 Spezifische Bausteine der Verhaltenstherapie

Gegenstand dieses Kapitels sind die einzelnen Therapieelemente der Verhaltenstherapie. Manche dieser Therapieelemente (z. B. die Selbstbeobachtungstechniken) sind mehreren Zielen zugeordnet und können damit verschiedene Funktionen erfüllen, die dann jeweils im Einzelnen erläutert werden.

8.3.1 Informationsvermittlung

Die Patientinnen sollten im Rahmen der Therapie wichtige Informationen über die Hintergründe der Essstörung erhalten, die in der Therapie ausführlich besprochen und diskutiert werden (vgl. Kap. 5). Dazu gehören:

- Information zur Entstehung von Essstörungen
- Information über soziokulturelle Einflüsse
- Information über medizinische Komplikationen und Folgeschäden von Essstörungen
- Information über die Set-Point-Theorie und die Regulation des Körpergewichtes
- Information über die Bedeutung des Mindestnormalgewichts

Die einzelnen Punkte werden nachfolgend ausführlicher beschrieben, die wichtigsten Informationen für die Patientinnen finden sich als Informationsblätter im Anhang. Da die Vermittlung dieser Informationen erheblich zur Motivation der Patientin beitragen kann, erscheint es uns sinnvoll, die entsprechenden Informationen relativ früh in der Behandlung zu vermitteln und mit den Patientinnen einzeln oder in der Gruppe zu besprechen.

Information zur Entstehung der Essstörungen

Mit den Patientinnen soll ein Krankheitsmodell erarbeitet werden, nach dem anorektisches oder bulimisches Essverhalten im Wesentlichen auf zwei Faktoren beruht: Zum einen auf Schwierigkeiten im Umgang mit individuellen Konflikten und zum anderen auf einem gezügelten Essverhalten und einem im Verhältnis zum individuellen Set-Point zu niedrigen Gewicht. Hinzu kommen soziokulturelle Einflüsse in Form des vorherrschenden Schlankheitsideals. Das Therapiekonzept baut dementsprechend auf einer gleichzeitigen Veränderung dieser Aspekte auf: dem Abbau des chronischen Diätverhaltens und dem veränderten Umgang mit Konflikten bzw. einer Verbesserung der Problemlösefähigkeiten sowie der kritischen Auseinandersetzung mit dem Schlankheitsideal.

Information über soziokulturelle Einflüsse

Auf die Bedeutung des kulturell vorherrschenden Schlankheitsideals für die Entstehung und Aufrechterhaltung von Essstörungen ist in Abschnitt 5.1 bereits hingewiesen worden. Die Auseinandersetzung damit ist für verschiedene Patientinnen unterschiedlich wichtig und hilfreich. Möglichkeiten der konkreten Auseinandersetzung mit diesem Thema werden in Abschnitt 10.4.2 beschrieben.

Information über medizinische Komplikationen und Folgeschäden von Essstörungen

Die Patientinnen müssen zu Beginn der Therapie über die medizinischen Komplikationen und Folgeschäden von Essstörungen informiert werden (vgl. Kap. 2). Dazu gehört auch die Information, dass die meisten Symptome sich nach einer Normalisierung von Gewicht und Essverhalten rückläufig entwickeln. Damit soll die Therapiemotivation gefördert werden. Zu den häufigsten körperlichen Folgeschäden zählen Menstruations- und Fertilitätsstörungen, Kreislaufstörungen, Kopfschmerzen, Müdigkeit, Sodbrennen, Störungen des Elektrolythaushaltes, Parästhesien, Herzrhythmusstörungen, Zahnschäden, Vergrößerung der Ohrspeicheldrüsen, Störungen des Knochenstoffwechsels, Veränderungen des Blutbildes sowie Nierenschäden. Typische psychische Folgeerscheinungen sind Konzentrationsstörungen, depressive Verstimmungen, eine erhöhte Reizbarkeit, Ängste, innere Unruhe, sozialer Rückzug, Interessenverlust und ständige gedankliche Beschäftigung mit Essen. Eine gut verständliche Übersicht für Patientinnen und Angehörige bietet Informationsblatt 1. IB 1

Information über die Set-Point-Theorie und die Regulation des Körpergewichtes

Eine Vielzahl von Befunden zeigen, dass langanhaltende Diätversuche zur Gewichtsreduktion auch bei Menschen mit bislang ungestörtem Essverhalten das Auftreten von Symptomen begünstigen, die denen der Anorexia und Bulimia nervosa ähneln. Essanfälle haben auch eine physiologische Grundlage. Dies belegt eindrucksvoll die als »Minnesota-Studie« bekannt gewordene Arbeit von Keys und Kollegen aus dem Jahr 1950 (vgl. Abschn. 5.6 sowie IB 2). IB 2 Im Rahmen dieses Experiments haben normalgewichtige Männer ihre tägliche Kalorienaufnahme über einen Zeitraum von sechs Monaten auf die Hälfte reduziert. Neben einem durchschnittlichen Gewichtsverlust von etwa 25 Prozent wurden eine Reihe signifikanter Veränderungen beobachtet: Bei den Teilnehmern traten Heißhunger und Essanfälle auf und sie beschäftigten sich gedanklich ständig mit Essen. Außerdem kam es zu zahlreichen psychischen, körperlichen, kognitiven und sozialen Veränderungen, die auch für Patientinnen mit Anorexia und Bulimia nervosa charakteristisch sind, so beispielsweise depressive Verstimmungen, Ängste, Reizbarkeit, starke Stimmungsschwankungen und Konzentrationsstörungen.

Viele Patientinnen mit Bulimia nervosa berichten, sie hätten vor dem ersten Auftreten von Essanfällen eine Diät gemacht und abgenommen. Diese Zusammenhänge, die zur Aufrechterhaltung des pathologischen Essverhaltens mit Essanfällen führen, wurden zuvor schon in Abbildung 5.2 und 5.3 dargestellt (vgl. Abschn. 5.6 u. 5.8). Daher ist es wichtig, dass den Patientinnen zu Beginn der Therapie diese Zusammenhänge zwischen Diät, Gewichtsabnahme und Essanfällen vermittelt werden. Eine verständliche Information über die Set-Point-Theorie für Patientinnen und Angehörige findet sich in Informationsblatt 2.

Diese Zusammenhänge und deren Bedeutung für die Therapie sollten zu Beginn der Therapie ausführlich erarbeitet werden, damit die Patientinnen erkennen können, warum eine Änderung des Essverhaltens und eine Normalisierung des Gewichtes so wichtig sind.

Information über die Bedeutung des Mindestnormalgewichts

Hat eine Patientin noch deutliches Untergewicht oder liegt ihr Gewicht unter ihrem individuellen Set-Point, so ist aufgrund der zuvor dargestellten Befunde auch bei Bearbeitung der zugrundeliegenden Probleme kaum mit einer Besserung und langfristigen Stabilisierung des Essverhaltens und anderer Symptome zu rechnen. Das individuelle Mindestnormalgewicht kann nicht exakt berechnet oder medizinisch bestimmt, sondern nur geschätzt werden. Ein guter Anhaltspunkt für das Mindestnormalgewicht ist das prämorbide Gewicht, das eine Patientin nach Abschluss der Wachstumsperiode und vor Beginn der Essstörung über längere Zeit hatte. Sofern die Patientin zu diesem Zeitpunkt ein unauffälliges Essverhalten und keine wesentlichen Probleme mit dem Gewicht hatte, kann dieses Gewicht als Mindestnormalgewicht übernommen werden.

Der Body-Mass-Index. Wenn sich aus der Anamnese der Patientin kein Hinweis auf ein prämorbides Gewicht ergibt, muss das Mindestnormalgewicht anhand statistischer Normen geschätzt werden, obwohl diese für den Einzelfall wenig valide sind. Heute wird meist der Body-Mass-Index (BMI) verwandt, der auch in den Diagnosekriterien der ICD-10 für die Definition des Untergewichts genannt wird. Der BMI ergibt sich nach der Formel: Körpergewicht (kg) / Körpergröße $(m)^2$. Im klinischen Alltag muss das Mindestnormalgewicht meist geschätzt werden, sofern die Anamnese keine sicheren Anhaltspunkte liefert. Die folgende Übersicht zeigt ein bewährtes Vorgehen zur Festlegung des Mindestnormalgewichts.

Empfehlungen zur Festlegung des Mindestnormalgewichts

- Wenn aus der Zeit nach Ende der Pubertät und dem Ende der Wachstumsphase und vor Beginn der Essstörung ein stabiles Gewicht als Hinweis für den individuellen Set-Point bekannt ist, kann dieses als Mindestnormalgewicht verwendet werden.
- Wenn aus der Anamnese kein stabiles Gewicht bekannt ist oder wenn dieses Gewicht zu niedrig ist, weil die Patientin damals noch nicht ausgewachsen war, wird das vorläufige Mindestnormalgewicht anhand statistischer Regeln definiert. Die folgende altersabhängige Festlegung hat sich bewährt:
  - Mindestnormalgewicht = BMI von 20 für Frauen ab 18 Jahre
  - Mindestnormalgewicht = BMI von 19 für Frauen von 17 bis 18 Jahre
  - Mindestnormalgewicht = BMI von 18 für Frauen von 15 bis 17 Jahre
  - Bei jungen Männern liegt das Mindestnormalgewicht jeweils um einen BMI-Punkt höher.
- Zeigt eine Patientin auch nach Erreichen des Mindestnormalgewichtes ein deutlich auffälliges Essverhalten, so könnte der individuelle Set-Point höher liegen und das Mindestnormalgewicht muss unter Umständen in kleinen Stufen weiter angehoben werden. Ein weitgehend unauffälliges Essverhalten wird jedoch nicht allein durch die notwendige Gewichtszunahme erreicht, sondern die Normalisierung des Essverhaltens muss als wichtiger Bestandteil neben der Bearbeitung anderer Problembereiche während der Therapie schrittweise erarbeitet werden; dazu gehören auch der Abbau der Schwarzen Liste, die Einnahme warmer Mahlzeiten, Essen in Gesellschaft.

Empfehlungen für das Mindestnormalgewicht sind etwas willkürlich, soweit sie auf statistischen Normen beruhen. Sie können nur eine Ausgangsbasis darstellen, auf der ein geregeltes Essverhalten erprobt werden kann. Sollte eine Patientin auch nach Erreichen des nach den genannten Kriterien geschätzten Mindestnormalgewichts und längerer Therapiedauer nicht in der Lage sein, ihr Essverhalten zu normalisieren, so muss auch daran gedacht werden, dass ihr tatsächliches Mindestnormalgewicht möglicherweise höher liegt. Bei den wenigsten Patientinnen wird das Mindestnormalgewicht tatsächlich exakt bei einem BMI von 20 liegen; für manche wird ein BMI von 22 oder mehr das entsprechende Set-Point-Gewicht sein. Bei einigen Patientinnen könnte der Set-Point auch unterhalb des BMI von 20 liegen. Entscheidendes Kriterium für die Frage, ob eine erzielte Gewichtszunahme ausreicht oder ob eine Patientin noch weiter zunehmen sollte, ist die Frage, ob sich ihr Essverhalten normalisiert hat und wie es der Patientin in anderen Symptombereichen geht. Die Gewichtszunahme ist kein Selbstzweck; allein als Voraussetzung für die Verbesserung der Lebensqualität ist sie notwendig und gerechtfertigt.

8.3.2 Veränderung von Essverhalten und Gewicht

Anamnestische Gewichtskurve

AB 3

Zu Beginn der Therapie soll jede Patientin eine anamnestische Gewichtskurve erstellten (s. AB 3).

Darin wird rückblickend der Verlauf des Gewichtes in den letzten Jahren dargestellt. Die Kurve soll vom Zeitraum vor Beginn der Essstörung bis in die Gegenwart reichen. Dabei soll die Patientin versuchen, die jeweiligen Veränderungen im Gewicht mit entsprechenden Lebensereignissen in Beziehung zu setzen. Dies können Veränderungen der sozialen Situation sein, etwa ein Umzug, die Trennung vom Partner oder der Auszug aus dem Elternhaus, oder bestimmte emotionale Probleme, wie eine starke Verunsicherung, Enttäuschung oder Einsamkeit. Hieraus lassen sich dann erste Anhaltspunkte über auslösende und aufrechterhaltende Bedingungen der Essstörung ableiten. Ein Beispiel einer solchen Gewichtskurve ist in Abb. 8.2 dargestellt. Patientinnen, die im Rahmen der Therapie an Gewicht zunehmen müssen, sollten während der gesamten Therapiedauer eine aktuelle Gewichtskurve führen, die regelmäßig besprochen wird.

Therapieprotokoll

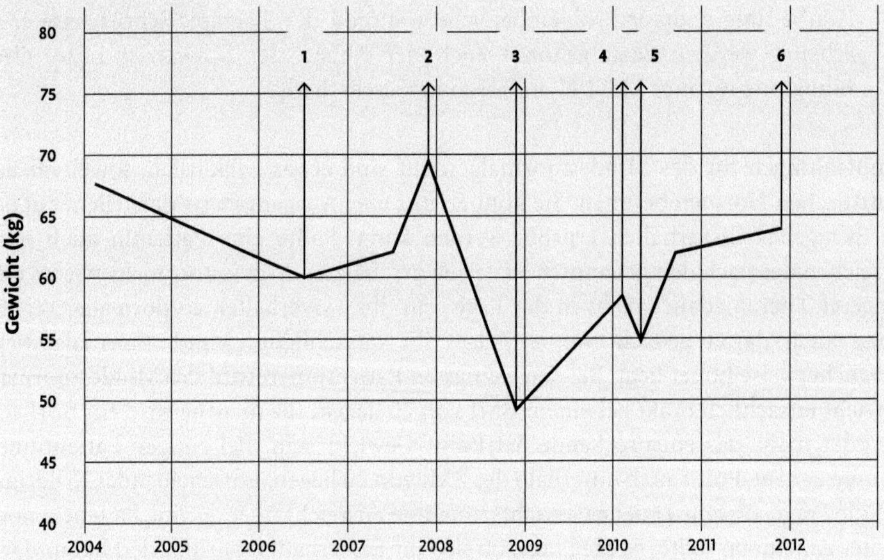

Abbildung 8.2 Beispiel einer anamnestischen Gewichtskurve von Frau A.

Erläuterungen von Frau A. zu ihrer Gewichtskurve (165 cm; 29 Jahre, Bulimia nervosa):

(1) Die Gewichtsabnahme von 2004 bis 2006 erfolgte ohne Diät und ohne Absicht aufgrund anderer Lebensumstände: 2004 Beginn des Studiums, Wohnen im Studentenwohnheim, viel Stress mit dem damaligen Freund. Konnte damals ziemlich häufig nicht essen.
(2) Oktober 2007 Studienaufenthalt für neun Monate in Spanien. Fühlte mich damals ziemlich allein, von meinem Freund getrennt. Habe aus Langeweile angefangen zu essen. Habe dabei so viel zugenommen, dass ich Ende 2007 beschloss, mit einer Diät zu beginnen.
(3) Das Ende der Diät und der Anfang der Bulimie mit Essanfällen und Erbrechen.
(4) Bis März 2010 habe ich trotz Bulimie ständig zugenommen.
(5) Als ich meinen jetzigen Freund kennengelernt habe, war für vier Wochen die Bulimie vorbei und ich habe ohne Diät abgenommen.
(6) Mein heutiges Gewicht. Beginn der Therapie.

Protokolle zur Selbstbeobachtung des Essverhaltens

Als Hilfe für die Selbstbeobachtung dienen Fragebögen zum Essverhalten und Protokolle, in denen die Patientinnen von Beginn der Therapie an täglich Aktivitäten, Ereignisse, Auftreten von Heißhunger, Essanfällen und kompensatorischen Verhaltensweisen, konsumierte Nahrung, Hunger und Sättigung, vorauslaufende, begleitende und nachfolgende Gedanken und Gefühle im Zusammenhang mit dem Essverhalten bzw. mit Essanfällen und kompensatorischen Verhaltensweisen notieren. Materialien hierzu finden sich in den Arbeitsblättern 4, 5, 6 und 7.

AB 4–7

Die Selbstbeobachtungsprotokolle können im Verlauf der Therapie zu verschiedenen Zeitpunkten und mit unterschiedlicher Zielsetzung verwendet werden. Während sie zu Beginn der Behandlung vor allem der Bestandsaufnahme des Essverhaltens und der Auslösebedingungen dienen, können sie im Verlauf der Therapie stärker zum Erkennen der individuell bestehenden Konflikte hilfreich sein; hierfür eignet sich v. a. die Spalte, in der die Patientinnen ihre Gefühle und Erwartungen niederschreiben. Zusätzlich sind sie in der mittleren Therapiephase bei der Überprüfung konkreter Veränderungen des Essverhaltens und ihrer Stabilisierung eine Hilfe. Die Art und Weise, in der die Selbstbeobachtungsprotokolle ausgefüllt werden, kann Hinweise auf die Motivation bezüglich Veränderungen oder die Introspektionsfähigkeit geben. Während manche Patientinnen dies sehr ausführlich und genau tun, füllen andere die Protokolle nur knapp aus oder bestimmte Teile der Protokolle ausführlich und andere eher oberflächlich. Sofern sich in dieser Hinsicht ein durchgängiges Muster abzeichnet, sollte dies thematisiert werden.

Ziele der Selbstbeobachtung in verschiedenen Phasen der Behandlung	
Anfangsphase	▶ »Bestandsaufnahme«, genaue Beschreibung der Essstörung ▶ Erkennen innerer und äußerer Auslösebedingungen für das spezifische Essverhalten (Nicht-Essen, Heißhunger, Essanfälle, kompensatorische Verhaltensweisen) ▶ Aufschluss über Introspektionsfähigkeit und Motivation
Therapieverlauf	▶ Erkennen zugrundeliegender Konflikte ▶ Beobachtung und Bewertung von Veränderungsschritten ▶ Veränderung des Essverhaltens
Endphase	▶ Identifikation noch bestehender kritischer Situationen ▶ Identifikation von neu auftretenden Auslösebedingungen

Die Beobachtung der dem pathologischen Essverhalten vorauslaufenden und nachfolgenden Bedingungen, also das Erheben einer individuellen Problemanalyse, und das Erkennen der Bedingungen, die das problematische Essverhalten steuern und aufrechterhalten, ist ein zentraler Bestandteil des kognitiv-verhaltenstherapeutischen Vorgehens. Die Patientinnen sollen ein möglichst genaues Bild ihres Essverhaltens bekommen und lernen, die individuellen Auslöser für Essanfälle, Nicht-Essen und Diäthalten zu identifizieren. Dies können sowohl innere Auslöser in Form von Gedanken, Gefühlen oder Erwartungen sein oder auch äußere Auslöser wie der Anblick von Nahrungsmitteln. Hierfür steht Arbeitsblatt 7 im Anhang zur Verfügung.

AB 7

Therapiebeispiel

Angst, Gefühle wahrzunehmen

Frau A. war auch nach vier Wochen Gruppentherapie nicht in der Lage, Gedanken oder Gefühle im Zusammenhang mit ihrem Essverhalten zu notieren, obwohl dieses mehrfach besprochen war und obwohl andere Patientinnen ihre Protokolle vorgestellt hatten. In Verbindung mit dem Verhalten der Patientin in der Gruppe (betont sachliches, distanziertes, unnahbares Auftreten, beruflich erfolgreiche Managerin, perfektes Äußeres) verdeutlicht das Selbstbeobachtungsprotokoll noch einmal anschaulich die Probleme der Patientin, Gefühle wahrzunehmen und darüber zu sprechen.

Selbstbeobachtungsprotokolle aus einem Therapiebeispiel

Die Grundlage für die Protokolle stellt Arbeitsblatt 5 (Selbstbeobachtungsprotokolle zum Essverhalten) dar.

Protokoll von Frau A.

Zeit, Situation	Nahrung	Kompensatorische Maßnahmen	Gedanken, Gefühle
10 Uhr: Hotel, Frühstück	5 Scheiben Käse 2 Scheiben Wurst 2 Portionen Müsli 2 Tassen Kaffee	Erbrechen	
14 Uhr: Fahrt in die Firma, Bahnhofrestaurant	1 x Gyros 2 x Frikadellen 2 x Pommes Frites mit Mayonnaise 1 Fl. Wasser 4 Stücke Kuchen 1 x Sahne 2 Kugeln Eis	Essanfall Erbrechen	
18 Uhr: Abendessen zu Hause	1 Dose Erbsensuppe	Erbrechen	
20 Uhr: Fernsehen mit Mann	100 g Chips 2 Gläser Wein		

Frau B. ist deutlich besser in der Lage, ihr Verhalten zu beobachten und eigene Gedanken aufzuschreiben.

Protokoll von Frau B.

Zeit, Situation	Nahrung	Kompensatorische Maßnahmen	Gedanken, Gefühle
8.15 Uhr: zu Hause, Frühstück in der Küche	1 Brötchen mit Käse 1 Ei 1 Becher Kaffee		Großer Hunger

Zeit, Situation	Nahrung	Kompensatorische Maßnahmen	Gedanken, Gefühle
10 Uhr: nach dem Einkaufen	150 g Joghurt		erste Zwischenmahlzeit, damit ich bis zum Mittag durchhalte
11 Uhr: beim Kochen	2 Kekse 2 Riegel Schokolade		Musste ich unbedingt essen, trotz Zwischenmahlzeit; Kind total quengelig, bin angespannt und gereizt
12 Uhr: zu Hause, Küche	1 gebackenes Fischfilet mit Kartoffeln und Salat Weintrauben (200 g)		Hatte Lust auf den Fisch, obwohl es eigentlich zu viele Kalorien sind
16 Uhr: lesen			Hoffentlich schläft E. jetzt ein bisschen
16.30 Uhr:	1 Eis, Kaffee		Wollte mir etwas gönnen
18 Uhr: Küche	Kekse 2 Eis Nougat 1 Cola 2 Stck. Kuchen 1 gr. Stck Käse 2 Scheiben Brot 2 Würstchen 1 Pkg. Negerküsse	Essanfall Erbrechen	Frustriert, weil ich heute Abend wieder mit E. alleine zu Hause sitze, wie schon den ganzen Tag; langweile mich; ärgere mich, dass ich es wieder nicht geschafft habe

Verständnis für Funktionalität der Essstörung. Nachdem die Patientinnen die Protokolle über einige Wochen ausgefüllt haben, sollen sie versuchen, anhand ihrer Aufzeichnungen über das Essverhalten und die vorauslaufenden, begleitenden und nachfolgenden Gedanken, Gefühle und Verhaltensweisen die wichtigsten und häufigsten Auslöser zusammenzufassen. Sie sollen dabei sowohl auf äußere Auslösebedingungen als auch auf ihre innere Befindlichkeit wie beispielsweise bestimmte Gefühlszustände achten. Sofern sich hierfür ein wiederkehrendes Muster abzeichnet, soll auch darauf geachtet werden, welche anderen Personen häufig in diese Situationen involviert sind. Nachfolgend ist ein Beispiel für die Auslösebedingungen einer Patientin abgebildet (vgl. auch AB 7). Nach der Identifikation der Auslösebedingungen anhand der Selbstbeobachtungsprotokolle können dann gezielt Alternativmöglichkeiten für die beobachteten kritischen Situationen erarbeitet werden. Jede Patientin soll durch die Selbstbeobachtung also auch die Funktionalität der Essstörung erkennen und ein besseres Verständnis ihrer Erkrankung entwickeln. Das erhöht die Wahrscheinlichkeit einer längerfristigen Besserung und Stabilisierung. AB 7

Mit zunehmender Besserung der Symptomatik haben die Protokolle vor allem die Funktion, noch bestehende kritische Situationen zu identifizieren, in denen es zu Rückfällen kommt, und hierfür Alternativverhalten zu planen. Die Selbstbeobachtungsprotokolle sollten während der gesamten Therapie ausgefüllt werden. Die Patientinnen sollten nach Möglichkeit mehrfach am Tag (alle 2–3 Stunden) ihre Beobachtungen darin eintragen. Mittlerweile gibt es auch verschiedene Smartphone-Apps, über die diese Angaben für manche Patientinnen leichter (da unmittelbarer) zu erfassen sind (z. B. Jourvie (Android), Rise Up + Recover (IOS)).

Therapieprotokoll

Selbstbeobachtungsprotokoll von Auslösebedingungen für Essanfälle und kompensatorische Verhaltensweisen

Beispiel für ein von der Patientin ausgefülltes Arbeitsblatt 7.

Typische Auslösebedingungen – äußere Situationen:

allein zu Hause, Essensgesuch, Anblick von Essen, zu viel Arbeit, Einladungen, unangenehme Arbeiten, Stadtbummel, Diskussionen, Entscheidungen treffen

Typische Auslösebedingungen – innere Situationen (Gefühle, Gedanken):

Einsamkeitsgefühl, Angst zu versagen, Schuldgefühle, Enttäuschung durch meinen« Freund, Angst, meine Meinung zu vertreten, »Im-Stichgelassen«-Fühlen

Typische Auslösebedingungen – häufig beteiligte Personen:

Eltern, Freund, Geschwister, Unidozenten, Arbeitskollegen

Veränderung des Essverhaltens

Die Veränderung des pathologischen Essverhaltens umfasst den Abbau von Diäten, den Aufbau eines normalen Essverhaltens sowie den verbesserten Umgang mit spezifischen Symptomen wie Essanfällen und kompensatorischen Verhaltensweisen. Ziel ist eine ausgewogene Ernährung. Die bei Patientinnen mit Essstörungen häufig zu beobachtende einseitige Bevorzugung von fettarmen, kohlenhydratarmen und eiweißreichen Nahrungsmitteln soll abgebaut werden. Ein wichtiger Aspekt ist dabei die Regelmäßigkeit der Nahrungsaufnahme, um längere Nahrungskarenzen zu vermeiden und eine ausreichende Nährstoff- und Energieversorgung zu gewährleisten. Den Patientinnen wird als Hilfestellung empfohlen, täglich drei Haupt- und zwei Zwischenmahlzeiten einzunehmen. Der Essensplan sollte gemeinsam mit der Patientin erarbeitet werden. Eine starre Vorgabe im Sinne eines genauen Diätplans ist dauerhaft nicht sinnvoll.

Orientierung am eigenen Hunger und Appetit. Die Patientinnen sollen zur Etablierung eines geregelten Essverhaltens lernen, auf Hungersignale angemessen zu reagieren und regelmäßige Mahlzeiten zu sich zu nehmen, und zwar unabhängig von vorangegangenen Essanfällen und kompensatorischen Verhaltensweisen. Dadurch soll verhindert werden, dass physiologisch bedingter Heißhunger und daraus folgende Essanfälle durch Hungergefühle oder überkontrolliertes Essverhalten provoziert werden.

Da insbesondere bei langjährig bestehenden Essstörungen die Interozeptionsfähigkeit erheblich gestört sein kann, ist es hilfreich, die Sensibilität der Patientinnen für die jeweiligen Signale der verschiedenen Stadien von Hunger und Sättigung gezielt zu trainieren (s. Abb. 8.3). Dabei sollten die Patientinnen angeleitet werden, sich genau zu beobachten und Anzeichen von Hunger (z. B. Magenknurren, Gedanken an Essen, Schwindel, Konzentrationsstörungen, Gereiztheit, Übelkeit) und Sättigung (z. B. langsameres Essen, angenehm volles Gefühl im Magen, Magendrücken, Magenschmerzen, Sodbrennen, Übelkeit) wahrzunehmen. Situationen, in denen noch Heißhunger auftritt oder die Patientin über das Sättigungsgefühl hinaus isst, können dabei als Lerngelegenheiten betrachtet werden. Gemeinsam kann erarbeitet werden, was zum Kontrollverlust geführt hat, welche Strategien zur Reduktion von Heißhunger, Essanfällen und kompensatorischen Verhaltensweisen in der Situation hilfreich gewesen wären und was die Patientin noch daran gehindert hat, diese Strategien anzuwenden.

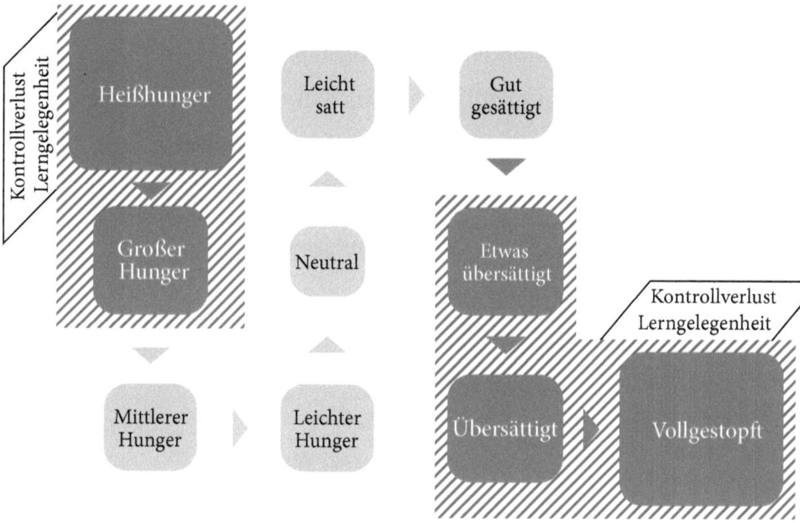

Abb. 8.3 Stadien von Hunger und Sättigung

Abbau der Schwarzen Liste. Neben einer ausreichenden Ernährung ist die Berücksichtigung einer breiten und vielfältigen Nahrungsmittelauswahl von besonderer Bedeutung. Schrittweise sollen die Patientinnen auch gemiedene Nahrungsmittel der Schwarzen Liste einbeziehen und langfristig lernen, sich wieder stärker an ihrem Appetit auf bestimmte Nahrungsmittel zu orientieren, statt sich in erster Linie von diätetischen Gesichtspunkten leiten lassen. Viele Patientinnen essen häufig nicht das, worauf sie eigentlich Appetit haben, z. B. ein Eis oder ein Stück Kuchen, sondern stattdessen etwas anderes, was weniger Kalorien enthält und als vermeintlich gesünder gilt, beispielsweise Salat oder Obst. Diese Einseitigkeit und der Verzicht auf Genuss tragen jedoch häufig zum Auftreten von Heißhunger und Essanfällen bei. Grundsätzlich sollen die Patientinnen lernen, alle Nahrungsmittel ohne Angst zu essen; dies muss jedoch nicht bedeuten, dass sie sich – sofern sich ihr Essverhalten normalisiert hat – nicht langfristig bewusst gegen bestimmte Nahrungsmittel entscheiden können.

Jede Patientin sollte zu Beginn der Therapie eine sogenannte Schwarze Liste mit erlaubten und verbotenen Nahrungsmitteln aufstellen, d. h. von solchen, die zu essen sie sich zugesteht, und solchen, die sie sich verbietet oder die sie nach dem Essen erbricht. Eine Hilfe dazu findet sich in Arbeitsblatt 8. AB 8

Schwarze Liste von erlaubten und verbotenen Nahrungsmitteln

Beispiel für ein von der Patientin ausgefülltes Arbeitsblatt 8 vor der Therapie

Erlaubte Nahrungsmittel	Verbotene Nahrungsmittel
Tomaten	Nudeln, Reis
Gewürzgurken	Wurst, Bratwurst
Salat/Rohkost	Eier
Joghurt (mager)	Schokolade, Kekse
Müsli	Kuchen
Käse unter 40 % Fett i. d. Tr.	Erdnüsse, Chips
Gemüse	Salatdressing, Mayonnaise
Obst	Fleisch
Fisch	Räucherfisch
Fruchteis	Sahneeis, Sahne
Klare Suppe	Eintopf
Vollkornbrot	Weißbrot
Säfte (ohne Zucker)	Cola, Kakao
	fetter Käse
	Butter, Margarine
	Kartoffeln, Pommes
	Pizza
	Saucen
	Fast Food

Ein Ziel bei der Normalisierung des Essverhaltens besteht darin, die verbotenen Nahrungsmittel schrittweise wieder in die tägliche Ernährung zu integrieren und damit verbundene Ängste schrittweise abzubauen. In regelmäßigen Abständen wird ein Teil der Therapiestunde dazu verwendet, die erreichten Fortschritte beim Abbau der Schwarzen Liste sowie damit verbundene Probleme zu besprechen und die nächsten Schritte zu planen. Gehören bestimmte Nahrungsmittel im Verlauf der Therapie zu den erlaubten Nahrungsmitteln, so können sie von der Liste der verbotenen Nahrungsmittel gestrichen werden. Voraussetzung dafür ist jedoch, dass sie nicht nur einmal ausprobiert wurden, sondern dass die Patientin sie regelmäßig und angstfrei in ihre normale Ernährung integrieren kann. Sie hat so auch am Ende der Therapie einen Überblick darüber, welche Veränderungen hinsichtlich des Essverhaltens noch ausstehen.

Therapieprotokoll

Schwarze Liste von erlaubten und verbotenen Nahrungsmitteln

Beispiel für ein von der Patientin ausgefülltes Arbeitsblatt 8 im Verlauf der Therapie

Erlaubte Nahrungsmittel	Verbotene Nahrungsmittel
Salate, Gurken, Tomaten	~~Schokolade, alle Arten~~
Gemüse	~~Süßwaren~~
Obst	Alle salzigen Knabbereien
Brot (Knäckebrot, Vollkornbrot)	~~Nudeln~~
Joghurt, Quark (mager)	Braten mit Sauce, Würstchen
Gewürzgurken	~~Kuchen, Pudding~~
Magere Salatsaucen	Nutella
Putenfleisch, Huhn	Mayonnaise, Remoulade
Fisch	~~Butter, Zucker~~, Sahne
Tütensuppen	~~Pizza, Pfannkuchen~~
Kartoffeln	Kartoffelpuffer, Pommes
Kaugummi ohne Zucker	~~Cornflakes~~
Cola light, Mineralwasser	Dicke Suppen (Erbsen-, Bohnensuppe)
Wasser, Tee, H-Milch	~~Kartoffelsalat~~
Schokolade	~~Rahmspinat~~
Nudeln	~~Coca Cola~~
Kuchen	
Pudding	
Kartoffelsalat	
Coca Cola	
Rahmspinat	

Zur notwendigen Veränderung des Essverhaltens kann auch gehören, wieder warme Mahlzeiten zu essen. Viele Patientinnen vermeiden warme Mahlzeiten, weil sie befürchten, davon besonders zuzunehmen. Im Rahmen einer stationären Behandlung lernen Patientinnen durch die Teilnahme am normalen Essen, sich wieder ausgewogen zu ernähren und die Schwarze Liste abzuarbeiten. In der ambulanten Therapie gestaltet sich das manchmal schwieriger. Gemeinsam mit den Patientinnen muss dann versucht werden, entsprechend den örtlichen Gegebenheiten Lösungen zu finden; es muss überlegt werden, ob die Patientin in der Mensa oder Kantine essen gehen kann, ob zu Hause gekocht wird oder welche anderen Möglichkeiten für sie bestehen.

Ausreichende Kalorienaufnahme. Die Empfehlungen der Literatur für eine ausreichende Energiezufuhr bei Patientinnen mit Anorexia nervosa variieren stark von 1000 bis 5000 kcal pro Tag; evidenzbasierte Daten hierfür fehlen (APA 2006; AWMF, 2010; Haas et al., 2015). Bei ausgewogener Ernährung kann der tägliche Kalorienbedarf für die notwendige Gewichtszunahme in Abhängigkeit von Gewicht und körperlicher Aktivität im Bereich zwischen 2000 und 4000 kcal liegen. Empfehlungen von Tagesplänen für Patientinnen mit Anorexia nervosa mit einer Energiezufuhr von beispielsweise 1300 kcal pro Tag zur Erhaltung eines Mindestgewichtes sind daher völlig unzureichend, weil sie eine Fortsetzung der Diät bedeuten; bei zu geringer Nahrungsaufnahme wird die Patientin nicht zunehmen. Der individuelle Energiebedarf jeder Patientin kann in jedem Fall erst langfristig, nach Normalisierung des Essverhaltens entschieden werden.

Bei extrem untergewichtigen Patientinnen ist zur Prävention eines gefährlichen Refeeding-Syndroms mit Hypophosphatämie, Elektrolytentgleisungen und einem Mangel an Vitaminen und Spurenelementen eine initial niedrigere Kalorienzufuhr empfehlenswert. In diesen Fällen sind regelmäßige Laborkontrollen sowie eine ausreichende internistische Überwachung notwendig. Falls eine Patientin fünf Tage oder länger nichts oder sehr wenig gegessen hat, wird eine Nahrungszufuhr von maximal 50 Prozent des Gesamtenergiebedarfs bzw. nicht mehr als 20 kcal/kg/Körpergewicht empfohlen (Rohrer & Dietrich, 2014).

Kein Kalorienzählen. Die Patientinnen sollen bei der Zusammenstellung der täglich verzehrten Nahrungsmittel weder zu exaktem Kalorienzählen noch zu detailliertem Abwiegen von Nahrungsmitteln angehalten werden, da dies die ständige Beschäftigung mit Essen weiter fördern würde. Daher halten wir Unterricht über gesunde Ernährung für diese Patientinnen nicht für grundsätzlich erforderlich. Manche Patientinnen verfügen über ein fundiertes Wissen bezüglich der Zusammensetzung der Nahrungsmittel, insbesondere des Energie- und Fettgehaltes, während andere in dieser Hinsicht völlig falsche und irrationale Vorstellungen haben, die sich dann auch in ihrem Essverhalten niederschlagen. Beim gemeinsamen Kochen und Zubereiten von warmen Mahlzeiten in der Gruppe können die Patientinnen lernen, falsche und irrationale Vorstellungen zu korrigieren und Essen wieder unabhängig von Kalorien und Fettanteil zu genießen. Die Betreuung durch eine Ökotrophologin oder Diätassistentin mit Erfahrung in der Behandlung von Essstörungen kann dabei sinnvoll sein. Ebenso sollte darauf verzichtet werden, eine bestimmte Ernährungsweise oder bestimmte Nahrungsmittel als gesund zu bezeichnen, vielmehr sollte von einer ausgewogenen Ernährung gesprochen werden.

Für manche Patientinnen kann es hilfreich sein, sich vorübergehend zum Aufbau eines geregelten Essverhaltens einen genauen Essensplan beispielsweise eine Woche im Voraus zu erstellen. Dadurch soll das Essen vorübergehend einen eher funktionalen Stellenwert bekommen. Die für untergewichtige Patientinnen oft typische zeitaufwendige tägliche Planung und Beschäftigung mit dem Thema Essen soll damit eingeschränkt werden, um Zeit und Freiräume für andere Themen zu gewinnen.

Reduktion von Heißhunger, Essanfällen und kompensatorischen Verhaltensweisen Die Etablierung eines geregelten, ausgewogenen Essverhaltens kann als generelle Strategie zum Umgang mit Heißhunger, Essanfällen und kompensatorischen Verhaltensweisen angesehen werden. Zusätzlich können jedoch spezifische Aktivitäten geplant werden, die das Auftreten von Essanfällen und kompensatorischen Verhaltensweisen verringern bzw. verhindern. Diese Strategien sind in der Regel vor allem kurzfristig wirksam und können auch unabhängig von den möglicherweise zugrundeliegenden Konflikten hilfreich sein, auch wenn sie Lösungsansätze für die spezifischen Konflikte nicht ersetzen. Zu den spezifischen Techniken gehören: Stimuluskontrolltechniken und andere Strategien, die sich aus der Analyse der Selbstkontroll- oder erfolgreichen Selbsthilfemöglichkeiten ergeben haben, oder die Planung von Alternativverhalten. Stimuluskontrolltechniken als eine Methode der Selbststeuerung dienen hier dazu, das Problemverhalten, z. B. Essanfälle oder Erbrechen unter Stimuluskontrolle zu bringen; die Stimulusbedingungen, unter denen das problematische Verhalten auftritt, sollen also systematisch eingegrenzt oder beseitigt werden. Diese Techniken wurden ursprünglich im Rahmen der Adipositastherapie verwendet und werden heute in vielen kognitiv-verhaltenstherapeutischen Therapien eingesetzt, um ein geregeltes Essverhalten zu etablieren. So könnte man mit einer Patientin mit Bulimia nervosa in der Anfangsphase der Therapie z. B. die Vereinbarung treffen, dass sie Lebensmittel, die sie typischerweise während der Essanfälle konsumiert, nur noch in Einzelportionen vorrätig hält.

Regeln für den Umgang mit Essen. Einige hilfreiche Regeln und Vorschläge für Patientinnen zum Umgang mit Essen finden sich in Informationsblatt 3. Diese Empfehlungen sind als vorübergehende Hilfe gedacht, von der die einzelnen Patientinnen in ganz unterschiedlichem Maße Gebrauch machen können. Sie sind v. a. während der Anfangsphase der Behandlung als kurzfristige Kontrollstrategie von Bedeutung, weil sie Patientinnen helfen können, wieder Kontrolle über ihr Essverhalten zu erleben. Sie sind jedoch nicht als dauerhafte Maßnahme gedacht und sollten im weiteren Verlauf der Therapie mit zunehmender Autonomie entbehrlich werden. Am Ende der Therapie sollten die Patientinnen wieder in der Lage sein, sich in realistischer Weise mit Essen und Nahrungsmitteln auseinanderzusetzen. Dazu gehört die Fähigkeit, Vorräte im Haus zu haben und hungrig einkaufen zu gehen, ohne dass es zu einem Essanfall kommt. Langfristiges Ziel ist ein Essverhalten orientiert an Hunger, Appetit und Sättigung. IB 3

Regeln für den Umgang mit Essen (IB 3)

Die folgenden Regeln sollen helfen, wieder schrittweise ein normales Essverhalten zu erlernen:

(1) Verteilen Sie das Essen täglich auf drei Hauptmahlzeiten und zwei bis drei kleinere Mahlzeiten (Snacks) zwischendurch.

(2) Nehmen Sie sich Zeit beim Essen. Sie sollten für jede Hauptmahlzeit mindestens eine halbe Stunde aufwenden.

(3) Richten Sie sich einen festen Platz ein, an dem Sie regelmäßig Ihre Mahlzeiten einnehmen. Essen Sie nur dort. Essen Sie nicht im Stehen und nicht vor dem Kühlschrank. Decken Sie sich den Tisch, an dem Sie essen wollen, und setzen Sie sich zum Essen an den Tisch.
(4) Tun Sie während des Essens nichts anderes als essen. Sie sollten beim Essen weder lesen noch fernsehen oder arbeiten.
(5) Essen Sie langsam, aber nicht zu langsam. Kauen Sie jeden Bissen gründlich, bevor Sie ihn hinunterschlucken. Achten Sie auf Ihr Sättigungsgefühl.
(6) Planen Sie vor dem Essen, was Sie essen wollen; überlegen Sie dieses nicht erst, wenn Sie bereits angefangen haben zu essen.
(7) Überlegen Sie vor dem Essen, was Sie im Anschluss daran tun werden.
(8) Legen Sie sich keine Vorräte zu. Kaufen Sie maximal für zwei Tage ein und nur die Mengen und Nahrungsmittel, die Sie in dieser Zeit essen wollen.
(9) Gehen Sie nicht hungrig einkaufen. Machen Sie sich vor dem Einkaufen eine Liste mit Lebensmitteln, die Sie benötigen. Kaufen Sie nur die Lebensmittel ein, die auf der Liste stehen und nehmen Sie eventuell auch nur so viel Geld mit, wie Sie dafür benötigen.

Strategien zur Vorbeugung. Zusätzliche Strategien sind nötig, um die Wahrscheinlichkeit des Auftretens von Essanfällen und kompensatorischen Verhaltensweisen zu verringern. Diese lassen sich häufig aus der Analyse der Selbstkontrolle der Patientin entwickeln. So kann es einer Patientin beispielsweise immer dann gelingen, einen Essanfall zu verhindern, wenn sie eine wichtige Verabredung hat. In anderen Fällen müssen solche Strategien neu entwickelt werden. Die Patientinnen sollten sich danach möglichst konkret Verhaltensweisen für den Umgang mit kritischen Situationen im Voraus überlegen. Die Strategien können sowohl direkt bei den Essanfällen als auch bei kompensatorischen Verhaltensweisen ansetzen.

Strategien für das Verhalten in kritischen Momenten (Beispiele)

- Eine Freundin oder einen Freund besuchen oder anrufen, wenn ein Essanfall bevorsteht.
- Sich nach dem Essen zu einem Spaziergang verabreden, um Erbrechen zu verhindern.
- Freizeitaktivitäten für eine bestimmte kritische Tageszeit genau im Voraus planen.
- Ein Bad nehmen in Situationen der Anspannung.

Die individuell wirksamen Strategien lassen sich in der Regel nach einigen Wochen der Selbstbeobachtung anhand der Protokolle von den Patientinnen selbst zusammenfassen. Sie sollten jedoch im Rahmen der Therapie nochmals ausführlich im Hinblick auf ihre Vor- und Nachteile diskutiert werden. Je genauer die Analyse der auslösenden

Bedingungen durchgeführt wurde, desto konkreter können die jeweiligen Aktivitäten geplant werden.

Auseinandersetzung mit zugrundeliegenden Konflikten. Ergibt die Analyse der Auslösebedingungen und der Funktionalität der Essstörung Hinweise auf zugrundeliegende Konflikte etwa im Bereich Partnerschaft, Familie oder Beruf, hat die Auseinandersetzung mit diesen Konflikten Vorrang (s. nachfolgendes Therapiebeispiel).

Therapiebeispiel

Funktion des bulimischen Verhaltens

Bei Frau C., 27 J., besteht seit dem 14. Lebensjahr eine Essstörung, die mit einer längeren anorektischen Phase begonnen hatte. Vorangegangene Klinikaufenthalte waren von ihr häufig vorzeitig abgebrochen worden. Aktuell ist sie normalgewichtig und hat zweimal täglich Essanfälle mit anschließendem Erbrechen. Die Problemanalyse ihres bulimischen Verhaltens weist auf massive Abgrenzungs- und Durchsetzungsprobleme gegenüber ihren sehr auf ein harmonisches Familienleben bedachten Eltern hin. Die Patientin ist sehr bemüht, die Erwartungen ihrer Eltern zu erfüllen, eine liebe Tochter zu sein und den Eltern keine Sorgen zu machen. Ihre eigenen Bedürfnisse nimmt die Patientin häufig gar nicht wahr.

Das bulimische Verhalten ist einer der wenigen Lebensbereiche, in dem die Eltern keinen Einfluss nehmen können. In der Therapie waren das Herausarbeiten und Erkennen dieser Funktionalität des bulimischen Verhaltens und die Förderung von Autonomie und Durchsetzungsvermögen der Patientin vorrangig vor der Veränderung des Essverhaltens. Die Patientin hätte sonst den für sie einzigen Bereich persönlicher Autonomie verloren. Daher war es wichtig, dass sie sich zuvor neue Bereiche mit eigener Autonomie erschließen konnte.

Sich selbst belohnen. Eine weitere Möglichkeit zum Aufbau konkreten Alternativverhaltens liegt in der Betonung positiver Aktivitäten und deren gezielter Anwendung als Strategie zum Umgang mit dem problematischen Essverhalten. Als Folge der Essstörung haben Patientinnen häufig viele, ihnen ursprünglich sehr wichtige Dinge und Aktivitäten vernachlässigt. Da die Beschäftigung mit dem Essen ständig im Vordergrund steht, sind diese auch häufig für sie gar nicht mehr präsent. Entsprechend negativ kann dann auch die Wahrnehmung der eigenen Person sein. Patientinnen können dann beispielsweise zu der Überzeugung kommen: »Ich bringe ja doch nichts anderes zustande als zu fressen«, »Ich bin für andere Menschen ja sowieso uninteressant und langweilig« oder »Ich kann mich einfach nicht allein beschäftigen«. Viele im weitesten Sinne mit Genuss verbundene Aspekte sind aus dem Leben der Patientinnen verschwunden.

Eine Aufgabe im Rahmen der Therapie kann daher darin bestehen, sich derartige positive Aktivitäten wieder in Erinnerung zu rufen. Dies kann entweder unter Zuhilfenahme entsprechender Verstärkerlisten wie der LEV (Schulte, 1974) oder der Liste

AB 9

angenehmer Ereignisse (Hautzinger, 2013) durchgeführt werden, oder die Patientinnen stellen eine eigene individuelle Liste zusammen (vgl. AB 9).

Therapieprotokoll

Persönliche Liste von Belohnungen

Beispiel für ein von der Patientin ausgefülltes Arbeitsblatt 9.

Was mir Freude macht – meine persönliche Belohnungsliste:

- Eine Wärmflasche im Bett, wenn mich friert
- Kastanien als Handschmeichler
- An meinem Parfum riechen
- Klare, eindrucksvolle Formen
- Schöne Materialien (Holz, Leinen, Leder, Seide, Wolle usw.)
- Kerzenlicht
- Ein frisch bezogenes Bett
- Umhergehen und betrachten (Menschen, Häuser, Natur usw.)
- In einem ruhigen See ganz weit hinausschwimmen und mich dort treiben lassen
- Anregende Gespräche
- Ein Picknick mit Freunden
- Handwerken, basteln
- Die Ausstrahlung von Dingen und Menschen auf mich wirken lassen
- Von einem sommerlichen Platzregen total durchnässt werden
- Spiele spielen
- Abwaschen, Musik hören und laut mitsingen
- Am Strand entlanggehen, die Füße im Wasser
- Öfter einmal mein Zimmer umstellen
- Meine Aufmerksamkeit ganz bei dem haben, was ich gerade tue
- Ein aufgeräumtes Zimmer, eine saubere Küche, weil ich dadurch das Gefühl habe, frei zu sein für etwas anderes oder für spontane Unternehmungen
- Ausführlich Zeitung lesen
- Musik hören
- Blumen im Garten pflanzen und wachsen sehen
- Allein spazieren gehen
- Vorlesen und vorgelesen bekommen
- Ein Buch lesen, das mich total fesselt oder inspiriert
- Ausgelassen sein

Einige der in der Belohnungsliste aufgeführten Aktivitäten können als Alternativstrategien in kritischen Situationen verwendet werden. Um mit den Patientinnen die verschiedenen Techniken für den Umgang mit Essanfällen und kompensatorischen Verhaltensweisen individuell zu erarbeiten, steht Arbeitsblatt 10 im Anhang zur Verfügung.

AB 10

Therapieprotokoll

Umgang mit Essanfällen und kompensatorischen Verhaltensweisen

Beispiel für ein von einer Patientin ausgefülltes Arbeitsblatt 10.

Welche Möglichkeiten haben Sie zurzeit, das Auftreten von Essanfällen zu verhindern?

Immer so reichhaltig zu essen, dass Hunger bzw. Essanfälle nicht durch Verzicht auftreten. Ich nehme mir möglichst viel vor. Einladungen und Unternehmungen. Möglichst nicht für Essanfälle einkaufen.

Wodurch unterscheiden sich Tage, an denen Sie keine Essanfälle haben, von Tagen, an denen diese auftreten?

An Tagen, wo keine Essanfälle auftreten, bin ich nicht gestresst, genervt von etwas, das ich tun muss, obwohl ich keine Lust dazu habe, und nicht so erschöpft und unter Zeitdruck. Einem Essanfall geht all das voraus, als Ventil sozusagen kommt dann der Essanfall mit Erbrechen. Ich erledige mehr Dinge, wenn ich ohne Essanfälle auskomme. Widme mich mehr meiner Familie, wenn ich ohne Essanfälle auskomme. Komme eher ins Bett, wenn ich ohne Essanfälle auskomme. Bin leider auch manchmal unausgeglichen und aggressiv ohne Essanfälle.

Welche Strategien zur Verhinderung von Essanfällen und Erbrechen haben sich in der Vergangenheit als hilfreich erwiesen?

Das, was eigentlich getan werden muss, nicht liegen zu lassen; einfach weggehen, allerdings war mein Gewissen dann immer schlecht denen gegenüber, die ja etwas erwarten. Ein total verplanter Tag.

Wie ist es Ihnen gelungen, in Zeiten, in denen Sie keine Essanfälle hatten, diese zu verhindern?

Ich war nicht gestresst, konfrontiert mit Leistungsdruck, übermüdet usw. Es trat also nichts auf, was sonst Essanfälle und Erbrechen begünstigt. Kontrolle meines Essverhaltens.

Welche neuen Strategien wollen Sie in Zukunft ausprobieren?

Positiv denken. Das Leben in Tagen zu leben und nicht immer an das zu denken, was in einer Woche, in einem Monat getan werden muss. Mir mehr gönnen, das Positive an mir zu sehen. Essen, worauf ich Lust habe.

Welche konkreten Möglichkeiten der Ablenkung haben sich bei Ihnen als wirkungsvoll erwiesen?

Entspannung. Besuch bei mir zu Hause oder jemanden besuchen. Allgemein: menschliche Gesellschaft.

Bei der Erarbeitung von Alternativen zum symptomatischen Verhalten ist es wichtig, den Patientinnen die eigene Verantwortung dafür bewusst zu machen, da sie sich der Symptomatik oft hilflos ausgeliefert fühlen. Noch vorhandene Möglichkeiten der Kontrolle werden oft nicht mehr adäquat wahrgenommen oder aufgegeben. Dies kann sich beispielsweise in Aussagen ausdrücken: »Ich kann gegen die Essanfälle nichts machen, das passiert einfach«, »Ich musste essen und erbrechen« oder »Ich kann es überhaupt nicht steuern«. Die folgenden Fragen können dazu beitragen, das Gefühl der Hilflosigkeit auf verschiedenen Ebenen zu korrigieren:

- Die Ebene der Selbstkontrolle: Wo finden sich im Rahmen der Problemanalyse Bedingungen, unter denen das symptomatische Verhalten gar nicht oder deutlich seltener auftritt oder aufgetreten ist, beispielsweise im Urlaub? Was hat die Patientin selbst dazu beigetragen, wie hat sie es geschafft? Was sind noch vorhandene erfolgreiche Strategien? Würden die Essanfälle auch auftreten, wenn das kompensatorische Verhalten nicht möglich wäre?
- Die Ebene der Eigenverantwortung: Wann beginnt ein Essanfall? Mit dem Gedanken an Essen oder möglicherweise schon viel früher, beispielsweise morgens beim Aufwachen oder beim Einkaufen? Wer steuert das Einkaufen, wer trifft die Entscheidung, zu essen und gegenzusteuern?
- Die Ebene der vorhandenen Ausnahmen: Was passiert, wenn Essanfälle durch bestimmte Umstände oder unerwartete Ereignisse verhindert, aufgeschoben oder begonnene Essanfälle abgebrochen werden? Wie fühlt sich die Patientin anschließend, wie stark ist das Bedürfnis noch, gegenzusteuern?

Gute Beziehung ist Voraussetzung. Bei den meisten Patientinnen gelingt es, anhand der o.g. Fragen die noch vorhandene Selbstkontrolle herauszuarbeiten und darauf neue Selbstkontrollstrategien aufzubauen. Es darf dabei jedoch nicht darum gehen, Patientinnen zu »beweisen«, dass sie sich ja eigentlich kontrollieren können. Die Wahrnehmung der Patientin soll stattdessen auf die vorhandenen aktiven Anteile ihres Verhaltens gerichtet werden. Dazu gehören auch die klärenden Fragen zur Verdeutlichung der Eigenverantwortung. Wichtig ist, den Patientinnen dabei beide Aspekte zu vermitteln: einerseits ihre Eigenverantwortlichkeit für die Essanfälle und andererseits ihre Schwierigkeiten, entsprechende Problemsituationen zum jetzigen Zeitpunkt anders zu lösen. Dies kann sich z. B. auch in einem veränderten sprachlichen Umgang ausdrücken: Die Patientin spricht nicht mehr davon, dass sie erbrechen musste, sondern erbrechen wollte. Die oben formulierten Fragen setzen immer eine gute Beziehung zwischen Patientin und Therapeutin voraus, sonst besteht die Gefahr, dass sie als pädagogische Maßregelung missverstanden werden. Das Ziel dabei ist, dass die

Patientinnen die erzielten Veränderungen langfristig im Sinne einer Erhöhung der Selbstwirksamkeit auf ihre eigene Anstrengung zurückführen und somit neue Kontrollerfahrungen machen können.

Maßnahmen zur Gewichtszunahme

Das Erreichen des Mindestnormalgewichts ist ein zentrales Ziel der kognitiven Verhaltenstherapie für Patientinnen mit Anorexia nervosa und häufig auch für die mit Bulimia nervosa. Gleichzeitig kann es eine der größten Schwierigkeiten im therapeutischen Prozess darstellen. Eine zu einseitige Betonung der Gewichtszunahme bei gleichzeitiger Vernachlässigung der übrigen Problembereiche kann dazu führen, dass die ohnehin meist sehr leistungsorientierten Patientinnen zwar schnell zunehmen, aber nach der Therapie genauso schnell auch wieder abnehmen. Auf den besonderen Stellenwert nicht nur einer Gewichtszunahme und -stabilisierung, sondern auch der damit ursächlich in Zusammenhang stehenden Probleme in der Therapie hat schon Hilde Bruch hingewiesen: »Es ist allgemein bekannt, dass von einem echten Erfolg im Zusammenhang mit einer solchen Gewichtszunahme nur dann auszugehen ist, wenn dies Teil eines ausgewogenen Behandlungsprogramms ist, das die zugrundeliegenden individuellen und familiären Probleme bearbeitet« (Bruch, 1974, S. 1419; Übers. d. Autors). Daher berücksichtigt ein modernes Gesamtbehandlungskonzept nicht nur die Symptomatik der Essstörung im engeren Sinne und die notwendige Gewichtszunahme, sondern ebenso die Therapie der zugrundeliegenden und aufrechterhaltenden Problembereiche.

Verträge über die Gewichtszunahme. Als spezifische Techniken zur Normalisierung des Gewichts haben operante Maßnahmen häufig in Verbindung mit Verträgen mit Patientinnen über die zeitliche und inhaltliche Gestaltung der Gewichtszunahme nach wie vor große Bedeutung. Bei der Anwendung dieser Konzepte bei Patientinnen mit Essstörungen wird die wöchentliche Gewichtszunahme von beispielsweise 700 g mit der Gewährung bestimmter Freiheiten als positive oder negative Verstärkung verknüpft. In früheren Konzepten wurden die Verstärker teilweise auch direkt an das Essverhalten gekoppelt, so etwa an die Menge der aufgenommenen Kalorien oder die Anzahl der gegessenen Bissen, was allerdings zu einer unverhältnismäßigen Betonung des Essverhaltens führt. Operante Konzepte sind im Rahmen einer stationären Behandlung gut umsetzbar; die entsprechend gewährten Freiheiten wie etwa Aktivitäten außerhalb der Klinik oder Besuche werden meist zuvor eingeschränkt. Ein Beispiel für ein solches operantes Konzept findet sich in Abschnitt 9.3 und Informationsblatt 4.

IB 4

Ambulant ist ein vergleichbar angepasstes Vorgehen auch möglich, vor allem bei einem nur gering ausgeprägten Untergewicht. Nach Festlegung des Mindestnormalgewichts wird mit der Patientin gemeinsam die wöchentliche Gewichtszunahme festgelegt, die 500 g nicht wesentlich unterschreiten sollte, da sonst Veränderungen kaum noch nachvollziehbar sind. Die Gewichtszunahme wird an bestimmte vorher festgelegte Verstärker, d. h. positive Aktivitäten oder Belohnungen gekoppelt. Ein Beispiel könnte ein Kinobesuch nach erfolgter Gewichtszunahme sein. Die Patientin führt eine Gewichtskurve, in die sie ihr Gewicht wöchentlich einträgt, und bringt diese in die Therapiestunde mit. Das Gewicht kann dann, je nach Vereinbarung mit der Patientin, einmal wöchentlich oder zu anderen festgelegten Zeiten durch den Therapeuten kontrolliert werden.

8.3.3 Veränderung psychosozialer Konflikte

Neben der Veränderung des Essverhaltens zielt ein zweiter wichtiger Schwerpunkt der Behandlung auf die Bearbeitung der mit dem gestörten Essverhalten zusammenhängenden und ihm zugrundeliegenden Problembereiche. Die Auseinandersetzung mit den der Essstörung zugrundeliegenden Problemen und Konflikten ist ebenso wichtig wie die Bearbeitung der spezifischen Symptomatik des pathologischen Essverhaltens im engeren Sinne, auch wenn deren Darstellung hier mehr Raum einnimmt. Die Beschreibung des konkreten therapeutischen Vorgehens ist jedoch schwieriger als für den Bereich des Essverhaltens und Gewichts und lässt sich weniger gut in Form einzelner, systematisch aufeinander aufbauender therapeutischer Schritte darstellen. Das Vorgehen hier ist auch weniger störungsspezifisch als im Bereich des Umgangs mit Essen und Gewicht.

Beispielsweise gibt es in einer verhaltenstherapeutischen Depressionsbehandlung Elemente für den Umgang mit der Symptomatik und andere, weniger spezifische Elemente für die Bearbeitung von Konflikten. Der Umgang mit Konflikten dürfte sich zwischen den beiden Störungsbildern Essstörungen und Depression sehr viel weniger unterscheiden als der Umgang mit der jeweils spezifischen Symptomatik. Für beide gilt eine Vorgehensweise, die einem verhaltenstherapeutischen Standardvorgehen entspricht. Im Folgenden soll daher lediglich auf einige Methoden zur Bearbeitung der Konflikte exemplarisch eingegangen werden.

Identifikation der Konflikte

Die der Essstörung zugrundeliegenden Konflikte oder Problembereiche können individuell sehr unterschiedlich sein. Manche treten häufiger auf, ohne damit jedoch spezifisch für Essstörungen zu sein. Zu diesen gehören z. B. Selbstwertprobleme, unverhältnismäßig starke Leistungsorientierung, ein ausgeprägter Perfektionismus, ein starkes Bedürfnis nach Kontrolle und Autonomie, mangelnde Selbstständigkeit, erhöhte Impulsivität, Probleme in Beziehungen zu anderen Menschen wie z. B. Abgrenzungs- oder Durchsetzungsprobleme im familiären Bereich, Angst und Unsicherheit in der Beziehung zu anderen und Probleme im Bereich der Sexualität. Die Identifikation der relevanten Konflikte ergibt sich aus verschiedenen Quellen: Wichtige Hinweise können die Vorgeschichte der Patientin sowie bedeutsame biografische Ereignisse (z. B. Traumata, Trennungs- oder Verlusterlebnisse) liefern. Anhand der Aufzeichnungen über auslösende und aufrechterhaltende Bedingungen im Rahmen der Selbstbeobachtung lassen sich individuell bedeutsame Probleme erkennen. Darüber hinaus kann die Gestaltung der therapeutischen Beziehung durch die Patientin, ihr verbales und nonverbales Verhalten in der Therapie oder ihre Interaktion in der Gruppe Aufschluss über zentrale Konflikte geben.

Häufig werden die zugrundeliegenden Konflikte mit der Veränderung der vordergründigen Symptomatik deutlich. Dies kann bei Patientinnen mit bulimischer Symptomatik der Fall sein, wenn sie im Verlauf der Therapie besser in der Lage sind, ihr problematisches Essverhalten zu verändern, und Essanfälle seltener oder überhaupt nicht mehr auftreten. Manche Problembereiche werden dann erst deutlich. Mit der Reduktion der primären Symptomatik fällt eine Möglichkeit des Umgangs mit Spannungen oder unangenehmen Gefühlszuständen weg, die dann spürbar werden und für die neue Bewältigungsstrategien erarbeitet werden müssen.

Therapiebeispiel

Angst vor Konflikten

Eine 20-jährige Patientin mit Anorexia nervosa (Größe: 173 cm, Gewicht: 46 kg) wirkt in der therapeutischen Interaktion ausgesprochen selbstbewusst, locker, äußert nur geringen Leidensdruck und zeigt sich einsichtig und motiviert hinsichtlich der notwendigen Gewichtszunahme. Außer Problemen mit Essen und Gewicht werden keine weiteren Schwierigkeiten deutlich. Die Patientin ist sozial gut integriert, hat viele Kontakte und ein nach ihrer Darstellung gutes Verhältnis zu den Eltern. Weder die Anamnese noch die Berichte der Patientin oder die über einen Zeitraum von vier Wochen geführten Selbstbeobachtungsprotokolle ergeben sichere Hinweise auf Konfliktbereiche, die für die Entwicklung und Aufrechterhaltung der Essstörung relevant sein könnten. Auch ein gemeinsam mit der Familie geführtes Gespräch bringt in dieser Hinsicht keine neuen Informationen.

Erst im Verlauf der Therapie wird aus dem Verhalten der Patientin deutlich, wie schwer es für sie ist, sich selbst eigene Probleme und Defizite einzugestehen. Ihr Perfektionismus und die dahinterliegende Angst, von anderen kritisiert zu werden, verhindert das. Da ihr übergeordnetes Ziel darin besteht, mit möglichst allen Menschen immer gut zurechtzukommen und von allen geschätzt und gemocht zu werden, vermeidet sie weitestgehend Konflikte und Auseinandersetzungen.

Zugang zu den Konflikten

- Anamnese und Problemanalyse: Wichtige biografische Ereignisse (z. B. Traumata, Trennungs- und Verlusterlebnisse)
- Selbstbeobachtung: Auslösende und aufrechterhaltende Gefühlszustände (z. B. Gefühle von Wertlosigkeit)
- Therapeutische Beziehung: Interaktion mit dem Therapeuten
- Beziehungen zu anderen Personen: Interaktion z. B. mit anderen Gruppenmitgliedern oder Mitpatienten auf Station sowie mit dem Freundeskreis und der Familie

Therapiebeispiel

Partnerschaftskonflikt

Die 31-jährige Patientin mit Bulimia nervosa ist eine verheiratete Hausfrau und Mutter eines sechs Monate alten Säuglings und zeigt sich hochmotiviert, im Rahmen der Therapie an ihren täglich auftretenden Essanfällen mit Erbrechen etwas zu verändern. Seitens ihres Partners wird ihr in dieser Hinsicht große Unterstützung zuteil, da dieser ebenfalls sehr unter der bulimischen Symptomatik seiner Frau leidet. Alle Hausaufgaben erfüllt sie prompt und gewissenhaft, sie lässt keine Therapiestunde aus und es gelingt ihr innerhalb weniger Wochen, ihr Essverhalten zu verändern. Sie isst regelmäßiger und ausgewogener und die Häufigkeit von Essanfällen und Erbrechen geht zurück. Je mehr Zeit ihr zur Verfügung steht, desto deutlicher wird gleichzeitig, wie wenig sie damit anfangen kann, da sie sich durch das Kind eingeschränkt fühlt.

Die Patientin ist eine lebenslustige Person, die bis zur Geburt des Kindes berufstätig war, in ihrer Freizeit immer viel unternommen hat und sich jetzt völlig angebunden und lahmgelegt fühlt. Hinzu kommt, dass der Ehemann ein eher ruhiger Mensch ist, der die Unternehmungslust und Interessen seiner Frau nur bedingt teilt. Mit Besserung der bulimischen Symptomatik wird zunehmend deutlich, dass die Bulimie für die Patientin auch die Funktion hatte, die Eintönigkeit ihres Alltags zu überdecken und Aggressionen gegenüber dem mit anderen Interessen ausgestatteten Ehemann auszudrücken; die Patientin erbricht immer erst dann, wenn der Ehemann abends nach Hause gekommen ist. Dieser Partnerschaftskonflikt wurde erst deutlich, nachdem sich die vordergründige Symptomatik gebessert hatte.

Bearbeitung der Konflikte

Für die Bearbeitung der individuellen Konflikte gibt es verschiedene Möglichkeiten, die individuell im Einzelfall ausgewählt werden sollten: Je nach Art des Konflikts kann eine Verbesserung der allgemeinen Problemlösefähigkeiten der Patientin oder der Aufbau neuer Kompetenzen wie beispielsweise die Verbesserung sozialer Kompetenzen durch ein Selbstsicherheitstraining angezeigt sein. Bei Konflikten mit den Eltern oder Partnern kann es sinnvoll sein, diese Personen in Gespräche einzubeziehen. Weitere Möglichkeiten können die Planung konkreter, auf kritische Situationen bezogene Alternativen zum Problemverhalten z. B. unter Zuhilfenahme der Liste positiver Aktivitäten oder der Einsatz kognitiver Techniken zur Korrektur der verzerrten Wahrnehmung zu Körper, Gewicht oder Einstellungen zur eigenen Person sein. In der Regel werden beim praktischen Vorgehen mehrere Möglichkeiten zur Anwendung kommen. Je nach Art des zugrundeliegenden Konflikts können diese in unterschiedlicher Reihenfolge eingesetzt werden.

Therapiebeispiel

Angst im Umgang mit anderen Menschen

Eine 31-jährige untergewichtige Patientin mit bulimischen Symptomen (Größe: 173 cm; Gewicht: 48 kg) leidet unter massiven Minderwertigkeitsgefühlen, Ängsten und Selbstzweifeln im Umgang mit anderen Menschen, obwohl sie im beruflichen Bereich durchaus erfolgreich ist. Über extremes Schlanksein bzw. einen perfekten Körper versucht sie, ihre innere Unsicherheit zu kompensieren. Die Bulimie hat sich vor vier Jahren nach mehreren Diätversuchen mit jeweils drastischem Gewichtsverlust entwickelt. Neben mehrfach täglich auftretenden Essanfällen mit Erbrechen bestehen eine Reihe von psychischen und körperlichen Folgeerscheinungen: Schlaf- und Konzentrationsstörungen, starke Kreislaufbeschwerden, sozialer Rückzug und Interessenverlust sowie depressive Stimmung und Suizidgedanken.

Bei dieser Patientin sind die Schwierigkeiten und Ängste im Umgang mit anderen Menschen ein zentraler therapeutischer Ansatzpunkt, der eine Gruppentherapie nahelegen würde. Solange sie jedoch Untergewicht hat und nicht in der Lage ist, ihr Essverhalten zu normalisieren, wird sie kaum von diesem Therapieangebot ausreichend profitieren können. Zu Beginn der Therapie stehen daher die Stabilisierung von Gewicht und die Normalisierung des Essverhaltens im Vordergrund, während sich die Bearbeitung der Selbstwertproblematik daran anschließen sollte.

Ziele formulieren und verwirklichen. Eine für Einzel- wie Gruppentherapie anwendbare Möglichkeit des Umgangs mit den Konflikten stellt das Prinzip der Zielerreichungsskalierung (Goal-Attainment-Scaling) von Kiresuk und Sherman (1968) dar. Es handelt sich dabei um ein strukturiertes Problemlösevorgehen, bei dem jede Patientin zuerst ihre individuellen Problembereiche beschreibt, anschließend langfristige und kurzfristige Ziele formuliert und in der Therapie die konkreten Schritte zur Umsetzung plant, umsetzt und bewertet. Je nach Art der Bewertung der Schritte werden dann neue Ziele angesteuert oder einzelne Schritte zur Erreichung bisheriger Ziele überdacht und verändert. Dies setzt natürlich voraus, dass die Patientin bereits einige ihrer Schwierigkeiten benennen kann.

Patientinnen beginnen oft mit den für sie offensichtlichsten Problemen im Bereich des Essverhaltens und Gewichts. Neben den oben genannten Möglichkeiten der Identifikation der Problembereiche kann die Patientin sich auch an einer Liste mit häufig auftretenden, typischen Problemen orientieren (vgl. auch Meermann & Vandereycken, 1987). Von diesen exemplarisch aufgeführten Problemen soll sie die für sie zutreffenden auswählen, genau beschreiben und gemeinsam mit anderen Schritten zur Veränderung planen.

Dieses Vorgehen empfiehlt sich besonders für eine Gruppentherapie, da die Auswahl und Bearbeitung der Problembereiche in der Gruppe für andere Patientinnen Modellcharakter haben. Manche Problemlösungsstrategien können von anderen

Patientinnen direkt übernommen werden, oder diese stellen fest, dass einige Lösungen für sie selbst nicht in Frage kommen. Die konkreten Schritte zur Erreichung der aufgestellten Ziele können dann sehr unterschiedlich ausfallen.

Therapiebeispiel

Probleme bearbeiten

Eine 19-jährige Patientin mit Anorexia nervosa beschreibt als wichtigen Problembereich mangelndes Selbstbewusstsein und Selbstvertrauen in verschiedenen Lebensbereichen. Dies äußert sich z. B. in Gefühlen von Unsicherheit im Umgang mit anderen Personen (»So wie ich aussehe, mag mich sowieso niemand«), in starken Minderwertigkeitsgefühlen in Leistungs- und Entscheidungssituationen (»Die anderen machen sowieso alles besser«, »Wenn ich etwas mache, ist es einfach nie gut genug«), Perfektionismus (»Wenn ich etwas nicht perfekt mache, kann ich es gleich lassen«) und in der Unfähigkeit, mit Kritik anderer umzugehen (Gefühle von Hilflosigkeit und Panik, völliger Rückzug).

Ein zweiter, damit in Zusammenhang stehender Problembereich betrifft die Beziehung zu ihren Eltern. Vor allem den Vater hat die Patientin immer als großes Vorbild erlebt, der alle Dinge im Leben perfekt, souverän und ohne sich durch Gefühle beeinträchtigen zu lassen meistert. Zeichen von Schwäche jeder Art hat die Patientin fast nie an ihm erlebt, er hat in ihren Augen immer alle Situationen im Griff. Bei Auseinandersetzungen oder Meinungsverschiedenheiten erlebt sie ihn als stets gut informiert, kompetent, schlagfertig und sachlich, sich selbst hingegen als hilflos, unfähig, inkompetent und unterlegen. Eine andere Meinung traut sie sich daher auch kaum noch zu äußern.

Entscheidungen trifft sie fast nie, ohne die Eltern zu fragen, da sie befürchtet, wichtige Punkte zu übersehen. Dadurch ist die Patientin noch stark an die Eltern gebunden und fühlt sich in vielen Bereichen sehr unselbstständig. Für die genannten Problembereiche hat die Patientin die folgenden Ziele und Schritte formuliert:

Selbstwertgefühl im Leistungsbereich verbessern – kurzfristige Ziele/Schritte:

- In Leistungssituationen nicht immer nur Spitzenleistungen erwarten; Anforderungen an mich selbst reduzieren (mit »gut« statt »sehr gut« zufrieden sein).
- Eigene Erfolge/Teilerfolge besser wahrnehmen (aufschreiben!) und anerkennen.
- Misserfolge akzeptieren, ohne mich deshalb gleich zu verachten; sie neu bewerten, daraus lernen für die Zukunft.
- In Situationen, in denen ich mich unter Druck fühle (z. B. wenn ich beim Job Fehler mache), überlegen und aufschreiben, welche anderen Fähigkeiten, die ich habe, hier noch wichtig sind.

Abhängigkeit von den Eltern verringern – kurzfristige Ziele/Schritte:

- Wenn ich anderer Meinung bin als meine Eltern, diese ausdrücken, statt zu schweigen.
- Mir klarer werden über meine berufliche Laufbahn; dafür erst einmal selbst Informationen einholen.

- Mir überlegen, inwieweit ich sie einbeziehen will, was ich allein entscheiden möchte.
- Meinen Eltern deutlich machen, dass ich mich an sie wende, wenn ich ihre Hilfe möchte, und nicht, dass sie mir sagen, was die beste Lösung wäre.
- Mit den Eltern besprechen, dass ich ausziehen möchte.

8.3.4 Veränderung dysfunktionaler Kognitionen

Kognitive Techniken haben bei der Behandlung von Patientinnen mit Essstörungen eine große Bedeutung. Sie dienen der Herausarbeitung und Korrektur der dysfunktionalen Einstellungen und Überzeugungen und gelten schon lange als wichtige und etablierte Therapiebausteine (Agras, 1987; Garner & Bemis, 1982; Garner et al., 1997; Wilson et al., 1997). Beispiele sind das Hinterfragen verzerrter Einstellungen, die Analyse von Schwarz-Weiß-Denken oder die Überprüfung von Überzeugungen an der Wirklichkeit.

In der Regel sind kognitive Techniken eingebettet in ein kognitiv-verhaltenstherapeutisches Gesamtkonzept mit verschiedenen Therapieelementen. Die meisten Elemente in der Therapie haben eine kognitive und eine verhaltensbezogene Komponente. Die Vermittlung von Informationen über die Erkrankung, über Gewichtsregulation und über die Folgen von Mangelernährung und Untergewicht hat einen sehr hohen kognitiven Anteil, die Selbstbeobachtung kann über das eher kognitive Erkennen von Auslösebedingungen bereits einen direkten verhaltensmodifizierenden Anteil haben. Das gilt auch für Problemlösetechniken; an die kognitive Vorbereitung schließt sich die verhaltensbezogene Erprobung der Lösungen und wiederum deren kognitive Bewertung an. Kognitive Techniken sind daher kein in sich geschlossenes Therapieelement, sondern wirken mit anderen Bausteinen zusammen.

Schwarz-Weiß-Denken. Patientinnen mit Essstörungen zeigen häufig ein Schwarz-Weiß-Denken (dichotomes Denken) bezogen auf den Selbstwert und auf die Bedeutung von Körper und Gewicht für die Bewertung der eigenen Person. Beispiele für typische irrationale Kognitionen sind »Wenn ich es nicht schaffe, noch 5 kg abzunehmen, bin ich ein Versager.« oder »Wenn ich 2 kg zunehme, bin ich fett und unattraktiv und werde es nie schaffen, einen Freund zu finden«. Ähnliche dysfunktionale Einstellungen beziehen sich auch auf den Bereich des Essverhaltens, führen z. B. zur Einteilung von Nahrungsmitteln in erlaubte, d. h. vermeintlich gesunde und nicht dickmachende und verbotene, d. h. vermeintlich ungesunde und dickmachende Nahrungsmittel. Schwarz-Weiß-Denken begünstigt starre und unrealistische Vorstellungen und Regeln über Essen und Gewicht. Häufig greifen diese Einstellungen und Überzeugungen auf andere Lebensbereiche über und prägen Leistungsorientierung und Selbstwertregulation. So formulierte beispielsweise eine Patientin mit mehrjähriger Krankheitsgeschichte einer Bulimia nervosa in der zweiten Therapiestunde, sie sei von sich sehr enttäuscht, dass es ihr noch nicht gelungen sei, ihr Essverhalten deutlich zu verändern. Neben dem Schwarz-Weiß-Denken zeigen Patientinnen mit Essstörungen oft eine Reihe anderer systematischer kognitiver Fehler.

Korrektur dysfunktionaler Gedanken verringert Rückfallgefahr

Sowohl die dysfunktionalen Einstellungen über die eigene Person oder die Umwelt als auch diejenigen über das Essen tragen zur Aufrechterhaltung der Essstörung bei. Ihre Korrektur ist für die längerfristige Stabilität der Therapiefortschritte wichtig. Ziel ist es, das Selbstbewusstsein der Patientinnen durch die Korrektur dieser irrationalen Einstellungen und den Aufbau alternativer Bereiche so zu stärken, dass Essverhalten, Gewicht und Äußeres nicht mehr die entscheidende Rolle für das Selbstwertgefühl spielen.

Die Erfassung und Bearbeitung der dysfunktionalen Kognitionen lehnt sich eng an die für depressive Patienten ausführlich beschriebenen Techniken zur Identifikation und Korrektur irrationaler Gedanken und Überzeugungen an (Hautzinger, 2013). Die Bearbeitung dysfunktionaler Gedanken bei Anorexia und Bulimia nervosa erfolgt in vier Schritten, auf die im Folgenden nacheinander eingegangen werden soll (Garner et al., 1997; Wilson et al., 1997):

- Die Identifikation der dysfunktionalen Gedanken
- Die Überprüfung dieser dysfunktionalen Gedanken
- Die Identifikation der zugrundeliegenden dysfunktionalen Überzeugungen und Wertvorstellungen
- Die Überprüfung dieser Überzeugungen und Wertvorstellungen

Identifikation dysfunktionaler Gedanken

AB 11

Der erste Schritt besteht in der Identifikation der häufigen und typischen dysfunktionalen Gedanken. Sie zeigen sich z. B. in Äußerungen der Patientinnen wie »Jetzt ist es sowieso egal«, »Ich muss unbedingt abnehmen«, »Ich sollte heute weniger essen«, »Ich bin fett«, »Wenn ich das esse, werde ich fett«, »Wenn ich dünner bin, werde ich mich besser fühlen«. Eine geeignete Möglichkeit zur Erfassung dysfunktionaler Gedanken sind Selbstbeobachtungsprotokolle. Da viele Patientinnen es zu Beginn der Therapie oft schwierig finden, sowohl ihre Gefühle in bestimmten Situationen als auch die begleitenden bzw. auslösenden Gedanken zu benennen, kann es hilfreich sein, bestimmte typische Situationen in der Vorstellung durchzugehen und die dabei auftretenden Gedanken zu beobachten. Zum Beispiel: die Situation vor oder nach dem Wiegen mit den dabei auftretenden Gedanken; die Vorstellung, jemand mache eine Bemerkung über die Figur der Patientin; die Situation eines bevorstehenden Essanfalls bzw. des Vermeidens bestimmter Nahrungsmittel; die Vorstellung, beim Wiegen oder an Kleidungsstücken festzustellen, dass man zugenommen hat. Diese Situationen sind häufig geeignet, um dysfunktionale Gedanken zu identifizieren.

Überprüfung dysfunktionaler Gedanken

Der nächste Schritt besteht in der Überprüfung der Gedanken im Hinblick auf ihre Gültigkeit. Die Patientinnen sollen das Für und Wider der Gedanken sorgfältig abwägen und Pro- und Contra-Argumente sammeln. Hat eine Patientin zum Beispiel ein nach ihrer Schwarzen Liste verbotenes Nahrungsmittel gegessen, so könnte der Gedanke aufkommen: »Ich habe keine Kontrolle«, obwohl sich dieser Gedanke tatsächlich nicht zwingend logisch daraus ergibt. Das genauere Argument dafür wäre: »Ich habe es in dieser einen Situation nicht geschafft, für mich verbotene Nahrung zu vermeiden. Dies hängt aber auch damit zusammen, dass ich mir diese Nahrung nie erlaube, obwohl ich sie eigentlich gerne essen würde. Es bedeutet nicht, dass ich insgesamt keine Kontrolle habe«.

Um Argumente gegen die dysfunktionalen Gedanken zu sammeln, muss die Bedeutung, die »keine Kontrolle haben« für die Patientin hat, genauer operationalisiert und betrachtet werden. Bedeutet es, dass sie »außer Kontrolle« ist, wenn sie einmal »verbotene« Nahrungsmittel gegessen hat, muss dies öfter der Fall sein; rechtfertigt es die Schlussfolgerung, generell keine Kontrolle im Leben zu haben etc.? Um die automatischen Gedanken in Frage zu stellen, kann es für die Patientinnen auch hilfreich sein, sich in die Position einer anderen, neutralen Person zu versetzen und zu überlegen, wie diese darüber urteilen würde bzw. diese direkt nach ihrer Meinung zu fragen. Sie können auch überlegen, wie sie selbst über andere, ähnlich denkende Personen urteilen würden. Das Ziel soll sein, die Patientin selbst auf indirekte, sokratische Weise zu Zweifeln an ihrer Sichtweise anzuregen. Die Patientin sollte anschließend zu einer Entscheidung kommen, die sich auch in ihrem Verhalten niederschlägt. Im oben genannten Beispiel könnte sie z. B. beschließen, zu festgelegten Zeiten eine bestimmte Menge der verbotenen Nahrungsmittel zu essen.

Kognitionen selbst beobachten

Nachdem eine Patientin die Technik zur Identifikation und Korrektur der dysfunktionalen Gedanken verstanden hat, sollte sie diese auch in Form von Hausaufgaben regelmäßig üben. Dabei helfen modifizierte Selbstbeobachtungsprotokolle, wie sie aus der kognitiven Therapie der Depression bekannt sind (Hautzinger, 2013). Patientinnen können damit beispielsweise in Situationen, in denen ein Essanfall bevorsteht, ihre automatischen Gedanken beobachten und versuchen, angemessenere rationale Gedanken zu formulieren. Die beobachteten dysfunktionalen Gedanken können sich dabei sowohl auf den Bereich des Essverhaltens und der Körperwahrnehmung als auch auf andere Bereiche beziehen, in denen typische dysfunktionale Denkmuster auftreten, wie z. B. Bewertung der eigenen Person.

Identifikation der zugrundeliegenden dysfunktionalen Wertvorstellungen und Überzeugungen

Meist liegen den dysfunktionalen Gedanken übergeordnete dysfunktionale Überzeugungen und Werthaltungen bezogen zugrunde. Der Umgang mit ihnen unterscheidet sich nicht vom Vorgehen bei anderen Störungsbildern. Ihre Identifikation ist schwieriger als die der automatischen Gedanken. Sie sind eher als übergeordnete Regeln und Schemata zu verstehen, die das Verhalten eines Menschen in vielen verschiedenen Lebensbereichen bestimmen können. Sie müssen aus dem Verhalten der Patientin innerhalb wie außerhalb der Therapie oder ihrem Verhalten gegenüber anderen Menschen erschlossen werden. Das Vorgehen bei ihrer Überprüfung und Veränderung gleicht dem der Veränderung der dysfunktionalen Gedanken. Beispiele für dysfunktionale übergeordnete Einstellungen und Überzeugungen sind »Ich werde nur angenommen und geliebt, wenn ich ganz schlank bin«; »Wenn ich nur dünn genug wäre, wäre alles in Ordnung«; »Ich muss mich immer völlig unter Kontrolle haben«; »Wenn ich nichts esse, bin ich anderen überlegen und keiner kann mich so leicht angreifen«; »Wenn ich etwas nicht perfekt mache, dann kann ich es gleich bleiben lassen«; »Wenn es mir nicht gelingt, es meinen Eltern recht zu machen, habe ich wieder versagt«.

Überprüfung dieser Überzeugungen und Wertvorstellungen

Bei der Überprüfung und Korrektur dieser Überzeugungen sollen die Patientinnen die kurzfristigen und langfristigen Vor- und Nachteile abwägen. Und die Patientinnen sollten ein Verständnis für den Ursprung dieser Überzeugungen entwickeln. Diese können aus der Familie oder aus dem gesellschaftlichen Umfeld kommen. Beispiele dafür sind »Nur Höchstleistungen sind gut genug« oder »Zeige deine Gefühle nicht nach außen«. Das Hinterfragen dysfunktionaler Überzeugungen sollte am Ende zu konkreten neuen verhaltensbezogenen Zielen führen. Eine Patientin kann beispielsweise zu der Überzeugung kommen, dass Kontrolle von Gefühlen in bestimmten Lebensbereichen durchaus sinnvoll sein kann, in anderen aber eher schädlich, da ihre irrationalen Überzeugungen dadurch nur aufrechterhalten und nicht in Frage gestellt werden. Oder sie kann feststellen, dass es langfristig besser für sie ist, ihre Eigenständigkeit gegenüber ihren Eltern über eine Stärkung ihrer sozialen Kompetenz und stärkere Abgrenzung zu erreichen als über Nicht-Essen.

Der Zugang zu den kognitiven Anteilen des Problemverhaltens kann sehr unterschiedlich sein. Manche Patientinnen profitieren von der direkten Bearbeitung der Kognitionen im Gespräch. Anderen fällt es leichter, sich über die Verhaltensänderungen wie etwa dem Abbau der Schwarzen Liste oder dem Beenden des täglichen Wiegens mit den dysfunktionalen Kognitionen und Überzeugungen auseinanderzusetzen und diese zu verändern.

Therapiebeispiel

Beispiele für dysfunktionale Kognitionen bei Patientinnen mit Essstörungen

- **Übergeneralisierung:** »Solange ich noch normal gegessen habe, war ich fett. Wenn ich damit wieder anfange, werde ich wieder fett werden«; »Als ich normales Gewicht hatte, war ich auch nicht glücklich. Also wird es mir nicht besser gehen, wenn ich jetzt weiter zunehme.«
- **Selektive Abstraktion:** »Ich habe eine Freundin gefragt, ob sie Lust hat, mit mir ins Kino zu gehen. Sie hat gesagt, sie habe schon etwas anderes vor. Bestimmt mag sie mich nicht und geht lieber mit anderen Leuten weg«; »Ich weiß, dass es unsinnig ist, dass ich mich übergebe. Wenn ich es trotzdem tue, bedeutet es,

dass ich schwach und haltlos bin«; »Ich bin nur dann etwas Besonderes, wenn ich dünn bin«.

- **Abergläubisches Denken:** »Ich muss die Sachen aus dem Kühlschrank aufessen, damit ich nicht in Gefahr komme, einen weiteren Essanfall zu bekommen«; »Wenn ich abends eine normale Mahlzeit zu mir nehme, nehme ich noch schneller zu«; »Wenn ich Süßigkeiten esse, setzen diese sofort am Bauch an«
- **Personalisierung:** »Zwei Personen lachten und tuschelten miteinander, als ich vorbeiging. Wahrscheinlich haben sie gesagt, ich sehe unattraktiv aus. Ich habe ja auch drei Pfund zugenommen«; »Wenn ich jemanden sehe, der übergewichtig ist, befürchte ich gleich, auch so zu werden.«

Therapieprotokoll

Protokoll zur Erfassung automatischer Gedanken.
Beispiel für ein ausgefülltes Arbeitsblatt 11.

Datum: 14. Februar

Situation	Jemand äußert Kritik an mir, an einer Verhaltensweise, an einer bestimmten Sache. Jemand sagt etwas zu mir, was ich als Kritik erlebe.
Gefühle	Ich fühle mich als Person im Ganzen angegriffen. Ich habe Angst, allein zu sein. Angst, von anderen abgelehnt zu werden. Angst, der Kritik nicht gewachsen zu sein.
Automatische Gedanken	Der kann mich nicht leiden. Die will mich fertigmachen, mir wehtun. Dagegen komme ich nie an. Am liebsten würde ich jetzt weinen oder weglaufen.
Hilfreichere Gedanken	Ruhe bewahren!! Der andere äußert eine konkrete Kritik an mir und meint mich nicht als ganze Person. Vielleicht hat die andere ja Recht. Ich versuche in Ruhe darüber nachzudenken und nicht in Panik zu geraten. Nur weil eine Sache an mir kritisiert wird, ist nicht alles an mir schlecht.

Ergebnis	Ruhiges Auseinandersetzen. Lernen, negative Kritik zu akzeptieren.

Datum: 19. Februar

Situation	Ich möchte etwas an meiner Freundin kritisieren, traue mich aber nicht.
Gefühle	Angst, Unsicherheit, Vorsicht.
Automatische Gedanken	Ist es überhaupt berechtigt, geht mich das überhaupt etwas an? Angst vor Rückschluss: Werde ich dann auch angegriffen, kommt die Retourkutsche? Es ist besser, wenn ich den Mund halte. Das wäre ein zu starker Eingriff in die Intimsphäre.
Hilfreichere Gedanken	Wenn ich eine Meinung habe, will ich auch lernen, sie zu äußern und dazu zu stehen. Jemand anderen zu kritisieren, bedeutet nicht automatisch die Retourkutsche. Außerdem will ich auch lernen, mich ohne allzu große Angst mit der Retourkutsche auseinandersetzen.
Ergebnis	Lernen, Kritik äußern zu können. Nicht alles schlucken, sich nicht immer anpassen.

8.3.5 Förderung der Körperzufriedenheit

Die Unzufriedenheit mit dem eigenen Körper und die verzerrte Wahrnehmung des Körpers stehen im subjektiven Erleben von Patientinnen mit Anorexia und Bulimia nervosa häufig im Vordergrund. Extrem abgemagerte Patientinnen erleben und beschreiben sich oft entgegen objektiver Kriterien wie Gewicht und Kleidergröße als fett und übergewichtig. Und normalgewichtige Frauen mit Bulimia nervosa können wegen einer Gewichtszunahme von nur einem Kilogramm verzweifelt sein. Auffallend ist dabei, dass die verzerrte Wahrnehmung auch unabhängig vom Gewicht bestehen bleibt, Patientinnen sich also auch nach erheblicher Gewichtsabnahme immer noch als übergewichtig empfinden.

Eine geringe Körperzufriedenheit sowie eine überwertige Rolle von Figur und Gewicht für den Selbstwert sind Leitsymptome von Essstörungen und können sowohl eine Vorbedingung für restriktives Essverhalten als auch eine Folge einer langjährigen Essstörung sein. Bei der Entwicklung eines negativen Körperbildes können soziokulturelle Einflüsse und individuelle Faktoren wie soziale Unsicherheit, ein Perfektionismus oder ein höherer Set-Point eine Rolle spielen. Unzufriedenheit mit dem Körper kann sich dabei auf der Wahrnehmungsebene durch Überschätzung der Körpermaße, auf der kognitiven Ebene durch abwertende Einstellungen zum Körper, auf der emotionalen Ebene durch Scham- oder Ekelgefühle und auf der Verhaltensebene durch körperbezogenes Kontroll- und Vermeidungsverhalten äußern (Vocks et al., 2006). Bei der Aufrechterhaltung von Essstörungen spielt eine geringe Körperzufriedenheit eine entscheidende Rolle. In der Therapie sollte deshalb die Körperzufriedenheit aktiv gefördert werden. Dazu gehören die Auseinandersetzung mit dem gesellschaftlichen Schlankheitsideal und die Vermittlung entsprechender sozialer und Medienkompetenz genauso wie die Korrektur von Wahrnehmungsverzerrungen, die kognitive Umstrukturierung körperbezogener dysfunktionaler Einstellungen, der Umgang mit Gefühlen im Zusammenhang mit dem Körper und der Abbau körperbezogenen Kontroll- und Vermeidungsverhaltens. Dabei kann der Schwerpunkt der therapeutischen Arbeit mit unterschiedlichen Patientinnen auf unterschiedlichen Aspekten des Körperbildes liegen: Während manche Patientinnen gut von kognitiven Techniken profitieren, sind für andere eher Übungen zum Abbau von Vermeidungsverhalten hilfreich. Die Mehrzahl der hier vorgestellten Interventionsstrategien und Übungen setzt an mehreren Ebenen an.

Selbstbeobachtungstagebücher können gezielt genutzt werden, um Situationen zu analysieren, in denen sich eine Patientin unwohl in ihrem Körper fühlt. Neben typischen inneren und äußeren Auslösern können so auch automatische Gedanken identifiziert werden und die Patientin kann dazu angeleitet werden, diese automatischen Gedanken durch wohlwollendere Gedanken zu ersetzen. Häufig reagieren Patientinnen auf Konfliktsituationen oder unangenehme Gefühle mit Ablehnung des Körpers. Hier kann Selbstbeobachtung dabei unterstützen, das Urteil über den Körper von äußeren und inneren Bedingungen, bei denen der Körper eigentlich keine Rolle spielt (z. B. Streit mit dem Partner, Kritik durch Kollegen, Gefühl der Einsamkeit), zu entkoppeln.

Eine weitere Möglichkeit der Auseinandersetzung mit Kognitionen und Einstellungen ist die Übung »Brief an meinen Körper«. Patientinnen werden dabei ermutigt, einen Brief an einen bestimmten Teil ihres Körpers zu schreiben und diesem Körperteil mitzuteilen, was sie über ihn denken, wie er ihr Leben beeinflusst und was sie sich von ihm wünschen. Im nächsten Schritt sollen Patientinnen eine Antwort aus Sicht des Körperteils verfassen. Die Übung kann dabei unterstützen, automatische Gedanken zu hinterfragen und durch wohlwollendere Gedanken zu ersetzen.

Spiegel- und Videoübungen können mit unterschiedlichen Zielsetzungen durchgeführt werden, wobei die Zielsetzung vor Beginn der Übung gemeinsam mit der Patientin festgelegt werden und die Instruktion entsprechend formuliert werden sollte. Einerseits können Spiegel- und Videoübungen als Konfrontationsübung durchgeführt werden. Dabei soll die Patientin im Rahmen der Übung aufkommende Gedanken und unangenehme Gefühle wie Scham oder Ekel aushalten, ohne sie aktiv zu verändern. Ziel ist die Habituation, also ein Nachlassen der Intensität der Gefühle. Zum zweiten können Spiegel- und Videoübungen genutzt werden, um an körperbezogenen Kognitionen zu arbeiten. Dabei kann die Anweisung entweder lauten, den Körper in neutralen, nicht wertenden Worten zu beschreiben, oder die Patientin kann dazu angehalten werden, eine bestimmte Anzahl von Körperteilen zu benennen, die sie mag. Bei allen Spiegel- und Videoübungen sollte darauf geachtet werden, dass die Patientin einen Zeitpunkt wählt, zu dem sie durch die Übung nicht überfordert wird, z. B. nicht unmittelbar nach dem Essen. Die Übungen können mit therapeutischer Begleitung oder eigenständig durchgeführt werden. Die Schwierigkeit der Übungen kann durch die Intensität der Beleuchtung des Raumes sowie durch die Auswahl der während der Übung getragenen Kleidung variiert werden; die Patientin kann eng anliegende Kleidung oder Unterwäsche tragen oder unbekleidet sein. Bei Patientinnen, die noch nicht das Mindestnormalgewicht erreicht haben, sollte der Schwerpunkt zunächst auf einer realistischeren Wahrnehmung des Körpers liegen. Bei Spiegelübungen sollte darauf geachtet werden, dass ein Spiegel gewählt wird, der ausreichend groß ist, um den gesamten Körper der Patientin abzubilden.

Bezüglich der Auseinandersetzung mit dem gesellschaftlichen Schlankheitsideal kann es hilfreich sein, einen kritischen Umgang mit Medien bei den Patientinnen zu fördern. Dabei können Ausschnitte aus Zeitschriften oder Videoclips als Material für die Auseinandersetzung mit dem Schlankheitsideal und weiblichen Rollenmodellen dienen. Im Rahmen eines sozialen Kompetenztrainings können Patientinnen zudem üben, mit kritischen Kommentaren zu ihrem Körper adäquat umzugehen.

Zentral für die Erweiterung des Handlungsspielraums der Patientinnen und auch für den Aufbau körperbezogener positiver Aktivitäten ist der Abbau von körperbezogenem Kontroll- und Vermeidungsverhalten. Viele Patientinnen meiden Situationen, in denen andere Gelegenheit haben, ihren Körper zu bewerten, oder in denen sie selbst mit ihrem Körper konfrontiert werden, gehen beispielsweise nicht mehr schwimmen, vermeiden, neue Kleidung zu kaufen oder bestimmte vermeintlich unvorteilhafte Körperhaltungen einzunehmen. Dem gegenüber steht oft körperbezogenes Kontrollverhalten. Hier sollten konkrete Verhaltensübungen geplant werden, in denen auf Vermeidungs- oder Kontrollverhalten verzichtet wird, und so eine Realitätsprüfung möglich wird. Wichtig ist dabei, Übungen auszuwählen, die die Patientin herausfordern, aber weder unter- noch überfordern. Zudem sollte darauf geachtet werden, die Ziele sehr konkret zu formulieren und einen festen Zeitpunkt für die Übungen einzuplanen. Vor der Übung sollten gemeinsam automatische Gedanken und Gefühle, die normalerweise in solchen Situationen auftreten, und hilfreichere Gedanken, die der Patientin helfen, sich der Situation zu stellen, erarbeitet werden.

Körpererfahrung kann auch belasten. Neben den positiven Möglichkeiten, die in der Auseinandersetzung mit dem eigenen Körper und der Korrektur der verzerrten Körperwahrnehmung liegen, kann die Körpererfahrung für einzelne Patientinnen durchaus auch sehr belastend wirken. Dies kann etwa der Fall sein, wenn sich eine Patientin nach Gewichtszunahme als viel zu dick empfindet und den Eindruck hat, bestimmte Körperregionen wie Hüfte, Po oder Bauch seien jetzt besonders unförmig. In diesem Fall kann beispielsweise die Konfrontation mit dem Spiegel- oder Videobild für die Patientinnen sehr belastend sein. Wichtig ist in dieser Situation immer wieder die Betonung der verschieden Aspekte der äußeren Erscheinung und nicht nur die Konzentration auf genau diese Körperpartien.

Psychomotorische Therapie in der Gruppe

Im Rahmen einer stationären Behandlung ist die psychomotorische Therapie Teil eines Gesamtkonzepts. Als vorteilhaft hat sich dabei erwiesen, wenn Patientinnen mit Anorexia und Bulimia nervosa in unterschiedlichen Stadien der Behandlung in einer Gruppe sind. Vor allem Patientinnen mit Anorexia nervosa haben in sehr abgemagertem Zustand zu Beginn der Behandlung häufig große Schwierigkeiten mit der direkten Auseinandersetzung mit dem eigenen Körper. Dies äußert sich oft auch darin, dass sie bewusst versuchen, ihre Körperformen durch betont weite Kleidung zu verhüllen. Umgekehrt kann aber für die Patientinnen mit Bulimia nervosa, die häufig ein höheres Gewicht haben, die Konfrontation und der Vergleich mit den extrem dünnen Patientinnen mit Anorexia nervosa problematisch werden.

Die Patientinnen, die schon seit längerer Zeit in der Klinik sind und bereits an Gewicht zugenommen haben, können für die neuen Patientinnen manchmal Modellfunktion haben und motivierend wirken. Die während der psychomotorischen Therapie auftretenden Gefühle und Reaktionen sollten im Anschluss daran gemeinsam besprochen werden. Die Übungen können auch auf Video aufgezeichnet werden und die Beobachtungen und Empfindungen dazu anschließend in der Gruppe besprochen werden. Zusätzlich kann man die Erfahrungen der Körpertherapie im Rahmen der Einzel- oder Gruppentherapie besprechen.

Ziel einer psychomotorischen Therapie ist die bewusste Auseinandersetzung mit dem Körper und den damit verbundenen Gefühlen. Die Patientinnen sollen über neue Erfahrungen mit dem eigenen Körper lernen, ihre verzerrte Wahrnehmung zu korrigieren und ihren Körper besser zu akzeptieren. Hierfür bietet sich besonders ein gruppentherapeutisches Vorgehen an, das sowohl die Konfrontation mit anderen Menschen und deren Figur als auch die Rückmeldungen von anderen über die verzerrte Wahrnehmung des eigenen Körpers ermöglicht. Entsprechende Übungen dazu können verschiedene Bereiche einschließen, z. B. rhythmische Übungen, Videofeedback oder Übungen, die bestimmte Interaktionen in der Gruppe zum Gegenstand haben. Bewährt haben sich mehrere Übungen, die auch aus der Gestalttherapie bekannt sind:

- **Übungen zur Kontaktaufnahme:** Hier geht es in erster Linie um Übungen, bei denen die Patientinnen mit anderen in Kontakt treten und sie berühren sollen, was vielen Patientinnen schwerfällt.

- **Vertrauensübungen:** Im Rahmen dieser Übungen sollen die Patientinnen sich anderen anvertrauen, sich z. B. in einem größeren Kreis fallen und auffangen lassen oder sich von einer anderen Patientin mit verbundenen Augen führen lassen.
- **Übungen zur Körpererfahrung:** Hierzu gehören Übungen, bei denen bestimmte Körperregionen wie Bauch oder Oberschenkel als Vorstufe zu Massageübungen abgetastet werden, Konfrontationsübungen vor dem Spiegel oder mit Videoaufnahmen, Entspannungsübungen, spezielle Atemübungen und Massageübungen.
- **Übungen zum Körperausdruck:** Zur bewussteren Wahrnehmung und Verbesserung des Körperausdrucks dienen auch Bewegungsübungen nach Musik, freies Tanzen und pantomimische Übungen.
- **Übungen zur Verbesserung der Körperakzeptanz und des sexuellen Erlebens:** Viele Patientinnen haben nicht nur Schwierigkeiten im Bereich der Sexualität im engeren Sinne, sondern generell damit, ihren eigenen Körper zu berühren. Konkrete Aufgaben zur Verbesserung der Körperakzeptanz können z. B. darin bestehen, sich nach dem Baden oder Duschen am ganzen Körper einzucremen. Bei Problemen im Bereich der Sexualität können in bestimmten Fällen auch Übungen zum Umgang mit Sexualität wie beispielsweise Masturbationsübungen für die Patientinnen hilfreich sein. Alle Übungen sollen gleichzeitig die Wahrnehmung der Patientinnen korrigieren und die Selbstsicherheit erhöhen.

8.3.6 Stabilisierung und Rückfallprophylaxe

In der letzten Phase der Therapie stehen die Stabilisierung des veränderten Verhaltens und der Umgang mit kritischen Situationen oder Rückfällen im Vordergrund. Die bislang verwendeten Strategien zur Veränderung des problematischen Essverhaltens und zur Bearbeitung anderer Konflikte sollen weitergeführt werden. Mit sinkender Therapiefrequenz kann dann festgestellt werden, inwieweit diese Veränderungen auch außerhalb der Therapie stabil bleiben. Gleichzeitig sollen andere externe Kontrollen abgebaut werden, die Patientinnen sollen sich z. B. bei ihren Mahlzeiten weniger stark von kognitiver Steuerung beeinflussen lassen, sondern sich vermehrt nach Hunger- und Sättigungsgefühlen richten. Darüber hinaus sollte der Genussaspekt von Nahrung und Essen wieder größere Beachtung und Bedeutung gewinnen.

Hat sich im Rahmen der bisherigen Therapie die primäre Symptomatik gebessert oder ist die Patientin inzwischen weitgehend symptomfrei, geht es jetzt in erster Linie darum, die auftretenden »Rückfall«- oder »Risiko«-Situationen zu erkennen und hinsichtlich ihrer Auslösebedingungen zu analysieren. Hierfür können z. B. die zu Beginn der Therapie verwendeten Selbstbeobachtungsbögen benutzt werden. Die Art der Auslöser hat sich vermutlich gegenüber dem Beginn der Behandlung verändert. Sofern sich das Essverhalten normalisiert hat, wird Hunger als Auslöser weniger häufig auftreten. Hingegen werden die noch bestehenden Konflikte eine stärkere Rolle spielen, und es muss deutlich werden, an welchen dieser Konflikte die Patientin auch nach Beendigung der Therapie weiterarbeiten muss. Diese und in der Vergangenheit

AB 12

erfolgreiche Strategien kann sie zusammenfassend notieren und in Krisensituationen als Erinnerungshilfe verwenden (s. AB 12).

Am Ende der Therapie wird ausführlich erarbeitet, wie Patientinnen mit möglichen Krisen und Rückfällen umgehen können. Die Patientinnen sollen darauf vorbereitet werden, dass im Zusammenhang mit Stress und anderen Belastungen auch später noch Essanfälle und Probleme wieder auftreten können. Eine Liste bewährter Vorschläge zum Umgang mit solchen Krisen findet sich in Informationsblatt 5; diese Informationen sollen helfen, Patientinnen auf solche Situationen vorzubereitet. IB 5

Therapieprotokoll

Analyse von »kritischen« oder Rückfall-Situationen

Beispiel für ein von der Patientin ausgefülltes Arbeitsblatt 12.

»Kritische« Situationen:

Bin hungrig, weiß aber nicht, was ich essen will.

Alleine zu Hause (nachmittags, früher Abend).

Wenn ich mir keine Ruhe gönne.

Buffets, leckeres Essen.

Enttäuschungen.

Stadtbummel.

Erfolgreiche Strategien im Umgang mit »kritischen« Situationen:

Mir frühzeitig überlegen, was ich essen könnte, wenn ich hungrig werde, und rechtzeitig dafür einkaufen.

Ruhe zulassen und genießen.

Gegen die Gedanken angehen, dass ich nie wieder so leckeres Essen umsonst bekomme.

Meine persönlichen Gefühle und Bedürfnisse zulassen und ansprechen.

Beim Stadtbummel: eine Kleinigkeit essen.

Entscheidungen für mich alleine treffen und mir selbst sagen: »Ich will ...«.

9 Therapie in verschiedenen Settings

Vor Aufnahme einer Behandlung muss geklärt werden, welches Setting indiziert ist. Welche Form der Behandlung ist im Einzelfall sinnvoll: eine ambulante Therapie, eine tagesklinische oder eine stationäre Behandlung? In der Regel werden medizinische und psychotherapeutische Überlegungen des Therapeuten für diese Entscheidung ausschlaggebend sein. Zu beachten sind aber auch ökonomische und strukturelle Bedingungen und nicht zuletzt die Meinung der Patientin. Empirisch gestützte Entscheidungen zur Wahl des geeigneten Settings sind kaum möglich, da die Gesundheitssysteme verschiedener Länder praktisch nicht vergleichbar sind. Die im Folgenden aufgeführten Entscheidungskriterien zur Wahl des geeigneten Settings begründen sich daher in erster Linie auf klinische Erfahrungen und Überlegungen und orientieren sich an der S3-Leitlinie für die Behandlung von Essstörungen (AWMF, 2010).

Entscheidungskriterien für die Therapieplanung bei Anorexia und Bulimia nervosa

Argumente für eine ambulante Psychotherapie:

- Kein ausgeprägtes Untergewicht: BMI > 15 kg/m^2
- Keine sehr ausgeprägten psychosozialen Probleme
- Keine schwerwiegende Komorbidität
- Ablehnung der notwendigen stationären Behandlung durch die Patientin

Argumente für eine tagesklinische Behandlung:

- Keine ausreichende Betreuung im ambulanten Setting möglich (z. B. hinsichtlich Intensität, Multimodalität)
- Kein ausreichender Fortschritt im Rahmen der ambulanten Behandlung
- Vorliegen von Problemen, die eher im Gruppensetting behandelt werden sollten (z. B. interaktionelle Probleme)

Argumente für die stationäre Aufnahme in einer Klinik:

- Scheitern vorangegangener ambulanter Therapieversuche
- Kein geeignetes ambulantes Psychotherapieangebot vorhanden
- Ablehnung einer ambulanten Psychotherapie durch die Patientin
- Überforderung der Patientin im ambulanten Setting
- Ausgeprägte psychosoziale Probleme
- Erhebliche psychische Komorbidität
- Starkes Untergewicht: BMI < 15 kg/m^2
- Erhebliche somatische Komorbidität oder medizinische Komplikationen

Argumente für eine Zwangsbehandlung:

- Schwerwiegende somatische Komplikationen
- Suizidalität oder andere schwerwiegende Selbstgefährdung

- Sehr starkes Untergewicht: BMI < 13 kg/m^2

Argumente für eine Pharmakotherapie:

- Unzureichende Reduktion von Essanfällen und Erbrechen unter Psychotherapie
- Ablehnung einer Psychotherapie durch die Patientin
- Kein geeignetes Psychotherapieangebot vorhanden
- erhebliche psychische Komorbidität

Argumente für eine Familientherapie oder für die enge Einbindung von Angehörigen und Partnern:

- Alter < 18 Jahre
- Lebensmittelpunkt in der Familie
- Angehörige oder Partner sind wichtige Bezugspersonen

Im Einzelfall muss das Vorgehen in Abhängigkeit von der klinischen Situation sorgfältig abgewogen und mit der Patientin besprochen werden. Als Orientierung kann für die Bulimia nervosa gelten, dass die Therapie der ersten Wahl in der Regel eine ambulante Psychotherapie sein sollte, sofern nicht weitere komorbide Störungen oder andere Faktoren vorliegen, die eine positive Entwicklung unter ambulanten Bedingungen unwahrscheinlich erscheinen lassen und eine Überforderung der Patientin darstellen. Bei der Anorexia nervosa hingegen sollte sehr frühzeitig bereits an eine stationäre Behandlung gedacht werden, da die untergewichtigen Patientinnen von einem ambulanten Setting nur selten ausreichend profitieren. Therapeuten, die anorektische Patientinnen zu lange ohne erkennbare Fortschritte bei der Gewichtssteigerung und der Veränderung im Essverhalten ambulant behandeln, laufen Gefahr, selbst zu einem aufrechterhaltenden Faktor der Essstörung zu werden und damit zur Chronifizierung der Erkrankung beizutragen.

Während aus rein medizinischen und psychotherapeutischen Gesichtspunkten die Wahl des Behandlungssettings in der Regel nicht schwer fällt, wird die Entscheidung häufig auch durch die spezifischen sozialen Rahmenbedingungen und die gesetzlichen Vorschriften beeinflusst. So kann es vorkommen, dass Patientinnen aufgrund mangelnder ambulanter psychotherapeutischer Versorgungsmöglichkeiten oder zu langer Wartezeiten in stationäre Therapieeinrichtungen eingewiesen werden. Oder ihnen kann die empfohlene Therapie gar nicht vermittelt werden, da kein entsprechendes Behandlungsangebot in räumlicher Nähe besteht.

Es ist aber auch nicht selten, dass Patientinnen eine ihnen empfohlene Therapie gar nicht in Anspruch nehmen wollen. Teilweise bestehen sie sofort auf einer stationären Behandlung, obwohl vielleicht eine ambulante oder teilstationäre Maßnahme auch ausreichend hilfreich wäre. Auf der anderen Seite sind anorektische Patientinnen manchmal jahrelang nicht bereit, in eine stationäre Behandlung einzuwilligen, da sie sich nicht eingestehen können, dass sie mit der Bewältigung ihrer Symptomatik überfordert sind. Oder sie befürchten, durch eine Therapie zu sehr in ihrer Autonomie eingeengt zu werden. In Einzelfällen laufen sie Gefahr, sich auf diese Weise zu Tode zu hungern, sodass sogar eine Zwangsbehandlung erwogen werden muss.

Ein großes Problem besteht auch bei den Übergängen zwischen den unterschiedlichen Behandlungssettings. Hierbei sind bislang immer noch viele Fragen offen, von denen nur einige genannt werden sollen:

- Wie lange sollte man ambulant behandeln, bevor man sich zur teilstationären oder stationären Behandlung entschließt?
- Aufgrund welcher Kriterien sollte entschieden werden, wie lange eine Patientin stationär behandelt werden sollte und wann sie aus der Klinik entlassen werden kann?
- Wie häufig sollte eine Patientin stationär behandelt werden?
- Welche Zeiträume sollten zwischen zwei stationären Aufnahmen liegen?

Zu diesen Fragen gibt es keine eindeutigen Antworten. Daher wird der Umgang mit diesen Fragen auch weiterhin sehr von der Einstellung und Erfahrung der Therapeuten abhängen. Hilfreich in dieser Situation kann für den Behandler sein, sich regelmäßig die Frage zu stellen, ob das augenblickliche Setting wirklich zielführend für den Heilungsprozess der Patientin ist oder ob eventuell sogar gegen den Willen der Patientin nach einer Alternative gesucht werden muss. In jedem Fall sollte der Behandler immer wieder prüfen, ob er den gemeinsamen Behandlungsauftrag in dem vorhandenen Setting wirklich umsetzen kann. Wurden bei Behandlungsbeginn klare Therapieziele und entsprechende Indikatoren zusammen mit der Patientin formuliert, können diese für die Überprüfung des Krankheitsverlaufs hinsichtlich ihrer Wirksamkeit hinzugezogen werden, um dann eine Entscheidung über die Weiterbehandlung zu fällen. Dabei ist es wichtig, die Patientin schon frühzeitig über mögliche Alternativbehandlungen zu informieren und ihr die Entscheidung transparent zu machen, da jeder Behandlungsabbruch auf Seiten des Therapeuten zu einer sehr starken Verunsicherung der Patientin führen kann. Solche Entscheidungen brauchen Zeit, und die Patientin sowie eventuell auch ihre Angehörigen sollten frühzeitig in die Überlegungen einbezogen werden. Die gleichen Überlegungen gelten auch, wenn die Patientin den Wunsch nach einem Settingwechsel oder einem Therapeutenwechsel äußert. In diesem Fall sollte der Behandler sich die Zeit nehmen, die Situation mit der Patientin in Ruhe zu besprechen.

9.1 Ambulante Therapie

Die ambulante Psychotherapie richtet sich vor allem an Patientinnen, die trotz ihrer Essstörung nicht zu sehr eingeschränkt und noch ausreichend steuerungsfähig sind sowie über ein gutes soziales Funktionsniveau mit einem unterstützenden sozialen Umfeld verfügen. Sie sollten keine gravierenden komorbiden Erkrankungen wie beispielsweise schwere Depressionen, Zwänge oder selbstverletzende Verhaltensweisen haben und sich in einem körperlich ausreichend stabilen Zustand befinden. Ihr Gewicht sollte mindestens einem BMI von 15 entsprechen. Da sowohl bei der Anorexia als auch der Bulimia nervosa generell eine körperliche Gefährdung besteht, ist bei der psychotherapeutischen Behandlung eine ärztliche Mitbetreuung beispielsweise durch einen Facharzt für Innere Medizin oder Allgemeinmedizin unabdingbar. Erscheint die Gabe von Psychopharmaka notwendig, sollte auf jeden Fall ein Facharzt für Psychiatrie und Psychotherapie oder für Psychotherapeutische Medizin in die Behandlung mit einbezogen werden.

Voraussetzungen für ambulante Therapie

- Stabiler körperlicher Zustand (BMI nicht unter 15)
- Zustimmung eines mitbetreuenden Arztes
- Compliance der Patientin zur Gewichtszunahme (bei A. n.) oder Gewichtskonstanz (B. n.)
- Keine schwerwiegende Komorbidität (Depression, Zwänge, Selbstverletzungen etc.)
- Keine akute Suizidalität
- Ausreichende Stützung im sozialen Umfeld vorhanden
- Mitarbeit der Familie bei jüngeren Patientinnen

Für bulimische Patientinnen ist die ambulante Psychotherapie in der Regel die Therapie der ersten Wahl. Anorektische Patientinnen hingegen sind im ambulanten Setting häufig überfordert und benötigen den strukturierenden Rahmen einer stationären Einrichtung, die über ein spezielles Behandlungssetting für diese Patientinnen verfügen. Dies ist am ehesten in Kliniken mit einer entsprechenden Spezialisierung vorzufinden. Bei der Behandlung anorektischer und bulimischer Patientinnen kann eine ambulante Psychotherapie aus drei Gründen erfolgen:

(1) Die ambulante Therapie soll die Patientin zu einer stationären Behandlung motivieren, da die Patientin im ambulanten Setting überfordert oder zu sehr gefährdet ist und keine ausreichenden Fortschritte macht.
(2) Die ambulante Therapie ist für die Patientin ausreichend.
(3) Die ambulante Therapie dient als Nachbetreuung der Patientin nach einem stationären Aufenthalt.

Vor Behandlungsbeginn sollten die notwendigen Rahmenbedingungen, unter denen die Therapie erfolgversprechend stattfinden kann, ausführlich mit der Patientin und gegebenenfalls auch den Angehörigen besprochen werden. Gerade bei gefährdeten Patientinnen und vor allem auch solchen, bei denen der Behandler eigentlich eine stationäre oder teilstationäre Therapie für notwendig erachtet, sollte die Therapie zunächst auf einen Zeitraum von ca. 20 bis 25 Stunden begrenzt werden und dies mit der Patientin auch so besprochen werden. Innerhalb dieser Zeit lässt sich in der Regel sehr gut abschätzen, ob die Patientin ausreichend von dem ambulanten Angebot profitieren kann oder ob nicht doch weiterführende Maßnahmen eingeleitet werden müssen. Besonders in der Behandlung anorektischer Patientinnen hat sich dieses Vorgehen als sehr sinnvoll erwiesen, da ein Großteil der Patientinnen feststellt, dass sie in diesem Setting nicht zu einer umfassenden Verhaltensänderung im Essensbereich mit entsprechender Gewichtszunahme in der Lage sind. In der Regel fällt es diesen Patientinnen dann auch leichter, sich auf ein stationäres oder teilstationäres Programm einzulassen, wenn sie selbst erlebt haben, dass sie die vereinbarte Gewichtszunahme mit der notwendigen Verhaltensänderung nicht erreichen konnten. Um dann eine relativ rasche Aufnahme in einer geeigneten Klinik zu erreichen, empfiehlt es sich, dass diese sehr gefährdeten Patientinnen sich schon zu Beginn der ambulanten Therapie eine stationäre Einrichtung anschauen und dort ein Vorgespräch führen. Dies kann bestehende Ängste abbauen und eine spätere Aufnahme beschleunigen.

Trotz großer Angst vor Gewichtszunahme sollte bei anorektischen Patientinnen eine kontinuierliche, wöchentliche Gewichtszunahme von 500 g bis 700 g pro Woche vereinbart werden. Vereinbarungen über Gewichtszunahmen im Bereich von unter 500 g halten wir nicht für sinnvoll. Eine echte Gewichtszunahme muss sich auch erkennbar in einer gesteigerten Nahrungsaufnahme niederschlagen und anhand der Ernährungsprotokolle nachvollziehbar sein.

Rahmenbedingen für ambulante Therapie

- Zunächst Begrenzung auf etwa 25 Therapiestunden
- Anfangs zwei Therapiestunden pro Woche
- Anzustrebendes Mindestnormalgewicht definieren
- Bei untergewichtigen Patientinnen kontinuierliche Gewichtszunahme festlegen (ca. 500–700 g pro Woche)
- Gewichtskontrolle und wöchentliches Wiegen vereinbaren
- Regelmäßige Überwachung des körperlichen Zustands durch einen Arzt
- Bei jungen Patientinnen Einbezug der Eltern
- In Einzelfällen parallele Anmeldung in einer geeigneten Klinik

Bei Beginn der Therapie empfiehlt es sich, zwei Therapiestunden pro Woche zu vereinbaren, da anfangs ein Großteil der Zeit auf die Besprechung zur Etablierung eines normalisierten Essverhaltens verwendet werden muss. Dabei kann bei der Patientin der Eindruck entstehen, dass ihre Schwierigkeiten einseitig auf die Themen Essen und Gewicht reduziert werden, wenn nicht auch ausreichend Zeit dafür besteht, die Patientin mit all ihren anderen Problemen ausreichend kennenzulernen und diese Bereiche auch zu thematisieren. Es kann hilfreich sein, eine Ernährungsberaterin in die Therapie einzubeziehen, sofern die Inhalte mit dem Therapeuten abgestimmt werden.

Bei allen untergewichtigen Patientinnen sollte das Gewicht wöchentlich kontrolliert werden. Wird die Patientin unbekleidet oder in Unterwäsche gewogen, bietet es sich an, dieses in der Praxis des mitbehandelnden Arztes durchzuführen, der die Patientin sowieso in regelmäßigen Abständen sehen sollte. Ab einem BMI von 18 kann die wöchentliche Gewichtskontrolle auch in größeren Abständen durchgeführt werden, wenn die Patientin über ausreichende Selbstkontrolle im Essensbereich verfügt.

Bei jüngeren Patientinnen hat es sich als günstig erwiesen, die Eltern von Anfang an in die Therapie miteinzubeziehen, da sich die Probleme der Patientin in der Regel auf alle Familienmitglieder auswirken und die Angehörigen häufig auch auf Hilfe im Umgang mit dem betroffenen Familienmitglied angewiesen sind. Die Frequenz und die Häufigkeit der Therapiesitzungen zusammen mit den Angehörigen sollte sehr detailliert und auch nur mit Einwilligung der Patientin abgesprochen werden. In einzelnen Fällen kann es durchaus sein, dass die Patientin anfangs keinen Einbezug der Angehörigen wünscht, da sie erst einmal ausreichendes Vertrauen zum Therapeuten aufbauen möchte. Dies sollte respektiert werden. Gespräche mit den Angehörigen sollten unserer Erfahrung nach nur in Anwesenheit der Patientin oder mit deren Wissen und Zustimmung geführt werden, um von Anfang an zu vermeiden, dass die Patientin das Gefühl hat, dass zwischen Behandler und Angehörigen eine Allianz »hinter ihrem Rücken« geschmiedet wird. Das Gleiche gilt auch für Telefonate mit den Angehörigen oder für kurze persönliche Auskünfte über die Patientin in ihrer Abwesenheit. Zieht man sich hierbei auf die »ärztliche Schweigepflicht« zurück und hat dieses Vorgehen auch von Anfang an artikuliert, so wird das meistens auch problemlos akzeptiert. Im Rahmen dieser Gespräche mit Angehörigen sollte der Patientin immer wieder vermittelt werden, dass der Behandler primär versucht, die Sicht- und Erlebensweise der Patientin zu erfassen, und sie darin unterstützt, diese gegenüber den Angehörigen zu vertreten. Dabei sollte der Behandler in diesem Vermittlungsprozess als Unterstützer der Patientin auftreten und allen Beteiligten von Anfang an deutlich machen, dass er im Zweifelsfall immer auf Seiten der Patientin steht und auch in einer gewissen Schutzfunktion für seine Patientin auftritt. Dies heißt nicht, dass der Behandler sich bedingungslos mit den Bedürfnissen seiner Patientin gegen die Angehörigen solidarisieren sollte oder dass er die Sichtweise der Patientin ungefiltert übernimmt, sondern dass er ihr dabei hilft, sich selbst besser zu verstehen und auch zu lernen, dies anderen gegenüber auszudrücken. Aufbauend auf diesem Prozess kann dann mit der Patientin sukzessive die Modifizierung ihrer eigenen störenden Erlebens- und Verhaltensweisen vorgenommen werden.

Die Dauer der ambulanten Psychotherapie ist abhängig von der Schwere der Symptomatik und wird in der Regel bei einer Langzeittherapie im Bereich von 45 bis 80 Stunden liegen. In Einzelfällen kann auch eine längere Behandlung erforderlich sein. Generell sollte der Behandler in regelmäßigen Abständen zusammen mit der Patientin überprüfen, ob die für den vorliegenden Therapieabschnitt vereinbarten Therapieziele erreicht werden konnten und eine weitere Behandlung in diesem ambulanten Setting wirklich erfolgversprechend ist.

9.2 Tagesklinische Behandlung

9.2.1 Vor- und Nachteile tagesklinischer Behandlung von Essstörungen

Die psychotherapeutische Behandlung von Essstörungen im teilstationären Setting gewinnt zunehmend an Bedeutung, zumal ihr im Vergleich zu stationärer Behandlung sowohl finanzielle als auch klinische Vorteile zugesprochen werden. Der am häufigsten diskutierte klinische Vorteil tagesklinischer Behandlung gegenüber dem stationären Vorgehen resultiert aus der Möglichkeit, bestehende Sozialkontakte aufrechterhalten zu können. Soweit vorhanden kann soziale Unterstützung durch Freunde und Familie weiterhin in Anspruch genommen werden. Außerdem ist es im Rahmen einer tagesklinischen Behandlung leichter möglich, Angehörige intensiver in die Therapie einzubinden. Ein wichtiger Vorteil ist darin zu sehen, dass durch den Verbleib der Patientinnen in ihrem gewohnten sozialen Umfeld der Transfer von therapeutischen Inhalten in das alltägliche Leben erleichtert wird. Dies wird durch die Möglichkeit des Erprobens neu erlernter alternativer Verhaltensweisen in den häufig konfliktbeladenen psychosozialen Situationen der natürlichen Umgebung der Patientinnen erreicht (APA, 2006; Herz, 1989; Hoge et al., 1988; Kaplan & Olmsted, 1997; Piran et al. 1989; von Wietersheim et al., 2005; Zeeck et al. 2002; Zipfel et al., 2002).

Die Vorteile tagesklinischer Behandlung gegenüber ambulanter Therapie sind hingegen in der höheren Intensität des Behandlungsangebotes und der Möglichkeit, ein multimodales Behandlungsprogramm zu realisieren, zu sehen. Dies erscheint vor allem vor dem Hintergrund wichtig, dass für die Behandlung von Essstörungen, insbesondere bei anorektischen Patientinnen, ein multidimensionales Therapiekonzept als die Methode der Wahl angesehen wird (APA, 2006; Gerlinghoff et al., 1991). Dieses lässt sich im ambulanten Bereich in der Regel kaum realisieren.

Verschiedentlich wird jedoch auf die Nachteile tagesklinischer Behandlung hingewiesen. So wird wiederholt betont, dass eine therapeutisch intensive tagesklinische Behandlung mit einer hohen Anstrengung und Anforderung an die Patientinnen verbunden ist. Dies rührt unter anderem von den fehlenden Rückzugsmöglichkeiten in ein eigenes Zimmer, von den intensiven Gruppenprozessen sowie dem meist dicht gestaffelten Therapieprogramm her (von Heigl-Evers et al., 1986; von Wietersheim et al., 2005; Zeeck et al., 2002). Zudem müssen Aufgaben in Familie und eigenem Haushalt meist zusätzlich gemeistert werden. Im Unterschied dazu kann die Ruhe und Entlastung von alltäglichen Konfliktsituationen im Rahmen einer stationären Behandlung durchaus auch förderlich für die therapeutische Arbeit sein (Heigl-Evers et al., 1986).

Kontraindikation einer tagesklinischen Behandlung können sein: akute medizinische Risiken, extremes Untergewicht, akute Substanzabhängigkeit, Suizidalität oder andere relevante komorbide psychische Erkrankungen (APA, 2006; Hebebrand et al., 1997; von Wietersheim et al, 2005; Zipfel et al., 1998, 2000 und 2002).

9.2.2 Tagesklinische Behandlungskonzepte

Generell gibt es nur wenige Befunde zur Wirksamkeit tagesklinischer Behandlung. Für erwachsene Patientinnen wurden bisher nur vier tagesklinische Programme zur Behandlung von Essstörungen detailliert beschrieben. Das Day Hospital Program (DHP) vom Toronto General Hospital (Piran et al., 1989), das Programm des Therapie Centrums für Essstörungen (TCE) aus München (Gerlinghoff et al., 1997), das Our Lady of the Lake Eating Disorders Program (OLOL) aus Los Angeles (Williamson et al., 1998) sowie das Behandlungsprogramm der Freiburger Tagesklinik (FT) der Universitätsklinik Freiburg (Zeeck et al., 2002).

Unter dem DHP ist ein kognitiv-behaviorales Gruppentherapie-Programm mit dem primären Ziel der Normalisierung von pathologischem Essverhalten zu verstehen. Patientinnen werden an fünf Tagen in der Woche durchschnittlich sieben bis acht Stunden pro Tag behandelt, wobei sich zu jedem Zeitpunkt der Behandlung zehn bis zwölf Patientinnen in einer Behandlungsgruppe befinden. Zusätzlich erhalten die Patientinnen während ihres elfwöchigen Aufenthaltes vier bis fünf familientherapeutische Behandlungen. Patientinnen mit suizidalem oder medizinischem Risiko werden von der Behandlung ausgeschlossen und erhalten stattdessen eine Behandlung in einem stationären Setting (Piran & Kaplan, 1990). Sowohl Kurz- als auch Langzeiteffekte des DHP weisen auf eine gute Wirksamkeit des Programms hin. 56 Prozent der Patientinnen mit Bulimia nervosa (BN) konnten nach Beendigung des Programms als symptomfrei klassifiziert werden. Nach zwei Jahren war dies noch für 37 Prozent der Patientinnen der Fall (Maddocks et al., 1992). Beim Vergleich des Fünf-Tage-DHP mit dem Vier-Tage-DHP zeigten sich höhere Abstinenz-Raten für Erbrechen und Essanfälle bei bulimischen Patientinnen, die das Fünf-Tage-Programm durchlaufen hatten (Olmsted et al., 2003).

Das tagesklinische Behandlungsprogramm des OLOL ist ebenfalls kognitiv-verhaltenstherapeutisch ausgerichtet. Das gruppentherapeutisch angelegte Therapieprogramm beinhaltet dabei supervidiertes Essen sowie spezielle Gruppen für Ernährungsberatung, Körperbild, Planung von Mahlzeiten und kognitiv-verhaltenstherapeutische Therapie. Einzelbehandlungen sowie familientherapeutische Sitzungen sind ebenfalls integriert. Tagesklinisch behandelte Patientinnen erhalten dabei die gleiche Behandlung wie die stationären Patientinnen der Einrichtung, mit dem Unterschied, dass sie nicht in der Klinik untergebracht sind. Behandelt werden die Patientinnen an fünf Tagen pro Woche von 9.00 Uhr bis 18.30 Uhr. Patientinnen mit einem BMI unter 17 werden von der tagesklinischen Behandlung ausgeschlossen (Williamson et al., 1998). Die ersten Befunde des OLOL sprechen ebenfalls für die gute Wirksamkeit des Programms: 63 Prozent der Patientinnen mit A. n. oder B. n. konnten nach einem einjährigen Follow-up-Zeitraum als gesund bezeichnet werden (Williamson et al., 2001).

Das Therapiekonzept der Freiburger Tagesklinik hat einen psychodynamischen Hintergrund, wobei edukative Gruppen und kognitiv-verhaltenstherapeutische Bausteine in die Behandlung integriert sind. Anfänglich widmet sich das Programm vor allem der essstörungsbezogenen Symptomatologie, wohingegen mit Fortschreiten der Behandlung die zugrundeliegenden Konflikte und persönlichen Defizite der Patientinnen bearbeitet werden sollen. Die Behandlung an der Freiburger Tagesklinik findet jeweils von Montag bis Freitag von 8.00 Uhr bis 16.00 Uhr statt. Patientinnen mit einem BMI unter 14,5 sind von der Behandlung ausgeschlossen. Bei bulimischen Patientinnen werden für die Behandlung in der Freiburger Tagesklinik Remissionsraten von 28 Prozent nach Beendigung der Tagesklinischen Behandlung und 50 Prozent zum 1,5-jährigen Follow-up berichtet.

Das tagesklinische Behandlungsprogramm des TCE-München bestand aus einem täglichen achtstündigen gruppentherapeutischen »Verhaltenstraining« mit einem klar strukturierten Stundenplan (Gerlinghoff et al., 1998). Das Training geht dabei über das Ziel der Gewichtszunahme und Behandlung des gestörten Essverhaltens hinaus und beinhaltet eine verhaltenstherapeutisch ausgerichtete Gruppentherapie, die eine Kompetenz-Schulung in unterschiedlichen Bereichen zum Ziel hat. Ein ausgeprägtes Untergewicht mit einem BMI unter 16 oder mehr als 25 tägliche Essanfälle bedeuten kein Ausschlusskriterium für eine Aufnahme im TCE. Nach Beendigung der tagesklinischen Behandlung konnten für alle Diagnosegruppen signifikante Verbesserungen sämtlicher erhobener essstörungsrelevanter Einstellungen und Verhaltensweisen festgestellt werden. Bei anorektischen Patientinnen fand sich eine Steigerung des BMI um mehr als drei BMI-Punkte, was als klinisch sehr bedeutsam angesehen werden kann. Zum Follow-up-Zeitpunkt (ca. 18 Monate nach Beendigung der Behandlung) konnten noch 40 Prozent der Patientinnen mit Anorexia und Bulimia nervosa als remittiert klassifiziert werden (Fittig et al., 2008).

9.2.3 Behandlungskonzept der TU Dresden

Zwischen 2005 und 2011 wurde auch an der TU Dresden im Rahmen der Institutsambulanz für Psychotherapie ein tagesklinisches Programm zur Behandlung von Patientinnen mit Essstörungen durchgeführt. Die wesentlichen Merkmale dieses Behandlungskonzeptes werden nachfolgend ausführlicher dargestellt und die Ergebnisse zusammenfassend berichtet.

Übergeordnetes Ziel der Behandlung ist die Sicherung der zeitlichen und inhaltlichen Kontinuität, insbesondere an den Übergängen zwischen ambulanter, teilstationärer und stationärer Behandlung. Die Behandlung findet in enger inhaltlicher und praktischer Kooperation mit niedergelassenen Fachärzten, Psychotherapeuten und ausgewählten Kliniken statt. Das Behandlungskonzept hat die folgenden inhaltlichen Ziele und Schwerpunkte:

- Erarbeitung einer Therapie- und Änderungsmotivation
- Normalisierung von Essverhalten und Gewicht
- Verbesserung von Körperwahrnehmung und Förderung von Körperakzeptanz
- Bearbeitung individueller Problembereiche oder Entwicklungsdefizite

Indikationen

Aufgenommen werden Patientinnen mit einer Essstörung, die mindestens 16 Jahre alt sind und einen BMI von mindestens 14,5 haben. Bei Untergewicht werden gemeinsam klare Vereinbarungen bezüglich des Zielgewichts und einer erforderlichen wöchentlichen Gewichtszunahme von mindestens 500 g pro Woche getroffen. Das Gewicht wird wöchentlich kontrolliert.

Die drei Phasen der Behandlung

Die Behandlung gliedert sich in drei Phasen (vgl. Abb. 9.1). Die erste Phase dient der genauen diagnostischen Erfassung der Störung selbst und assoziierter psychischer Störungen, der individuellen Problembereiche sowie der sorgfältigen Auseinandersetzung mit den Themen Therapiemotivation und Veränderungsbereitschaft. Diese Phase dauert etwa zwei bis vier Wochen. In der zweiten Phase findet die eigentliche Behandlung über die Dauer von zwei Monaten statt. Vor dem Hintergrund der Ergebnisse aus Phase 1 wird ein strukturiertes, aber auch individuelles therapeutisches Angebot in Form von Einzel- und Gruppentherapien durchgeführt. Phase 3 beinhaltet die ambulante Nachbehandlung in Form einer Einzeltherapie. Weiterhin finden im Abstand von sechs Monaten Follow-up-Erhebungen statt.

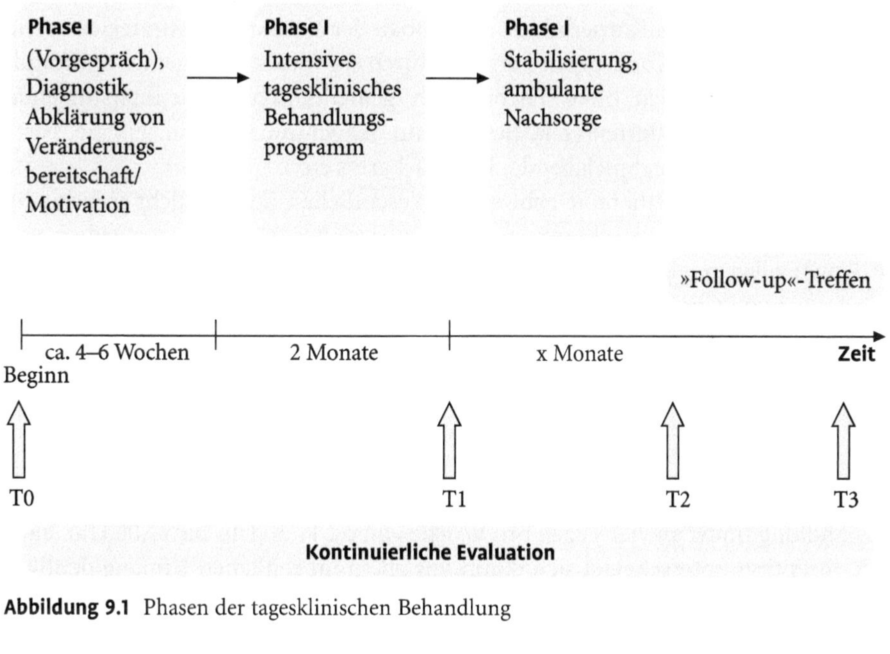

Abbildung 9.1 Phasen der tagesklinischen Behandlung

Inhaltlich stützt sich das Behandlungskonzept auf die bekannten Behandlungsbausteine der Kognitiven Verhaltenstherapie. Verschiedene Gruppentherapien (symptomorientierte Gruppe, problemorientierte Gruppe, soziales Kompetenz- und Kommunikationstraining, Essenstraining, körperbezogene Verfahren und Genusstraining) werden mit Kunsttherapie, einem Selbstmanagement-Modul sowie Einzeltherapie kombiniert. Der Schwerpunkt der symptomorientierten Gruppe liegt auf der Identifikation von Auslösebedingungen und der Funktionalität des gestörten Essverhaltens, der Informationsvermittlung zu Folgen von chronischem Diäthalten und Untergewicht, der Reduktion der spezifischen Symptome Essanfälle und Erbrechen sowie der Gewichtssteigerung oder Gewichtsstabilisierung. In der problemorientierten Gruppe werden schwerpunktmäßig die der Essstörung zugrundeliegenden Problembereiche bearbeitet (z. B. mangelndes Selbstwertgefühl, interpersonale Defizite, Perfektionismus, Abhängigkeit von Familie oder Partner, Schwierigkeiten im Umgang mit Emotionen, Impulsivität). Im Sozialen Kompetenz- und Kommunikationstraining werden gezielt soziale Fertigkeiten trainiert.

Im Rahmen des Essenstrainings erhalten die Patientinnen detaillierte Informationen zum Thema ausgewogene Ernährung in Anlehnung an die Richtlinien der Deutschen Gesellschaft für Ernährung, planen Mahlzeiten für jede Woche im Voraus und kaufen dafür gemeinsam ein, bereiten die Haupt- und Zwischenmahlzeiten gemeinsam zu und unternehmen ein- bis zweimal pro Woche gemeinsame Restaurantbesuche. Außerdem werden die Ernährungsprotokolle gemeinsam besprochen und diskutiert.

Die körperbezogenen Verfahren, überwiegend zusammengefasst in dem Modul »Körperbild und Weiblichkeit«, beinhalten z. B. Entspannungsverfahren, Körperreisen, die Vermittlung eines individuellen Modells über Entstehung und Aufrechterhaltung eines negativen Körperbildes, den Abbau der Vermeidungsstrategien sowie des Bodycheckings. Das Konzept wird ergänzt durch ein »Selbstmanagement«-Modul, bei dem die Patientinnen ohne Therapeuten gemeinsam therapieunterstützende Unternehmungen durchführen (z. B. Besuche im Schwimmbad, Kino, Eiscafé, Fastfoodrestaurant, Picknicke, Spielabende, Pyjama-Partys etc.).

Im Rahmen der Kunsttherapie geht es im Wesentlichen um die nicht sprachliche Auseinandersetzung mit verschiedenen Problembereichen über andere Medien wie Farbe, Ton, Collagen (z. B. das Ausdrücken von Gefühlen). Das Genusstraining dient der Förderung von Genussfähigkeit und der Wahrnehmung einzelner Sinne sowie der Differenzierung und Förderung positiven Erlebens und von Achtsamkeit. Außerdem finden wöchentlich ein bis zwei kognitiv-verhaltenstherapeutische Einzeltherapien statt, die durch die Einbeziehung von Partnern oder Familienangehörigen ergänzt werden.

Setting

Die Behandlung findet an vier Tagen pro Woche von ca. 11.30 Uhr bis 17.00 Uhr statt. Diese Konzeption unterscheidet sich damit vor allem im zeitlichen Umfang deutlich von »herkömmlichen« tagesklinischen Ansätzen. Aus unserer Sicht sind damit eine Reihe von Vorteilen verbunden, insbesondere der bessere, erleichterte Alltagstransfer von therapeutischen Inhalten, der Verbleib im gewohnten sozialen Umfeld und damit auch die Aufrechterhaltung bestehender Sozialkontakte, eine stärkere Förderung von Autonomie und Eigenverantwortung der Patientinnen und eine bessere Anbindung an andere soziale oder berufsfördernde Einrichtungen vor Ort, die schon während der Therapiephase genutzt werden können.

Ergebnisse

Insgesamt 148 Patientinnen mit unterschiedlichen Essstörungsdiagnosen (A. n., B. n., BED und nicht näher bezeichnete Essstörungen) wurden tagesklinisch behandelt und über durchschnittlich 26 Monate nachuntersucht. Während der 8-wöchigen hochintensiven Behandlungsphase reduzierten Patientinnen, die initial über Essanfälle und kompensatorische Maßnahmen berichteten diese um 90 Prozent. Zu Behandlungsbeginn untergewichtige Patientinnen hatten ihren BMI bis zum Ende der hochintensiven Phase um durchschnittlich 1 BMI-Punkt (Effektstärke D = 0.76) und bis zum Follow-up um 2 BMI-Punkte gesteigert. Im Durchschnitt hatten alle ursprünglich untergewichtigen Patientinnen während der 8-wöchigen Intensivbehandlung 380 g pro Woche an Gewicht zugenommen. Diejenigen, die die 8-wöchige Behandlung nicht vorzeitig beendet hatten, erreichten sogar eine Gewichtssteigerung von durchschnittlich 540 g pro Woche. Zusätzlich verbesserten sich bei allen Patientinnen die essstörungsbezogenen Einstellungen und Verhaltensweisen sowie die begleitende Psychopathologie (Selbstwertgefühl, allgemeine psychische Symptombelastung, Depressivität) mit überwiegend hohen Effektstärken. Diese Effekte blieben stabil bzw. verbesserten sich bis zur Nacherhebung weiterhin. Insgesamt sprechen die Ergebnisse der behandelten Patientinnen für die gute Wirksamkeit des hochintensiven Vorgehens sowohl hinsichtlich der Verbesserung der primären Essstörungssymptomatik wie auch der assoziierten Psychopathologie.

9.3 Stationäre Behandlung

Eine stationäre Behandlung ist für diejenigen Patientinnen angezeigt, deren körperlicher Zustand bedrohlich ist oder die im ambulanten oder teilstationären Bereich überfordert sind. In der Regel sollte die Behandlung in einer Klinik durchgeführt werden, die über einen spezialisierten Behandlungsschwerpunkt mit entsprechend erfahrenem Personal für diese Patientinnen verfügt. Viele Fachkliniken setzen eine freiwillige Einwilligung der Patientinnen in die Behandlung voraus. Dies wird zumeist in einem Vorgespräch abgeklärt, in dem der Patientin auch ausführlich das Behandlungskonzept der Klinik erläutert werden sollte. Bei mangelnder Krankheitseinsicht oder unzureichender Veränderungsmotivation einer gefährdeten Patientin muss gegebenenfalls die Indikation für eine Behandlung gegen den Willen der Patientin geprüft werden (s. Kap. 12).

Das folgende Kapitel umfasst die wichtigsten Aspekte eines operanten stationären Behandlungskonzepts für Patientinnen, die an Gewicht zunehmen müssen (vgl. auch Paul et al., 1991). Das Konzept basiert ursprünglich auf dem von Walter Vandereycken in Belgien entwickelten stationären Behandlungsansatz (Vandereycken & Meermann, 1984) und wurde in der Medizinisch-Psychosomatischen Klinik Bad Bramstedt im Laufe der Jahre immer wieder aufgrund der gewonnenen Erfahrungen verändert. Eine ausführliche Beschreibung, die den Patientinnen bei Behandlungsbeginn in schriftlicher Form ausgehändigt wird, findet sich im Anhang als Informationsblatt 4. Dieses operante Gewichtszunahmeprogramm, das für alle Patientinnen gilt, bewahrt das IB 4 therapeutische Team davor, sich in ständigen Diskussionen mit den Patientinnen über die Bedingungen der Gewichtszunahme zu verlieren. Dadurch bleibt mehr Raum für die Bearbeitung der Problembereiche, die der Essstörung zugrunde liegen oder diese aufrechterhalten. Außerdem erleichtert die Festlegung auf ein gemeinsames Programm das einheitliche Auftreten des therapeutischen Teams. Trotz dieser klaren und transparenten Festlegungen mit entsprechenden Konsequenzen muss sich das therapeutische Team in Einzelfällen immer wieder flexibel zeigen und diskutieren, wie unter Berücksichtigung der speziellen Krankengeschichte und der spezifischen Schwierigkeiten der Patientin verfahren werden soll. Der Umgang mit diesen Schwierigkeiten stellt somit eine große Herausforderung für jedes Behandlungsteam dar.

Rahmenbedingungen für die Gewichtszunahme

(1) Selbstkontrollprogramm: Gewichtzunahme kontinuierlich, mind. 700 g pro Woche. Keine Einschränkungen.
(2) Das normale Programm: Gewichtszunahme kontinuierlich, mindestens 700 g pro Woche. Phase 1: das erste Drittel der Differenz vom aktuellen Gewicht zum Mindestnormalgewicht. Phase 2: das zweite Drittel der Differenz vom aktuellen Gewicht zum Mindestnormalgewicht. Phase 3: das dritte Drittel der Differenz vom aktuellen Gewicht zum Mindestnormalgewicht. Einschränkungen abhängig von der jeweiligen Phase.
(3) Ausnahmebedingungen: Phase 1 und Phase 2 Einschränkungsprogramm. Von Phase 3 zurück zu Phase 1. Einschränkungen in allen Phasen, abhängig von der Phase.

Zur Stabilisierung des Gewichts im Rahmen einer Klinik gelten eine Reihe von Regeln, die unter dem Begriff Programm zusammengefasst werden. Dabei handelt es sich um ein operantes Prinzip, das den Patientinnen bestimmte Freiheiten in Abhängigkeit von erfolgter Gewichtszunahme gewährt. Im Gegensatz zu frühen operanten Prinzipien soll jedoch die Autonomie der Patientinnen so wenig wie möglich eingeschränkt werden und ihr Freiraum und ihre Selbstbestimmung so weit wie möglich bestehen bleiben. Das Programm umfasst drei Möglichkeiten der Gewichtszunahme:

(1) Selbstkontrollprogramm: Im Selbstkontrollprogramm bestehen keinerlei Einschränkungen für die Patientinnen, sofern sie kontinuierlich Woche für Woche jeweils mindestens 700 g Gewicht zunehmen (max. 3 kg), bis sie ihr abgesprochenes Mindestnormalgewicht erreicht haben. Erfahrungsgemäß gelingt etwa 20–30 Prozent der Patientinnen die Gewichtszunahme innerhalb des Selbstkontrollprogramms. Zunächst bestehen keinerlei Auflagen, die das Essverhalten selbst betreffen. Es werden lediglich ein- bis zweimal wöchentlich Gewichtskontrollen vorgenommen. Gelingt es einer Patientin zu irgendeinem Zeitpunkt während der Behandlung nicht oder nicht mehr, die erforderlichen 700 g zuzunehmen, so wechselt sie aus dem Selbstkontrollprogramm in das sogenannte normale Programm.

(2) **Normales Programm:** Das normale Programm, besteht aus drei Phasen, in denen jeweils ein Drittel der Gewichtsdifferenz bis zum Mindestnormalgewicht zugenommen werden muss. Muss eine Patientin beispielsweise von ihrem aktuellen Gewicht bis zum Mindestnormalgewicht insgesamt 15 kg zunehmen, so gilt für jede Phase eine Gewichtszunahme von 5 kg. Phase 2 beginnt also, wenn die Patientin 5 kg zugenommen hat, Phase 3 nach einer Gewichtszunahme von 10 kg. Für Phase 1 und 2 gelten dabei bestimmte Einschränkungen, z. B. darf eine Patientin in Phase 1 die Station nur noch im Rahmen von Therapien und zu den festen Mahlzeiten verlassen. Die Teilnahme an Aktivitäten, die über die therapeutisch vorrangigen Gruppen- und Einzeltermine hinausgehen ist nicht möglich. Im Vordergrund steht die Abwendung der vitalen Bedrohung bzw. der gravierenden Folgeerscheinungen des Untergewichts. Während der zweiten Phase werden diese Einschränkungen deutlich gelockert. Die Patientin darf sich innerhalb der gesamten Klinik aufhalten, diese zu abgesprochenen Zeiträumen auch verlassen, begrenzt Besuch von außerhalb erhalten etc. Während der dritten Phase gelten keinerlei Einschränkungen, die Patientin hat alle Freiheiten, die für die anderen Patientinnen außerhalb des Programms gelten. Es geht hier vorrangig um eine Überführung der fremdkontrollierten Gewichtszunahme in eine eigenkontrollierte Gewichtszunahme.

(3) **Ausnahmebedingungen:** Die Ausnahmebedingungen treten dann in Kraft, wenn eine Patientin auch im Rahmen des normalen Programms nicht ausreichend zunimmt. Sie beinhalten für Patientinnen, die sich in Phase 1 und 2 befinden, eine noch stärkere Einschränkung der Freiheiten als im normalen Programm. Eine Patientin, die bereits in Phase 3 ist, wird in Phase 1 zurückgestuft. Die Ausnahmebedingungen gelten für drei Tage und können nochmals um maximal weitere vier Tage verlängert werden. Hat die Patientin auch dann nicht das erforderliche Gewicht erreicht, wird im Team über das weitere Vorgehen diskutiert.

Starkes Autonomiebedürfnis

Das Selbstkontrollprogramm stellt in unseren Augen eine wesentliche Erweiterung älterer operanter Behandlungskonzepte dar und soll in erster Linie dem starken Autonomiebedürfnis der meisten Patientinnen Rechnung tragen. Obwohl viele von ihnen die Erfahrung gemacht haben, dass sie es zu Hause allein nicht schaffen, Gewicht zuzunehmen, ist es trotzdem wichtig für sie, in der Klinik zumindest die Gelegenheit dazu zu erhalten. Trotzdem sollte man die Patientinnen vor allzu großen Erwartungen schützen und sie darauf vorbereiten, dass es vielen nicht gelingt, ohne die entsprechenden Einschränkungen zuzunehmen. Besonders die extrem leistungsorientierten Patientinnen betrachten das Zunehmen unter Selbstkontrollbedingungen als große Herausforderung und laufen Gefahr, sich damit zu überfordern. Schaffen sie die geforderte wöchentliche Gewichtszunahme von 700 g nicht, sind sie häufig sehr enttäuscht, wollen in einigen Fällen die Klinik am liebsten sofort verlassen und stellen den gesamten Therapieansatz in Frage. Meistens löst sich dieser innere Konflikt, wenn die Patientinnen eine Nacht darüber schlafen und von ihren Therapeuten und anderen Patientinnen zum Fortsetzen der Therapie motiviert werden.

In der dritten Phase des Behandlungskonzepts steht die Selbstkontrolle der Patientin deutlicher im Vordergrund. Diese Phase sollte in eine Stabilisierungsphase münden, in der die Patientinnen ihr Essverhalten wieder weitgehend normalisieren sollten. Es geht jetzt vorwiegend darum, in Abhängigkeit von körperlichen Signalen wie Hunger und Sättigung zu essen bzw. diese Signale besser unterscheiden zu lernen. Für manche Patientinnen kann dies jedoch auch eine weitere Gewichtszunahme bedeuten, falls ihr Set-Point-Gewichtsbereich höher als das erreichte Mindestnormalgewicht liegt. Die Patientinnen sollten daher nach Möglichkeit nicht sofort im Anschluss an das Erreichen dieses Gewichts entlassen werden, sondern die Gelegenheit erhalten, ihr Essverhalten und ihr verändertes Körpergefühl zu stabilisieren. Hierfür ist in der Regel ein weiterer Aufenthalt von einigen Wochen erforderlich.

Regeln für Essen und Gewicht

Für den Umgang mit Essen und Gewicht gelten besondere Regeln (s. IB 4). Sie sollen bewirken, dass die Patientinnen so früh wie möglich die Verantwortung für den Aufbau von Veränderungen selbst übernehmen, damit erzielte Veränderungen auch vorrangig auf eigene Anstrengung und Fähigkeiten zurückgeführt werden können. Fremdkontrollmaßnahmen sollten möglichst zeitlich begrenzt sein und im Verlauf der Therapie in Selbstkontrolle überführt werden, so etwa durch eine Verabredung mit einer anderen Patientin nach dem Essen zur Verhinderung von Erbrechen. Gleichzeitig soll mit diesen Regeln versucht werden, dem starken Autonomiebedürfnis der Patientinnen weitgehend Rechnung zu tragen und daher Einschränkungen nur dort vorzunehmen, wo andere Maßnahmen offensichtlich nicht greifen.

- Tägliche Gewichtskontrollen gibt es nur in Phase 1 im normalen Gewichtszunahmeprogramm. Später wird das Gewicht nur noch ein- bis zweimal wöchentlich kontrolliert, um das häufig zwanghafte Wiegen der Patientinnen abzubauen.
- Das Essen findet ohne Beobachtung, Anleitung, Unterstützung oder Kommentare der Mitarbeiter statt. Es wird von therapeutischer Seite nicht direkt kontrolliert, was, wie viel, wann etc. Patientinnen essen. Dasselbe trifft für das Auftreten von Essanfällen und Erbrechen zu. Hier gibt es keine speziellen Maßnahmen der Mitarbeiter, die spezifische Symptome der Essstörung verhindern sollen, wie beispielsweise die Isolierung der Patientin nach dem Essen, die Anwesenheit des Pflegepersonals während des Essens und danach oder das Abschließen von Bad und Toilette in den Patientenzimmern, um Essanfälle oder Erbrechen zu unterbinden.
- Es gibt keine speziell vorgeschriebene Diät und keine besondere Nahrungsauswahl wie etwa Sondernahrung für die Patientinnen. Auf Kalorienzählen soll weitestgehend verzichtet werden. Die Patientinnen haben jedoch die Freiheit, speziell zu Beginn der Behandlung aus dem bestehenden Essensangebot diejenigen Nahrungsmittel auszuwählen, die zu essen ihnen am leichtesten fällt. Diese Auswahl sollte später jedoch mit dem Abbau der Schwarzen Liste schrittweise aufgehoben werden.

- Die Patientinnen führen von Beginn der Therapie an eine individuelle Schwarze Liste mit »erlaubten« und »verbotenen« Nahrungsmitteln. Im Verlauf der Therapie sollte jede Patientin die Seite der »verbotenen« Nahrungsmittel abbauen. Dies bespricht sie zu dafür vorgesehenen Zeitpunkten mit den anderen Patientinnen in der Gruppe.
- Die Verwendung einer Magensonde während der stationären Psychotherapie ist u. E. nicht erforderlich. Eiweißaufbaunahrung wird ebenfalls nur nach spezieller Indikation, z. B. für Patientinnen im Einschränkungsprogramm, verordnet. Für alle Regeln im Zusammenhang mit Essen und Gewicht ist die Betonung von Autonomie und Ehrlichkeit das wichtigste Prinzip. Die Patientinnen kontrollieren ihr Essverhalten selbst über die Selbstbeobachtungsprotokolle und besprechen weitere notwendige Veränderungen mit den anderen Patientinnen und den Therapeuten in den Gruppensitzungen. Auch wenn eine Patientin das Ergebnis der Gewichtskontrolle durch Wiegen manipuliert, sollte die Entscheidung über mögliche Konsequenzen sich nicht primär an den formalen Kriterien des Programms orientieren, sondern das Ergebnis eines Gesprächs im Therapeutenteam sein.

Im Falle einer stationären Behandlung wird das Behandlungskonzept mit den Patientinnen im Vorgespräch erörtert. Die Patientinnen sollten dabei auch auf die belastenden und für sie schwierigen Aspekte der Behandlung vorbereitet werden. Sie werden dann gebeten, nach einer Woche Bedenkzeit ihre Teilnahme zu- oder abzusagen.

Hohe Transparenz

Die hohe Transparenz und klare Struktur des stationären Vorgehens sind die wichtigsten Prinzipien der Behandlung. Die Patientinnen kennen die Bedingungen, die für alle in gleicher Weise gelten, im Voraus sehr genau. Dennoch können nicht alle im Verlauf der Therapie im Zusammenhang mit der Gewichtszunahme auftretenden Schwierigkeiten ganz verhindert werden. Außerdem setzt diese Therapieform voraus, dass alle Mitglieder des Behandlungsteams mit diesem Konzept gut vertraut sind und es gemeinsam vertreten.

10 Manual für eine Einzel- oder Gruppenpsychotherapie

Im Folgenden wird ein standardisiertes Manual für eine Kognitive Verhaltenstherapie beschrieben. Das Manual ist für eine Einzel- oder Gruppenpsychotherapie geeignet und umfasst einen Zeitraum von etwa vier Monaten, der bei Bedarf entsprechend variiert werden kann. Beschrieben werden 20 Sitzungen; im Einzelfall kann es sinnvoll oder notwendig sein, die Inhalte auf deutlich mehr Termine zu verteilen und die Therapie zeitlich entsprechend auszudehnen. Auch wenn die Inhalte der einzelnen Stunden nachfolgend genau festgelegt sind, sollten die einzelnen Schritte in der Praxis flexibel gehandhabt und die Geschwindigkeit an die jeweilige Situation der Patientinnen angepasst werden. In einigen Fällen wird es möglich sein, die einzelnen Therapiebausteine in der hier vorgeschlagenen Zeit zu bearbeiten, in anderen Situationen kann es erforderlich sein, deutlich langsamer vorzugehen. Das hier vorgestellte Behandlungskonzept ist für Patientinnen geeignet, bei denen keine wesentliche körperliche Gefährdung durch Untergewicht besteht. Für Patientinnen mit deutlichem Untergewicht wird eine Behandlung, die allein die hier beschriebenen 20 Sitzungen umfasst, in den meisten Fällen nicht ausreichend sein und eine stationäre Behandlung nicht ersetzen können. Die beschriebene Behandlung kann jedoch an einen stationären Aufenthalt anschließen und in diesem Rahmen erzielte Veränderungen stabilisieren helfen.

Vor Beginn der Therapie sollte mit jeder Patientin mindestens ein ausführliches Vorgespräch durchgeführt werden, das einem ersten Beziehungsaufbau und der Diagnostik dient. Weiterhin bietet es die Möglichkeit über die bevorstehende Behandlung zu informieren und Fragen der Patientin zu beantworten. Außerdem kann man bereits zu diesem Zeitpunkt über Therapieziele sprechen und die Patientin bitten, zur Vorbereitung der ersten Therapiesitzung individuelle Therapieziele zu formulieren (AB 2). Falls die Therapie als Gruppentherapie durchgeführt wird, werden einige der angesprochenen Inhalte wie die Struktur der Behandlung oder die Rolle von Patientin und Therapeutin in der ersten Gruppensitzung zwar nochmals Thema sein, sollten aber im Rahmen der Vorbereitungsphase bereits angesprochen werden.

AB 2

Die gesamte Behandlung gliedert sich in drei Phasen, die sich durch spezifische Ziele und Schwerpunkte beschreiben lassen. In der Praxis sind sie nicht strikt voneinander zu trennen.

Inhalt von Therapiephase 1

- Diagnostik: Erstellen einer individuellen Problemanalyse des gestörten Essverhaltens und damit zusammenhängender Problembereiche sowie der Vorgeschichte der Essstörung. Erkennen von Auslösern für Heißhunger, Essanfälle, Erbrechen, Laxanzienmissbrauch oder Fasten. Identifikation der dem gestörten Essverhalten zugrundeliegenden Konflikte, d. h. Erkennen der Funktionalität der Essstörung.

- Formulieren von Therapiezielen
- Informationsvermittlung: Vermitteln von Informationen über die Bedeutung soziokultureller Einflüsse für Essstörungen, die Zusammenhänge zwischen Diäthalten und Symptomen der Essstörung, die Bedeutung eines bestimmten Körpergewichts (Set-Point) und über die Folgeschäden bzw. medizinischen Komplikationen bei Essstörungen.
- Aufbau von Alternativverhalten: Beginn der Veränderung des Essverhaltens (Veränderung der Nahrungsauswahl, Etablierung eines regelmäßigen Essverhaltens, Abbau von restriktivem Essverhalten, Orientierung an Hunger und Sättigung), Beginn von Maßnahmen zum Abbau von Heißhunger und Essanfällen, Erbrechen und Abführmitteleinnahme bzw. Aufbau von Alternativverhalten für »kritische« Situationen.
- Phase 1 umfasst etwa Sitzung 1 bis 8, die Sitzungen finden im Idealfall zweimal wöchentlich statt.

Inhalt von Therapiephase 2

- Aufbau von Alternativverhalten: Aufbau bzw. weitere Festigung eines geregelten Essverhaltens, Festigung der Maßnahmen gegen Heißhunger und Essanfälle, Erbrechen und Abführmitteleinnahme, Festigung des Alternativverhaltens in kritischen Situationen.
- Bearbeitung der Konflikte: Bearbeitung der mit der Essstörung in Zusammenhang stehenden bzw. ihr zugrundeliegenden Konflikte, Aufbau von Alternativverhalten in diesen Problembereichen und Entwickeln von Coping-Strategien.
- Korrektur verzerrter Einstellungen zu Körper und Gewicht: Identifikation und Konfrontation mit verzerrten Einstellungen zu Figur, Körper und Gewicht, Korrektur der dysfunktionalen Einstellungen und Überzeugungen.
- Phase 2 umfasst etwa Sitzung 9 bis 16, die Sitzungen finden im Idealfall wöchentlich statt.

Inhalt von Therapiephase 3

- Stabilisierung: Stabilisierung der erzielten Veränderungen, Bilanzierung nicht erreichter Veränderungen, Planung der Zeit nach der Beendigung der Therapie.
- Rückfallanalyse: Analyse von und Umgang mit Rückfallsituationen, Erkennen von weiterhin kritischen Situationen, Vorbereitung auf Schwierigkeiten in der Zukunft.
- Phase 3 umfasst etwa die Sitzungen 17 bis 20, die Frequenz der Sitzungen kann schrittweise reduziert werden.

Therapeutische Grundhaltung und Beziehungsgestaltung

Eine tragfähige therapeutische Beziehung zwischen Patientinnen und Therapeuten ist für den Erfolg jeder Therapie unerlässlich. In der Beziehungsgestaltung sollte einer möglichen Ambivalenz der Patientinnen bezüglich der Veränderung des Essverhaltens

Raum gegeben werden. Gleichzeitig sollten sie ermutigt werden, neue Lernerfahrungen zu machen. Die therapeutische Grundhaltung sollte geprägt sein von Respekt, Klarheit, Transparenz, Vertrauen und Verlässlichkeit. Patientin und Therapeut sollen sich als Team verstehen, das gemeinsam gegen die Essstörung und nicht gegen die Patientin arbeitet. Die Veränderungsmotivation muss häufig nicht nur zu Beginn der Behandlung, sondern immer wieder im Verlauf der Therapie gefördert werden. Dabei sollte darauf geachtet werden, dass die Patientinnen sich Ziele wählen, die sie weder unter- noch überfordern, aber eine Herausforderung darstellen.

Für die Gruppentherapie ist zusätzlich wichtig, dass die Therapeuten eine kooperative Arbeitsatmosphäre sowie Offenheit, Vertrauen und Kohäsion innerhalb der Gruppe fördern.

Inhalte der Therapiesitzungen

Im Folgenden werden die Inhalte der Therapiesitzungen beschrieben. Einige Punkte sind dabei nur für die Behandlung in Gruppen relevant, im Rahmen der Einzeltherapie kann auf diese Punkte verzichtet werden.

10.1 Phase 1: Sitzung 1

Vorstellen der Therapeuten. Die erste Stunde beginnt mit einer kurzen Vorstellung der Therapeuten. Therapeut und Therapeutin berichten kurz etwas zu ihrem fachlichen und persönlichen Hintergrund und zu ihren Vorerfahrungen in der Behandlung von Essstörungen.

Formales. Anschließend werden die Patientinnen nochmals über die wichtigsten formalen Aspekte der Behandlung informiert: Zeitpunkt und Dauer der jeweiligen Sitzungen, Dauer der Therapie, Frequenz der Sitzungen, Regelmäßigkeit der Teilnahme, Regelungen für Krankheit und Urlaub, Notwendigkeit des Ausfüllens von Fragebögen zur Kontrolle von Veränderungen bzw. im Rahmen von Nachuntersuchungen etc. Es sollte genügend Zeit für Fragen sein.

Bekanntmachen und Vorstellen der Patientinnen. Anschließend sollten die Patientinnen sich miteinander bekannt machen. Dazu können sie sich zum Beispiel jeweils in Zweier-Gruppen zusammensetzen und die wichtigsten Daten austauschen (Name, Alter, Beruf, Familienstand, Kinder, Interessen etc.), anschließend in der Gruppe die jeweilige Partnerin vorstellen.

Information über Struktur der Behandlung. Die Therapeuten erläutern die inhaltlichen Schwerpunkte der Behandlung: Veränderung des Essverhaltens und Bearbeitung damit zusammenhängender Konflikte. Beides ist wichtig. Der Schwerpunkt der Behandlung liegt eher in der Gegenwart als in der Vergangenheit. Es sollten kurz die inhaltlichen Schwerpunkte der drei Behandlungsphasen skizziert werden.

Die Patientinnen sollten informiert werden, dass es sich bei der Behandlung um eine in ihrer Wirksamkeit gut untersuchte Methode handelt. Die Therapeuten motivieren die Patientinnen, konkrete Veränderungen in Angriff zu nehmen und nicht auf die unbestimmte Zukunft zu verschieben.

Rolle der Patientinnen und der Therapeuten. Die Patientinnen sollen im Rahmen der Therapie lernen, aktiv und selbstständig zu handeln und Strategien zur Lösung ihrer Probleme zu erarbeiten. Sie sollen nicht fertige Lösungen im Sinne von Patentrezepten ungefragt übernehmen, sondern vielmehr Expertin für die eigenen Probleme werden. Ziel ist der selbstständige Umgang mit spezifischen Schwierigkeiten. Alle Patientinnen sollen dabei gleichermaßen um das Entwickeln von Lösungsmöglichkeiten füreinander bemüht sein. Das verhaltenstherapeutische Prinzip der Hausaufgaben sollte in diesem Zusammenhang erläutert werden.

Die Rolle der Therapeuten besteht darin, Hilfestellungen, Informationen und Unterstützung zu geben, zu neuen Schritten zu ermutigen und bei der Entwicklung neuer Lösungsmöglichkeiten zu beraten. Sie unterstützen die Patientinnen dabei, die eigene Essstörung besser zu verstehen.

Etablierung von Gruppennormen. Gemeinsam mit allen Teilnehmerinnen der Gruppe werden in der ersten Stunde sogenannte »Gruppennormen«, d.h. Regeln für den Umgang der Gruppenmitglieder untereinander erarbeitet. Dabei wird deutlich gemacht, dass es sich um Regeln handelt, die vor allem dem Schutz der einzelnen Teilnehmerinnen und der Vertraulichkeit dienen. Die Patientinnen sollten nach Möglichkeit selbst Vorschläge für den gemeinsamen Umgang entwickeln und ihre Wünsche bezüglich des Umgangs miteinander selbst formulieren. Abschließend werden die Regeln allen in schriftlicher Form ausgehändigt, und ein Exemplar wird gut sichtbar im Gruppenraum ausgehängt. Beispiele für Gruppennormen können die folgenden sein:

- Was in der Gruppe geschieht ist streng vertraulich.
- Außerhalb der Gruppe sollte nichts besprochen werden, was innerhalb der Gruppe verschwiegen wird.
- Falls eine Teilnehmerin etwas an der Gruppe oder dem Umgang der Gruppenmitglieder miteinander stört, so sollte dies möglichst gleich in der Gruppe und nicht außerhalb geäußert werden.
- Kritik sollte konstruktiv sein, sich z. B. auf negative oder aggressive Verhaltensweisen beziehen, nicht auf die Person als Ganzes. Kritik soll hilfreich sein!
- Weitere wichtige Voraussetzungen einer guten Gruppe sind z. B. sich füreinander interessieren, sich loben und ermutigen, sich zuhören und ausreden lassen.

Beschreibung der Problematik und Erheben der Vorgeschichte. Jede Patientin sollte genau beschreiben, wie ihre Essstörung zum jetzigen Zeitpunkt aussieht und wie sie sich entwickelt hat. Folgende Fragen sollten in diesem Zusammenhang beantwortet werden:

- Beginn der Essstörung, spezifische Umstände/Auslösebedingungen, Weiterentwicklung, Veränderungen im Laufe der Zeit (AB 1).

AB 1

AB 4

- Genaue Beschreibung der Essstörung (z. B. die Häufigkeit von Heißhunger und Essanfällen, Erbrechen und der Einnahme von Laxanzien), aktuelles Essverhalten (Art und Menge der Nahrung etc.) (AB 4).
- Gewicht: aktuelles Gewicht, minimales und maximales Gewicht, Wunschgewicht.

Die Therapeuten sollten Gemeinsamkeiten und Unterschiede zwischen den Patientinnen betonen, so beispielsweise die Bedeutung von Diäten; den zeitlichen Aufwand, der mit der Beschäftigung mit Essen und Gewicht einhergeht oder das Fehlen anderer bedeutsamer Interessen und Aktivitäten.

AB 3

Anamnestische Gewichtskurve. Zur Ergänzung der Fragen zur Vorgeschichte und zur Bildung von ersten, vorläufigen Hypothesen über Konflikte, die mit der Essstörung in Zusammenhang stehen, erstellt jede Patientin eine anamnestische Gewichtskurve (AB 3). Die Patientinnen sollten in der Gruppe dazu angeleitet werden.

AB 5

Essprotokolle und wöchentliche Erfassung der Häufigkeit von Heißhunger und Essanfällen, Erbrechen, Laxanzien- und Diuretikaeinnahme. Von Beginn der Therapie sollen die Patientinnen jede Woche Essprotokolle führen (AB 5). Damit kann bereits nach der ersten Sitzung begonnen werden; eine nähere Instruktion folgt in Sitzung 2. Darauf aufbauend sollen die Patientinnen die Frequenz von Heißhunger und Essanfällen, Erbrechen, Abführmittel- und Diuretikaeinnahme protokollieren (AB 5). Die jeweilige Häufigkeit soll für jeden Tag getrennt aufgelistet werden, die wöchentliche Bilanz kann man anschließend in eine Kurve übertragen. Eine entsprechende kurze Instruktion sollte in der Sitzung gegeben werden.

Sitzung 1 im Überblick

Ziele:

- Vorstellen der Therapeuten
- Vorstellen der Patientinnen
- Formales
- Informationen über Struktur der Behandlung
- Rolle von Therapeuten und Patientinnen
- Etablierung von Gruppennormen
- Beginn: genaue Beschreibung der Essstörung und Erheben der Vorgeschichte (einschließlich anamnestischer Gewichtskurve)

Hausaufgaben:

- Fragen zur Vorgeschichte und zur zusammenfassenden Beschreibung der Essstörung (AB 1, AB 4)
- Anamnestische Gewichtskurve (s. AB 3).
- Selbstbeobachtung zum Essverhalten, zu Heißhunger und Essanfällen, kompensatorischen Verhaltensweisen (s. AB 5, AB 6 u. AB 7)

10.2 Phase 1: Sitzung 2

Fortsetzung der Beschreibung der Essstörung und der Erhebung der Vorgeschichte. Die genaue Beschreibung der Essstörung (vgl. Sitzung 1) anhand der beantworteten Fragen zur Vorgeschichte sowie die Besprechung der Arbeitsblätter 1 und 3–7 wird fortgesetzt. Benutzen Sie die von den Patientinnen erstellten anamnestischen Gewichtskurven, um die Entstehung der Essstörung zurückzuverfolgen und um gemeinsam mit der betreffenden Patientin erste Hypothesen zu bilden, welche für sie relevanten Hintergründe, Konflikte oder Problembereiche mit der Entwicklung der Essstörung zusammenhängen könnten. Notieren Sie diese Hypothesen und überprüfen Sie sie später in regelmäßigen Abständen gemeinsam, wenn eine vollständigere Problemanalyse vorliegt. Vergleichen Sie, wie die Störung früher aussah mit dem aktuellen Zustand bzw. erheben Sie Veränderungen im Laufe der Zeit. Betonen Sie in der Gruppe eventuelle Gemeinsamkeiten der Patientinnen im Hinblick auf die Entstehung der Essstörung wie beispielsweise ein Beginn im Anschluss an eine oder mehrere Diäten.

Besprechung der Therapieziele. Die Patientinnen sollten individuelle Therapieziele formulieren und in der Gruppe besprechen (AB 2). Es ist wichtig, dass die Therapieziele der Patientin in wesentlichen Bereichen mit den Zielen der Therapeuten übereinstimmen. Mögliche Differenzen müssen reflektiert werden. AB 2

Instruktion zur Selbstbeobachtung. Am Ende der zweiten Sitzung sollten die Patientinnen angeleitet werden, ihr Essverhalten einschließlich der Essanfälle und der kompensatorischen Verhaltensweisen sowie auslösende, begleitende und nachfolgende situative Gegebenheiten, Gedanken, Gefühle und Empfindungen zu protokollieren. Das Prinzip und die Zielsetzung der Selbstbeobachtung sollte in der Sitzung anhand des Tagesprotokolls erklärt werden: eine genaue Beschreibung des Essverhaltens und das Erkennen von äußeren und inneren Auslösern für Heißhunger und Essanfälle und kompensatorische Verhaltensweisen. Die Therapeuten sollten die Patientinnen ermutigen, so genau wie möglich zu protokollieren. Die Patientinnen erhalten zusätzlich eine schriftliche Instruktion zur Selbstbeobachtung (AB 5 bis 7). AB 5–8

Instruktion zum Erstellen der Schwarzen Liste. Instruieren Sie die Patientinnen, eine Schwarze Liste ihrer jeweils erlaubten und verbotenen Nahrungsmittel zu erstellen (AB 8).

Sitzung 2 im Überblick

Ziele:

- Fortsetzung: Beschreibung der Essstörung und Erhebung der Vorgeschichte
- Bildung erster Hypothesen über mögliche Hintergründe der Essstörung anhand der anamnestischen Gewichtskurve und der Fragen zur Vorgeschichte (AB 1 und AB 3).
- Instruktion zur Selbstbeobachtung (AB 5 bis AB 7)
- Erklärung der Schwarzen Liste (s. AB 8)

Hausaufgaben:

- Selbstbeobachtung zum Essverhalten (s. AB 5)
- Schwarze Liste (AB 8)

10.3 Phase 1: Sitzung 3

Fortsetzung der Beschreibung der Essstörung und der Erhebung der Vorgeschichte. Falls einige Patientinnen noch nicht über ihre Essstörung und die Vorgeschichte berichtet haben, kann dies hier – wie in Sitzung 1 und 2 beschrieben – fortgesetzt werden.

Diskussion der Selbstbeobachtungsprotokolle. Besprechen Sie die von den Patientinnen erstellten Protokolle ausführlich, um eventuelle Unklarheiten oder Verständnisschwierigkeiten zu klären. Ziel ist es, ein möglichst genaues Bild der Essgewohnheiten und der Essanfälle sowie der kompensatorischen Verhaltensweisen zu bekommen. Ermutigen Sie die Patientinnen, so genau wie möglich zu protokollieren, und behalten Sie im Auge, dass es für manche Patientinnen beschämend sein kann, ihre genaue Symptomatik zu dokumentieren und damit auch offenzulegen. Suchen Sie gemeinsam mit ihnen nach Strategien, um das Führen der Essprotokolle fest in den Tagesablauf zu integrieren. Während einige Patientinnen mit Papier-Protokollen gut zurechtkommen, sind vielleicht für andere Patientinnen SmartphoneApps (z. B. Jourvie (Android), Rise Up + Recover (IOS)) eine bessere Alternative.

Besprechen Sie mit den Patientinnen mehrmals den Umgang mit den Protokollen und erklären Sie die Zielsetzung, falls die Protokolle unvollständig oder ungenau sind. Verdeutlichen Sie, dass es sich um eine Methode handelt, mit Hilfe derer die Patientinnen auch unabhängig von Therapeuten wichtige Beobachtungen machen können, die sie auch in späteren Krisenzeiten erneut anwenden können. Zum jetzigen Zeitpunkt werden die wenigsten Patientinnen die Protokolle bereits vollständig ausgefüllt haben. Es wird daher auch in den folgenden Sitzungen immer noch notwendig sein, die Zielsetzung der Selbstbeobachtung zu erklären. Sammeln Sie die bislang erstellten Protokolle am Ende der Stunde ein, um eventuell zu einzelnen Punkten Rückmeldung geben zu können.

Besprechen Sie die Essgewohnheiten genau, betonen Sie im Rahmen der Gruppentherapie mögliche Gemeinsamkeiten (z. B. gezügeltes Essverhalten und das zugrundeliegende Motiv: die Angst vor Gewichtszunahme bzw. der Wunsch, dünner zu sein).

Besprechen der Schwarzen Liste. Besprechen Sie die Schwarzen Listen der Patientinnen. Besprechen Sie die Gründe für die typischerweise vorliegende Zweiteilung des Essverhaltens in erlaubte und verbotene Lebensmittel. In der Regel erlauben sich Patientinnen Lebensmittel, die vorwiegend kalorienarm sind; häufig liegen jedoch auch irrationale Annahmen zugrunde, nach denen bestimmte Nahrungsmittel als besonders »gesund« beurteilt werden (z. B. Vorstellungen von Vollwerternährung, Trennkost, Fasten etc.). Gehen Sie darauf ausführlich ein und besprechen Sie mit den Patientinnen, wie sinnvoll eine derartige Ernährungsweise tatsächlich ist.

In der Gruppe können Sie die von den Teilnehmerinnen erstellten Schwarzen Listen vergleichen. Bitten Sie dazu die Patientinnen zunächst, sich in Zweier-Gruppen zusammenzusetzen und ihre jeweiligen Listen miteinander zu vergleichen, bevor sie die weitere Diskussion wie oben beschrieben dann in der gesamten Gruppe fortsetzen.

Sitzung 3 im Überblick

Ziele:

- Eventuell Fortsetzung: Beschreibung und Vorgeschichte der Essstörung
- Diskussion und Bewertung der Selbstbeobachtungsprotokolle
- Besprechen der Schwarzen Liste

Hausaufgaben:

- Fortsetzung der Selbstbeobachtung zum Essverhalten
- Lesen der Patienteninformationen über medizinische Komplikationen und Folgeschäden bei Anorexia und Bulimia nervosa (IB 1)
- Lesen der Information über die Set-Point-Theorie zur Regulation des Körpergewichts (IB 2)

IB 1–2

10.4 Phase 1: Sitzungen 4–6

Die inhaltlichen Schwerpunkte der Sitzungen 4–6 liegen in der Vermittlung von Informationen über die Zusammenhänge zwischen restriktivem Essverhalten und Hungern einerseits und Symptomen und medizinischen Komplikationen der Essstörung andererseits. Außerdem werden soziokulturelle Faktoren wie das vorherrschende Schlankheitsideal und deren Bedeutung für die Entstehung von Essstörungen besprochen. Und es sollen die auslösenden Bedingungen für Heißhunger und Essanfälle sowie kompensatorischen Verhaltensweisen erarbeitet und erste Veränderungen im Bereich des Essverhaltens eingeleitet werden.

10.4.1 Phase 1: Sitzung 4

Rückmeldung zur Selbstbeobachtung. Sitzung 4 beginnt mit einer Rückmeldung zu den zuvor eingesammelten Selbstbeobachtungsbögen. Erklären Sie – falls nötig – einzelne Aspekte nochmals und loben Sie Patientinnen, die besonders ausführliche und informative Protokolle geschrieben haben.

Informationsvermittlung. Um ein besseres Verständnis für Bedingungen der Entstehung und Aufrechterhaltung zu entwickeln, werden die Patientinnen über folgende Aspekte informiert, die dann in der Gruppe gemeinsam diskutiert werden können:

- Die Zusammenhänge zwischen chronischem Diäthalten (restriktivem Essverhalten) und Symptomen der Essstörung
- Folgeschäden und medizinische Komplikationen von Essstörungen (chronischem Diäthalten, Erbrechen und Abführmitteleinnahme) (IB 1).
- Die Set-Point-Theorie über die Regulation des Körpergewichtes (IB 2).

IB 1–2

Die Patientinnen haben diese schriftlichen Informationen am Ende von Sitzung 3 erhalten und zu Hause gelesen. Jetzt werden diese Materialien gemeinsam besprochen.

Die Befunde zu den Folgeschäden von Essstörungen sollten möglichst an der Erfahrung der Patientinnen orientiert besprochen werden. Es sollte also Bezug genommen werden auf Folgeschäden, die die Patientinnen bei sich selbst bereits festgestellt haben. Fragen dazu sollten beantwortet werden.

Der restliche Teil von Sitzung 4 dient der Diskussion der Befunde zum Zusammenhang zwischen Diäthalten und restriktivem Essverhalten und der Symptomatik der Essstörung. Das Verständnis dieser Befunde ist für den weiteren Therapieverlauf von großer Bedeutung. Die Patientinnen sollen verstehen, dass eine dauerhafte Verbesserung der Essstörung und der Lebenszufriedenheit ohne eine Veränderung im Bereich des Essverhaltens und Körpergewichts nicht erreicht werden kann. Auch die Bearbeitung der Problembereiche, die mit der Essstörung in Zusammenhang stehen, kann die notwendige Veränderung des Essverhaltens nicht ersetzen. Auch hier sollten die Befunde möglichst eng an den Erfahrungen der Patientinnen (z. B. Anzahl durchgeführter Diäten und Zusammenhang zum Essverhalten) orientiert besprochen werden. Jede Patientin erhält dann die Hausaufgabe, Ihr individuelles Set-Point-Gewicht zu bestimmen. Zusätzlich kann anhand der Selbstbeobachtungsprotokolle ein erstes Veränderungsziel abgeleitet werden, dass die Reduktion restriktiven Essverhaltens beinhaltet. Dabei sollte darauf geachtet werden, dass das Ziel konkret formuliert ist (z. B. »In der nächsten Woche möchte ich an mindestens drei Tagen frühstücken«) und keine Unter- oder Überforderung für die Patientin darstellt. Das Ziel sollte schriftlich festgehalten werden.

10.4.2 Phase 1: Sitzung 5

Besprechung der Umsetzung der Veränderungsziele aus Sitzung 4 und Setzen neuer Ziele. Zu Beginn der Sitzung berichtet jede Patientin über ihre Erfahrungen bei der Umsetzung des gesetzten Zieles im Hinblick auf die Reduktion restriktiven Essverhaltens. Patientinnen, die ihr Ziel erreicht haben, werden verstärkt. Patientinnen, die noch Schwierigkeiten bei der Umsetzung ihres Zieles hatten, werden zum Erkennen von möglichen Hindernissen und deren Überwindung angeleitet. Im Gruppensetting kann dabei gemeinsam mit allen Patientinnen nach Lösungen gesucht werden. Anhand der Erfahrungen aus der letzten Woche und der Selbstbeobachtungsprotokolle kann ein nächstes Veränderungsziel abgeleitet werden.

Festlegung des individuell berechneten Set-Point-Gewichts. Jede Patientin soll ihre amanestische Gewichtskurve (AB 3) vorstellen und darauf aufbauend ihr vermutetes Set-Point-Gewicht bestimmen und in Beziehung zu ihrem derzeitigen Gewicht setzen. Hieraus wird sich möglicherweise eine erneute Diskussion über die Bedeutung eines zu niedrigen Gewichts für die Aufrechterhaltung von Essstörungen ergeben. Für jede der Patientinnen sollte überlegt werden, inwieweit möglicherweise ein zu starkes Abweichen vom Set-Point-Gewicht mitverantwortlich für das Auftreten von Heißhunger und Essanfällen sein könnte und eine Gewichtszunahme angezeigt wäre. Dies sollte dann auch als Therapieziel formuliert werden.

AB 3

Die Bedeutung soziokultureller Faktoren für Essstörungen. Soziokulturelle Faktoren, insbesondere das vorherrschende Schönheits- und Schlankheitsideal, tragen zur Entstehung oder Aufrechterhaltung von Essstörungen bei. Die Auseinandersetzung mit diesen Faktoren sollte Thema der fünften Sitzung sein, das auf unterschiedliche Art und Weise verdeutlicht werden kann. So können die Patientinnen als Diskussionsgrundlage des vorherrschenden Schlankheitsideals Ausschnitte aus Filmen oder Zeitschriften (Fernsehsendungen wie *Germany's Next Topmodel*, Berichte über Prominente, Werbung für Lebensmittel, Diätprodukte oder Kosmetik etc.) sammeln und mitbringen. Dabei kann kritisch erarbeitet werden, auf welche Eigenschaften beim Bericht über Frauen in den Medien besonderes Augenmerk gelegt wird und welche Themen (z. B. Erfolg, Leistungsfähigkeit, Erotik) mit dem gängigen Schlankheitsideal verknüpft werden.

Anhand unterschiedlicher Abbildungen weiblicher Körper kann weiter diskutiert werden, welche Attribute die Patientinnen selbst damit verbinden, was sie z. B. als »schön« oder »weiblich« ansehen. In der Gruppe sind die Standpunkte hierzu meist sehr unterschiedlich und geben so Anlass zu kritischer Reflexion. Zusätzlich werden die Patientinnen über die erhöhten Prävalenzen von Essstörungen in bestimmten Risikogruppen wie beispielsweise Models, Balletttänzerinnen oder Leistungssportlerinnen informiert.

10.4.3 Phase 1: Sitzung 6

Erkennen von Auslösebedingungen für Heißhunger und Essanfälle und kompensatorische Verhaltensweisen. In der sechsten Sitzung sollten anhand der Selbstbeobachtungsprotokolle die Zusammenhänge zwischen bestimmten Auslösebedingungen und dem gestörten Essverhalten analysiert werden. Der Schwerpunkt liegt dabei zunächst auf dem Erkennen von Zusammenhängen zwischen dem gezügelten Essverhalten und dem Auftreten von physiologisch bedingtem Heißhunger und Essanfällen. Sofern andere Auslöser für Essanfälle erkennbar werden, sollten diese jedoch auch beschrieben werden. Die Patientinnen können jeweils in Zweier-Gruppen die Selbstbeobachtungsprotokolle der anderen Patientin lesen und in der Gruppe anschließend Rückmeldung dazu geben, was ihnen aufgefallen ist. Jede Patientin sollte schließlich in der Lage sein, einige ihrer typischen Auslösebedingungen zu benennen. Diese sollten dann in die dafür vorgesehene Liste eingetragen werden, die später weiter vervollständigt werden kann. Manchen Patientinnen fällt das Erkennen emotionaler Auslöser für Heißhunger und Essanfälle sehr schwer; die entsprechende Spalte auf dem Selbstbeobachtungsprotokoll (»Gedanken, Gefühle, Empfindungen«) ist dann meist kaum oder nur sehr oberflächlich ausgefüllt. In diesem Fall können die Therapeuten versuchen, eine konkrete Situation einer Patientin zu besprechen und versuchen, rückblickend mit den anderen Gruppenmitgliedern die Auslösesituationen zu erarbeiten.

Besprechung der Umsetzung der Veränderungsziele aus Sitzung 5 und Setzen neuer Ziele. Zu Beginn der Sitzung berichtet jede Patientin wieder über ihre Erfahrungen bei der Umsetzung des gesetzten Zieles im Hinblick auf die Reduktion restriktiven Essverhaltens. Anhand dieser Erfahrungen und der Selbstbeobachtungsprotokolle sowie des erarbeiteten Zusammenhangs zwischen restriktivem Essverhalten und physiologisch bedingtem Heißhunger kann ein nächstes Veränderungsziel abgeleitet werden.

Sitzungen 4, 5 und 6 im Überblick

Ziele:

- Vermittlung von Informationen über Zusammenhänge zwischen Diäthalten und Symptomen von Essstörungen sowie Folgeschäden der Erkrankung
- Festlegung eines individuellen Set-Point-Gewichts
- Fortsetzung der Selbstbeobachtung zum Essverhalten
- Diskussion soziokultureller Faktoren bei Essstörungen
- Ableiten erster Veränderungsziele für das Essverhalten

Hausaufgaben:

- Selbstbeobachtung zum Essverhalten
- Umsetzung erster Veränderungsziele für das Essverhalten
- Individuelle Set-Medien zum Thema Schlankheitsideal und zur Rolle soziokultureller Faktoren sammeln

10.5 Phase 1: Sitzungen 7 und 8

Wichtigste Ziele der Sitzungen 7 und 8 sind die Verbesserung der Selbstbeobachtung, die Förderung von konkreten Veränderungen des Essverhaltens, d. h. der Reduktion des restriktiven Essverhaltens und der Verzicht auf Essanfälle und kompensatorische Verhaltensweisen sowie das Erkennen der Funktionalität der Essstörung. Dies kennzeichnet gleichzeitig den Übergang zur Bearbeitung der damit zusammenhängenden Konfliktbereiche. Anhand der Selbstbeobachtungsprotokolle sollte gemeinsam mit den Patientinnen die Analyse der auslösenden Bedingungen fortgesetzt werden. Schwierigkeiten oder Unklarheiten im Umgang mit den Protokollen sollten besprochen werden. Die Schwerpunkte liegen jedoch jetzt in Aufbau und Festigung eines veränderten Essverhaltens. Einleitend werden sinnvolle Regeln für den Umgang mit Essen erarbeitet und erklärt (IB 3). Darauf aufbauend sollen die Patientinnen zu den folgenden konkreten Maßnahmen motiviert und angehalten werden.

IB 3

Regelmäßiges Essen. Die Patientinnen sollten anstreben, drei Haupt- und zwei Zwischenmahlzeiten pro Tag einzunehmen (IB 3). Diese sollten zu festgelegten Zeiten stattfinden und mit Ruhe und Zeit eingenommen werden, d. h. also beispielsweise nicht im Stehen vor dem Kühlschrank oder vor dem Fernseher. Zur Begründung wird noch einmal auf die in den Sitzungen 3 bis 5 dargestellten Zusammenhänge zwischen Diäthalten, Heißhunger und Essanfällen verwiesen. Eine regelmäßige Mahlzeitenstruktur verhindert einen starken Abfall des Blutzuckerspiegels und ist somit die Basis für den Abbau von Essanfällen. Die Patientinnen sollten immer wieder daran erinnert werden, dass Diäthalten und stark kontrolliertes Essverhalten einerseits und der Abbau von Heißhunger und Essanfällen und kompensatorischen Verhaltensweisen andererseits nicht miteinander vereinbar sind. Die Motive für anhaltendes, kontrolliertes Essen – meist ist es der Wunsch abzunehmen – sollten ebenfalls immer wieder angesprochen und reflektiert werden.

Die Etablierung eines geregelten Essverhaltens sollte schrittweise vollzogen werden. An erster Stelle steht der Aufbau regelmäßiger Mahlzeiten, auch wenn die Patientinnen nicht gleich in der Lage sind, ein komplettes Menü zu essen. Sie sollten zuerst auf die Regelmäßigkeit achten, auch wenn das Essen selbst noch von Diät geprägt und kalorienreduziert und fettarm ist.

Auch die Abstände zwischen den Mahlzeiten sollten nicht zu groß sein, da sonst das Auftreten von physiologisch bedingtem Heißhunger und Essanfällen begünstigt wird. Beim Aufbau eines geregelten Essverhaltens können die Regeln (IB 3) eine Hilfe sein; sie sollten jedoch nicht als starre Vorgabe für alle Patientinnen dienen, sondern als Unterstützung für diejenigen, die mit bestimmten Aspekten der Veränderung des Essverhaltens besondere Schwierigkeiten haben. Die Patientinnen sollten die eingeleiteten Veränderungen weitgehend selbst bestimmen, jedoch auch damit konfrontiert werden, wenn sie ihr kontrolliertes Essverhalten nur auf andere Art und Weise fortsetzen.

IB 3

Die Regelmäßigkeit des Essens soll helfen, die unverhältnismäßig große Bedeutsamkeit von Essen und Nahrungsmitteln sowie das ständige Denken an Essen und Kalorien abzubauen. Der funktionale Aspekt von Nahrung als Energielieferant sowie der Genussaspekt sollten stärker betont werden. Damit sollte sich die Abhängigkeit von bestimmten Nahrungsmitteln verringern. Die Patientinnen sollen wieder lernen, fast alle Nahrungsmittel zu sich zu nehmen und damit an persönlicher Freiheit gewinnen.

Abbau der Schwarzen Liste: Einbeziehen bislang gemiedener Nahrungsmittel. Die Patientinnen sollten so früh wie möglich dazu ermutigt werden, die Zahl der vermiedenen Nahrungsmittel auf der verbotenen Seite der Schwarzen Liste abzubauen (AB 8). Die Vermeidung bestimmter kalorienhaltiger Nahrungsmittel erfolgt oft aus Angst vor Gewichtszunahme, wird jedoch damit begründet, »gesunde« oder »vollwertige« Nahrungsmittel zu bevorzugen. Die Konsequenz ist, dass die Patientinnen andere Nahrungsmittel essen als die, auf die sie eigentlich Appetit und Lust haben, beispielsweise Möhren statt Eis. Als Folge entstehen dann jedoch häufig Essanfälle, bei denen genau diese Lebensmittel gegessen werden.

AB 8

Diese Begründungen der Patientinnen für die Diät sollte kritisch diskutiert und hinterfragt werden. Im gleichen Zusammenhang ist die bei Patientinnen mit Essstörungen ungewöhnlich häufig zu beobachtende vegetarische oder vegane Ernährung zu sehen. Konfrontieren Sie die Patientinnen behutsam damit, indem Sie z. B. nachfragen, ob noch nie Fleisch gegessen und gemocht wurde und welche anderen Gründe hinter der Vermeidung von Fleisch oder anderen Lebensmitteln stehen könnten.

Als Aufgabe von Woche zu Woche sollen die Patientinnen Lebensmittel der »verbotenen« Seite ihrer Schwarzen Liste auswählen und schrittweise in ihre Ernährung einbauen. Dabei sollte mit den Veränderungen begonnen werden, die subjektiv als am leichtesten empfunden werden. Zum Beispiel fällt es den meisten Patientinnen leichter, mit dem Austausch einzelner Lebensmittel (Vollfettjoghurt statt Magerjoghurt) zu beginnen, als gleich eine komplette warme Mahlzeit zu essen. Die Liste wird in regelmäßigen Abständen überprüft, und weitere Veränderungen werden vereinbart und besprochen.

Empfehlungen bzgl. Art der Ernährung und Nahrungszusammensetzung. Viele Patientinnen wünschen sich eine genaue und möglichst ernährungsphysiologisch begründete Anleitung, was sie essen sollen. Da die Patientinnen nicht an einer Ernährungsstörung leiden und keiner besonderen Kostform bedürfen, sind detaillierte Empfehlungen zur Nahrungszusammensetzung nicht notwendig. Die Ernährung sollte ausgewogen sein. In der Regel genügt daher eine grobe Orientierung an den Empfehlungen der Deutschen Gesellschaft für Ernährung. Ein Abmessen oder Abwiegen von Nahrungsmitteln sollte nicht unterstützt werden. Langfristiges Ziel ist eine ausgewogene Ernährung, die der Wahrnehmung von Hunger und Sättigung folgt. Die Orientierung am Essverhalten anderer Personen kann für die Patientinnen dann hilfreich sein, wenn diese sich regelmäßig, gesund und ausgewogen ernähren und selber keine Essstörung haben.

Empfehlungen bzgl. Laxanzien- und Diuretikaeinnahme. Konkrete Vereinbarungen zum Abbau von Abführmitteln und Diuretika sollten mit den Patientinnen festgelegt werden. Falls Abführmittel über einen längeren Zeitraum genommen wurden, sollten diese schrittweise unter ärztlicher Aufsicht reduziert werden. Die Patientinnen sollten über zeitweise auftretende Symptome aufgeklärt werden. Vorübergehend können sie in Einzelfällen durch die Einnahme von Ballaststoffen (Leinsamen oder Kleie) ersetzt werden, wenn die Patientin anders nicht zur Reduktion der Abführmittel zu motivieren ist. Dabei muss aber unbedingt auf eine ausreichende Trinkmenge geachtet werden. Auch dieses sollte jedoch in jedem Fall langfristig abgebaut werden, da eine ausgewogene Ernährung in aller Regel keine Abführmitteleinnahme erforderlich macht. Eventuell muss überlegt werden, ob die Patientin Laxanzien allein deshalb weiter einnehmen möchte, weil sie sich davon eine Gewichtsreduktion erhofft.

Wiegen. Für viele Patientinnen mit einer Essstörung ist die Waage das wichtigste Stimmungsbarometer. Von ihr allein ist abhängig, wie die Stimmung und damit auch der weitere Tag verlaufen. Manche Patientinnen wiegen sich in fast zwanghafter Weise mehrfach täglich oder vor und nach den Essanfällen, was die ständige Beschäftigung mit dem Gewicht und Aussehen erheblich verstärkt und andere Aktivitäten verhindert. Darüber hinaus wird das Körpergefühl nur noch über die Zahl, die die Waage anzeigt, definiert; andere Möglichkeiten, das Körpergefühl zu verbessern, haben keinerlei Bedeutung mehr. Zur Verringerung der unverhältnismäßigen Bedeutung von Figur und Gewicht kann es daher auch hilfreich sein, mit den Patientinnen zu vereinbaren, das Wiegen auf höchstens einmal pro Woche zu beschränken bzw. schrittweise völlig aufzugeben.

Umgang mit Heißhunger, Essanfällen und Erbrechen. Nach dem Aufbau eines geregelten Essverhaltens können eine Reihe weiterer spezifischer Strategien dabei hilfreich sein, das Auftreten von Heißhunger, Essanfällen und Erbrechen zu verringern. Die Patientinnen sollen lernen, ihr Essverhalten und die Häufigkeit von Essanfällen und kompensatorischen Verhaltensweisen genauer zu beobachten und Zusammenhänge mit der aktuellen Lebenssituation zu erkennen. Dabei können verschiedene Selbstbeobachtungsprotokolle helfen (AB 5, 6 u. 7). AB 5–7 Diese können auch unabhängig von den zugrundeliegenden Konflikten wirkungsvoll sein. Hierzu gehören Stimuluskontrolltechniken, Selbstkontrolltechniken, der Aufbau von konkretem Alternativverhalten und positiven Aktivitäten. Die Patientinnen sollten sich möglichst konkrete Strategien für den Umgang mit kritischen Situationen im Voraus überlegen. In den meisten Fällen werden es Strategien sein, die bei Heißhunger und Essanfällen ansetzen. Die Patientinnen sollten jedoch immer auch an Möglichkeiten denken, das Erbrechen nach einem Essanfall zu verhindern. Dabei haben die Patientinnen die Möglichkeit zu lernen, dass ein Essanfall nicht zwangsläufig zu einer dramatischen Gewichtszunahme führt, wenn auf das Erbrechen verzichtet wird. Die Planung der konkreten Strategien zum Umgang mit Heißhunger, Essanfällen und Erbrechen hängt vor allem von der genauen Analyse der Auslösebedingungen ab und sollte darauf abgestimmt werden.

Aufbau positiver Aktivitäten. Eine Hausaufgabe der Sitzungen 7 und 8 besteht auch im Erstellen einer Liste individueller positiver Aktivitäten. Die Patientinnen sollen entscheiden, welche für sie positiven Aktivitäten sie in Zukunft wieder verstärkt in Angriff nehmen wollen (AB 9). AB 9 Betonen Sie bei allen erwähnten Maßnahmen immer wieder, dass Veränderungen sich meist eher in kleinen Schritten vollziehen, und dass Geduld und Ausdauer erforderlich sind. Ermutigen Sie die Patientinnen immer wieder zu vielen neuen kleinen Schritten. Patientinnen mit Essstörungen haben häufig ein »Schwarz-Weiß«- oder »Alles-oder-nichts«-Denken in Bezug auf Veränderungen und neigen dazu, kleine Erfolge nicht oder nicht ausreichend zu bewerten. Therapeuten sollten daher gerade diese Veränderungen betonen, als Erfolge wertschätzen und Hoffnung machen.

Funktionalität der Essstörung. Die Analyse der Funktionalität der Essstörung kann mit der Analyse der auslösenden und aufrechterhaltenden Bedingungen beginnen. Für viele Patientinnen haben die Essanfälle und die kompensatorischen Verhaltensweisen die Funktion, unangenehme Gefühlszustände und Situationen massiver innerer Anspannung zu regulieren. Teilweise versuchen sich Patientinnen damit auch vor diesen Gefühlen zu schützen bzw. sie so zu verhindern. Die Essanfälle können also durchaus auch positive Funktionen für die Patientinnen haben. Sie können allerdings auch die Funktion von massiver Selbstbestrafung, begleitet von Selbstabwertung haben und damit in hohem Maße autoaggressiv sein. Beide Aspekte, sowohl die positiven als auch die negativen, sollten mit den Patientinnen erarbeitet werden.

In diesem Zusammenhang werden dysfunktionale Gedanken besprochen. Die Patientinnen sollen lernen, dysfunktionale Kognitionen zu erkennen. Automatische Gedanken werden zunächst protokolliert und später gemeinsam besprochen (AB 11). AB 11 Da die Themen der dysfunktionalen automatischen Gedanken verschiedener Patientinnen sich häufig ähnlich sind, bietet sich die gemeinsame Reflexion der Ergebnisse in der Gruppe an.

Neben der Analyse der Entstehungsbedingungen und der Auslöser für Heißhunger und Essanfälle und Erbrechen können auch die Biografie, die soziale Situation der Patientin oder deren Interaktion in der Gruppe Hinweise für die individuelle Funktionalität der Essstörung geben. Am Ende der achten Sitzung sollten Therapeuten und Patientinnen darüber zumindest eine vorläufige Hypothese gebildet haben, die dann im Zusammenhang mit der Beschreibung der Problembereiche genauer formuliert und überprüft werden soll.

Die folgenden Fragen sollten beantwortet werden und bilden den Übergang zu Phase 2 der Therapie:

- »Auf welchem individuellen Hintergrund hat sich die Essstörung bei mir entwickelt?«
- »Welche schwerwiegenden Konflikte haben die Essstörung mitverursacht oder halten sie aufrecht?«
- »Mit welchen anderen Bereichen meines Lebens außer Essen und Gewicht bin ich unzufrieden?«

Sitzungen 7 und 8 im Überblick

Ziele:

- Etablierung eines regelmäßigen Essverhaltens
- Verbesserung von Selbstbeobachtung (s. AB 5, 6 und 7)
- Erkennen von Auslösern für Heißhunger, Essanfälle und Erbrechen
- Abbau der Anzahl vermiedener Nahrungsmittel, Abbau der Schwarzen Liste
- Beginn von Maßnahmen gegen Heißhunger, Essanfälle und Erbrechen
- Abbau der Einnahme von Laxanzien und Diuretika
- Erkennen der zugrundeliegenden Problembereiche und der individuellen Funktionalität der Essstörung
- Erfassung und Besprechung automatischer Gedanken (AB 11)

Hausaufgaben:

- Selbstbeobachtung zum Essverhalten (s. AB 5 bis AB 7)
- Einhalten regelmäßiger Mahlzeiten
- Einbeziehen verbotener Nahrungsmittel
- Liste positiver Aktivitäten erstellen (AB 9)
- Strategien zum Umgang mit Heißhunger und Essanfällen und kompensatorischen Verhaltensweisen planen
- Erfassung automatischer Gedanken (AB 11)

10.6 Phase 2: Sitzungen 9–12

Phase 2 hat als wichtigste Inhalte den weiteren Ausbau eines geregelten Essverhaltens, sowie die Festigung der Maßnahmen gegen Heißhunger und Essanfälle, Erbrechen und Abführmitteleinnahme besonders in kritischen Situationen. Außerdem bilden die Bearbeitung der zugrundeliegenden Konflikte sowie die Bearbeitung der verzerrten Einstellungen zu Körper und Gewicht einen Schwerpunkt.

Die Patientinnen sollen weiterhin ihr Essverhalten und die Auslösebedingungen beobachten, der Veränderung bestimmter Aspekte des Essverhaltens und dem Abbau der Schwarzen Liste sollte jedoch nun weniger Raum eingeräumt werden, um genügend Zeit für die Bearbeitung der Konflikte zu haben. Unabhängig davon sollen die Patientinnen jedoch für sich selbst jede Woche notieren, welche Veränderungen im Essverhalten sie vorgenommen haben und welche Strategien im Umgang mit Heißhunger und Essanfällen sie mit welchem Erfolg angewendet haben. Die individuell erstellte Liste positiver Aktivitäten und – sofern angezeigt – auch die erwähnten Stimuluskontroll- und Selbstbeobachtungstechniken sollten jetzt regelmäßig angewendet werden.

Der Umgang mit den zugrundeliegenden Konflikten stellt einen der schwierigsten Teile des Therapiekonzepts dar. Zum einen, weil die Art der Konflikte oder mit der Essstörung verbundenen Probleme sehr viel unterschiedlicher sein können als die Symptomatik des gestörten Essverhaltens, wo sich doch viele Ähnlichkeiten zwischen den Patientinnen finden. Außerdem kann der Schweregrad der begleitenden Konflikte sehr unterschiedlich sein. Im Rahmen eines standardisierten therapeutischen Vorgehens kann dieser Vielfältigkeit häufig nicht ausreichend Rechnung getragen werden. Dies sollte deshalb soweit möglich bereits im Vorgespräch und bei der Indikationsstellung beachtet werden.

Für den Umgang mit den Konflikten im Rahmen einer standardisierten Therapie ist die Frage der Zieldefinition entscheidend: Bei schweren Problemen, die der Essstörung zugrunde liegen oder die sie aufrechterhalten, muss jeweils gemeinsam mit der Patientin ein realistisches Ziel festgelegt werden. Eine Patientin mit einem massiven Partnerschaftskonflikt wird diesen möglicherweise zunächst nur ansatzweise bearbeiten können. Hier kann im Anschluss an die störungsspezifische Einzel- oder Gruppentherapie eine zusätzliche Einzel- oder Paartherapie sinnvoll sein. Es sollte jedoch vermittelt werden, dass es durchaus möglich ist, die Probleme mit dem Essen deutlich zu verbessern, ohne dass alle anderen Konflikte vollständig bearbeitet sind. Eine seit Jahren zerrüttete partnerschaftliche Situation wird sich in den seltensten Fällen innerhalb von wenigen Monaten befriedigend lösen. Auch eine Abgrenzung von den Eltern oder der Aufbau eines neuen Freundeskreises brauchen mehr Zeit. Unabhängig davon kann die Patientin dennoch an den Problemen mit dem Essen erfolgreich arbeiten, sofern sie sich über Veränderungen in den anderen Bereichen im Klaren ist und entsprechende dafür erforderliche Schritte in die Wege leitet.

Für den Umgang mit den zugrundeliegenden Konflikten und Problembereichen in der Gruppe hat sich das Goal-Attainment-Scaling bewährt. Jede Patientin erstellt für sich eine Liste mit den für sie wichtigsten Problembereichen, an denen sie im Rahmen der Gruppentherapie arbeiten will. Für jeden Problembereich formuliert sie – erst als Hausaufgabe, dann gemeinsam mit den anderen Gruppenmitgliedern – ein langfristiges und realistisches Ziel, das sie erreichen möchte. Anschließend werden Zwischenziele formuliert und von Stunde zu Stunde konkrete Schritte zur Umsetzung geplant. Über Erfolg oder Nicht-Erfolg und weitere Veränderungen wird dann gemeinsam diskutiert. Während der Sitzungen 9–12 sollte jede Patientin ihre Problembereiche in der Gruppe vorgetragen haben. Durch die Struktur des Goal-Attainment-Scaling sind damit auch die weiteren Gruppensitzungen in einem Teil ihres Ablaufs festgelegt. In Phase 2 und 3 kommen in stärkerem Ausmaß auch kognitive Techniken zur Korrektur der verzerrten Einstellungen zu Essen, Körper und Gewicht zum Einsatz.

Sitzungen 9–12 im Überblick

Ziele:

- Fortführung: Etablierung eines regelmäßigen Essverhaltens
- Abbau der Anzahl vermiedener Nahrungsmittel
- Durchführen von Maßnahmen gegen Heißhunger und Essanfälle und kompensatorische Verhaltensweisen
- Abbau der Einnahme von Laxanzien und Diuretika
- Bearbeitung von zugrundeliegenden und aufrechterhaltenden Konflikten

Hausaufgaben:

- Selbstbeobachtung zum Essverhalten
- Einhalten regelmäßiger Mahlzeiten
- Einbeziehen »verbotener« Nahrungsmittel (AB 8)
- Strategien zum Umgang mit Heißhunger und Essanfällen und kompensatorischen Verhaltensweisen anwenden und protokollieren (AB 10 u. AB 12)
- Liste der Probleme erstellen, die im Rahmen der Therapie bearbeitet werden sollen; langfristige und kurzfristige Ziele formulieren und konkrete Zwischenschritte erarbeiten

AB 10+12

10.7 Phase 2: Sitzungen 13 und 14

AB 13

Sitzung 13 markiert den Beginn der zweiten Hälfte der Therapie und hat daher zusammen mit Sitzung 14 als wichtigste Funktion das Ziehen einer Zwischenbilanz (AB 13). Jede Patientin soll als Hausaufgabe zu Sitzung 13 ihre bislang erreichten Veränderungen in den verschiedenen Bereichen des Essverhaltens und der übrigen Problembereiche bilanzieren. Für den Bereich des Essverhaltens kann sie dabei ihre Selbstbeobachtungsprotokolle und ihre Schwarze Liste zugrunde legen, für die Problembereiche die im Rahmen des Goal-Attainment-Scaling aufgeführten Ziele und Zwischenschritte.

Um beide Bereiche ausführlich genug betrachten zu können, erscheint es uns sinnvoll, in einer Sitzung die Zwischenbilanz für das Essverhalten zu ziehen und in der nächsten die für die Problembereiche. In der Gruppe können sich die Patientinnen dafür zuerst in Zweier-Gruppen zusammensetzen und die beobachteten Veränderungen mit einer anderen Patientin besprechen, die dazu dann bereits kritisch Stellung nehmen kann. Anschließend werden die entsprechenden Veränderungen in der gesamten Gruppe diskutiert und für jede Patientin gemeinsam überlegt, welche weiteren Schritte hilfreich und erforderlich sein könnten.

Die Patientinnen sollen herausarbeiten, welche Strategien ihnen beim Umgang mit Heißhunger und zur Vermeidung von Essanfällen helfen (AB 10). Unverändert als kritisch erlebte Situationen können einzeln oder in der Gruppe analysiert und die Ergebnisse gemeinsam besprochen werden (AB 12).

AB 10+12

Die bis zu diesem Zeitpunkt eingetretenen Veränderungen variieren individuell sehr stark. Für diejenigen Verhaltensbereiche, in denen weitere Veränderungen erforderlich sind, kann es für einige Patientinnen sinnvoll sein, ein Abstinenz-Datum (»Quit-Date«) festzulegen. Die Patientin bestimmt dabei einen Tag, an dem Sie vollständig mit Heißhunger und Essanfällen und kompensatorischen Verhaltensweisen aufhören möchte. In diesem Zusammenhang können möglicherweise bislang nicht ausreichend wahrgenommene aufrechterhaltende Bedingungen deutlich werden, die der Patientin ein völliges Einstellen der Symptomatik erschweren bzw. die positiven Funktionen der Symptome aufzeigen. Das Festlegen eines »Abstinenz-Datums« ist für einige Patientinnen hilfreich, andere sehr leistungsorientierte Patientinnen geraten dadurch jedoch unverhältnismäßig unter Erfolgsdruck und bewerten mögliche spätere Rückfälle dann zu negativ. Deswegen muss im Einzelfall abgewogen werden, für welche Patientin dieser Therapiebaustein hilfreich ist.

Sitzungen 13 und 14 im Überblick

Ziele:

- Zwischenbilanz ziehen und weitere Veränderungen festlegen (AB 13)
- Fortführung: Etablierung eines regelmäßigen Essverhaltens (AB 5)
- Abbau gemiedener Nahrungsmittel (AB 8)
- Durchführen von Maßnahmen gegen Heißhunger und Essanfälle und kompensatorische Verhaltensweisen (AB 10 u. AB 12)
- Abbau der Einnahme von Laxanzien und Diuretika (AB 6)
- Bearbeitung von zugrundeliegenden und aufrechterhaltenden Konflikten

Hausaufgaben:

- Zwischenbilanz ziehen und weitere Veränderungen festlegen (AB 13)
- Problembereiche auswählen; Langfristige und kurzfristige Ziele formulieren; konkrete Zwischenschritte planen und umsetzen
- Selbstbeobachtung zum Essverhalten (AB 6)
- Einhalten regelmäßiger Mahlzeiten (AB 5)
- Einbeziehen vermiedener Nahrungsmittel (AB 8)

- Strategien zum Umgang mit Heißhunger und Essanfällen und kompensatorischen Verhaltensweisen anwenden und protokollieren (AB 10 u. AB 12)
- Eventuell »Quit-Date« setzen

10.8 Phase 2: Sitzungen 15 und 16

Die Sitzungen 15 und 16 dienen der weiteren Normalisierung und Stabilisierung des Essverhaltens, der Reduktion von Heißhunger und Essanfällen und kompensatorischen Verhaltensweisen und der weiteren Bearbeitung der Problembereiche. Der Schwerpunkt liegt jetzt stärker auf denjenigen Problembereichen, die sich in der Zwischenbilanz als bislang noch nicht ausreichend bearbeitet erwiesen haben.

Sitzungen 15 und 16 im Überblick

Ziele:

- Fortführung: Etablierung eines regelmäßigen Essverhaltens
- Abbau der Anzahl vermiedener Nahrungsmittel (AB 8)
- Durchführen von Maßnahmen gegen Heißhunger und Essanfälle und Erbrechen (AB 10 u. AB 12)
- Abbau der Abführmitteleinnahme (AB 6)
- Bearbeitung von zugrundeliegenden und aufrechterhaltenden Konflikten

Hausaufgaben:

- Selbstbeobachtung zum Essverhalten (AB 6 u. AB 7)
- Einhalten regelmäßiger Mahlzeiten
- Einbeziehen verbotener Nahrungsmittel (AB 8)
- Strategien zum Umgang mit Heißhunger und Essanfällen und Erbrechen anwenden und protokollieren
- Langfristige und kurzfristige Ziele einzelner Problembereiche auswählen; konkrete Zwischenschritte planen, umsetzen und bewerten. (AB 13)

10.9 Phase 3: Sitzungen 17–20

Wichtigste Ziele der letzten Phase sind die weitere Stabilisierung der bislang erreichten Veränderungen, die Analyse der unveränderten Probleme, die Analyse von Rückfallsituationen und die Vorbereitung auf mögliche künftig auftretende kritische Situationen. Soweit noch vorhanden, sollen externe Kontrollen bezüglich des Essverhaltens durch andere Personen jetzt abgebaut und in Selbstkontrolle überführt werden. Das regelmäßige Ausfüllen der Selbstbeobachtungsprotokolle soll reduziert werden; diese haben jetzt – wenn sie noch verwendet werden – eher die Funktion, Rückfallsituationen hinsichtlich ihrer Auslösebedingungen genauer zu betrachten. Das Essverhalten sollte jetzt zunehmend durch Signale von Appetit, Hunger und Sättigung geleitet sein und nicht mehr ausschließlich durch bestimmte Tageszeiten und festgelegte Pläne.

Sofern Heißhunger und Essanfälle noch oder teilweise wieder auftreten, sollte weiter an der Analyse der Auslösebedingungen gearbeitet werden. Die Patientinnen sollten erkennen, welches für sie nach wie vor kritische, mit Risiko behaftete Situationen sind, auf die sie vorbereitet sein sollten (IB 5). Diese sind vor allem im Hinblick auf die Zeit nach Beendigung der Therapie wichtig. Gleichzeitig sollten sie sich entsprechende Strategien für diese Situationen zurechtlegen. In der Vergangenheit erfolgreiche Strategien sollten zusammengefasst und in Krisenzeiten zusammen mit dem Rückfall-Verhinderungsplan aktiviert werden. IB 5

In dieser letzten Phase gewinnen auch die Beendigung der Therapie und die damit verbundenen Gefühle an Bedeutung. Diese können für verschiedene Patientinnen sehr unterschiedlich sein und von Erleichterung, gespannter Erwartung bis hin zu Angst und Hilflosigkeit reichen. Die Therapeuten sollten daher darauf achten, dass innerhalb der letzten Sitzungen genügend Zeit für das Thematisieren dieser Gefühle bleibt; bei einigen Patientinnen wird es möglicherweise auch nötig sein, weiterführende therapeutische Schritte zu überlegen und konkrete Maßnahmen in die Wege zu leiten.

Sitzungen 17–20 im Überblick

Ziele:

- Weitere Normalisierung und Stabilisierung des Essverhaltens
- Analyse kritischer Rückfallsituationen und deren Auslöser (AB 12)
- Strategien zum Umgang mit Rückfällen erlernen (AB 10)
- Weitere Bearbeitung von zugrundeliegenden und aufrechterhaltenden Konflikten
- Vorbereitung auf die Beendigung der Therapie

Hausaufgaben:

- Selbstbeobachtung zum Essverhalten
- Analyse kritischer Situationen (AB 12)
- Individuelle Strategien zum Umgang mit Rückfallsituationen zusammenfassen (AB 7 u. AB 10)
- Rückfall-Verhinderungsplan lesen (IB 5)
- Individuell Schritte zur Bearbeitung der Problembereiche planen, umsetzen und bewerten (AB 13)
- Sofern erforderlich, weitere Unterstützung oder Therapie vorbereiten

11 Kritische Therapiesituationen

Im Folgenden sollen typische Schwierigkeiten in der Therapie von Patientinnen mit Essstörungen beispielhaft beschrieben und Empfehlungen für den Umgang damit gegeben werden. Wir haben dazu solche Situationen ausgewählt, die häufig auftreten und für den Therapieverlauf relevant sind. Die Problemsituationen lassen sich thematisch vier Bereichen zuordnen:

(1) Motivationsprobleme
(2) Probleme mit der Familie
(3) Probleme im Zusammenhang mit der stationären Behandlung
(4) Allgemeine Probleme mit Essen und Gewicht

11.1 Motivationsprobleme

Therapiebeispiel

Situation 1

Eine Patientin mit Anorexia nervosa hat nach 4-monatiger Nulldiät ca. 25 kg Gewicht (von 74 kg auf 49 kg bei einer Größe von 172 cm) verloren. Sie erlebt den Gewichtsverlust als extrem positiv, findet sich viel attraktiver und wird darin teilweise auch von ihrer Umwelt unterstützt. Ihr pathologisches Essverhalten, das erforderlich ist, um das niedrige Gewicht zu halten, verleugnet sie und gibt als Begründung für das Nicht-Essen »Heilfasten«, »Entschlacken« und »gesünder essen« an. Auch das Ausbleiben der Menstruation empfindet sie als positiv.

Die Patientin sollte möglichst sachlich über die vielfältigen körperlichen und psychischen Folgeerscheinungen von Diäten und Hungern sowie über mögliche Komplikationen informiert werden. Meistens wirkt es auf die Patientin überzeugender, wenn diejenigen Folgeerscheinungen aufgegriffen und in Beziehung zum Essverhalten und Untergewicht gesetzt werden, die bei ihr selbst auftreten, so beispielsweise Konzentrationsstörungen, erhöhte Reizbarkeit bzw. starke Stimmungsschwankungen, Kreislaufprobleme, ständiges Frieren oder das Ausbleiben der Menstruation. Die Patientin sollte über die Risiken der Essstörung aufgeklärt werden, ohne dass dabei mit den Folgeschäden »gedroht« wird. Eine umfassende Aufklärung schließt das Ansprechen der Mortalität mit ein.

Um die verzerrte Sichtweise der Patientin zu relativieren, sollte die Patientin selbst Unterschiede zwischen dem aktuellen und ihrem früheren Zustand formulieren. Folgende Fragen können hierbei gestellt werden:

- Wie war die Bedeutung von Figur, Gewicht und Essverhalten früher, wie ist sie heute?
- Wie hat sich die Patientin früher in verschiedenen Lebensbereichen gefühlt, welche Dinge waren ihr wichtig, woran hat sie die Bewertung ihrer Person festgemacht – wie ist dies heute?
- Wie haben sich Beziehungen zu anderen Menschen im Zusammenhang mit dem Untergewicht und dem gestörten Essverhalten verändert?

Die Patientin sollte durch diese Fragen unterstützt werden, selbst die negativen Konsequenzen der Essstörung deutlicher wahrzunehmen, und nicht vom Therapeuten »überzeugt« werden, dass ihre Situation schlechter ist, als sie sich eingestehen mag. Das Ziel sollte sein, herauszuarbeiten, warum die Patientin zum jetzigen Zeitpunkt überhaupt zu einem Therapiegespräch kommt. Falls es ihr weiterhin schwerfällt, die Schwere der Essstörung zu erkennen, sollte man sie ermutigen, sich zu einem späteren Zeitpunkt wieder zu melden.

Therapiebeispiel

Situation 2

Eine Patientin ist trotz massiven Untergewichts nicht zu einer stationären Behandlung bereit.

Vor allem bei Patientinnen, die noch keine Therapieerfahrung haben, kommt es häufiger vor, dass diese zunächst einen stationären Aufenthalt strikt ablehnen, auch wenn er aus therapeutischer Sicht beispielsweise wegen des erheblichen Untergewichts indiziert ist. In der Regel wird es wenig nützen, diese Patientinnen dann zu sehr zu einer stationären Therapie zu drängen. Dennoch sollten die Gründe, die dafür sprechen, von therapeutischer Seite deutlich gemacht werden. Sofern allerdings akute Lebensgefahr besteht, muss die Indikation für Zwangsmaßnahmen geprüft werden (vgl. Kapitel 12). Besteht diese nicht bzw. gibt es keine zwingenden medizinischen Gesichtspunkte für eine stationäre Behandlung, hat sich folgender Kompromiss bewährt: Therapeut und Patientin einigen sich auf einen bestimmten Zeitraum von beispielsweise drei bis sechs Monaten für eine ambulante Behandlung auf Probe. Während dieses Zeitraums soll die Patientin auch an Gewicht zunehmen. Dafür sollte eine wöchentliche Gewichtszunahme von ungefähr 500 g vereinbart werden. Das Gewicht sollte wöchentlich kontrolliert und in eine Gewichtskurve eingetragen werden. Nach Ablauf des vereinbarten Zeitraums und in Abhängigkeit von der erfolgten oder nicht erfolgten Gewichtszunahme kann dann mit der Patientin gemeinsam entschieden werden, ob die Behandlung weiterhin sinnvoll ambulant fortgesetzt werden kann, oder ob wegen der unzureichenden Gewichtszunahme oder anderer Gründe doch eine stationäre Behandlung notwendig ist.

Da die meisten Kliniken über längere Wartezeiten verfugen, kann es sinnvoll sein, bereits zu Beginn der ambulanten Behandlung einen stationären Aufenthalt zu beantragen, um die Option für die Behandlung zu behalten und später unnötige Wartezeiten zu vermeiden. Ein Therapieplatz kann ggf. auch wieder abgesagt werden, sofern die Patientin auch unter ambulanten Bedingungen ausreichende Fortschritte erzielt und genügend zunimmt. Diese Lösung ist für die Patientin eine Möglichkeit, zumindest vorübergehend ihre Autonomie auch in der Therapie zu wahren; gleichzeitig wird damit aber von therapeutischer Seite die Ernsthaftigkeit der Erkrankung deutlich gemacht.

Therapiebeispiel

Situation 3

Eine Patientin mit Anorexia nervosa wird von den Eltern zur Therapie geschickt. Diese sind der Meinung, sie sei krank und müsse sich unbedingt behandeln lassen. Sie selbst steht einer Behandlung ambivalent bis ablehnend gegenüber und kommt auch zum Vorgespräch nur auf massives Drängen der Eltern.

Der erste Schritt sollte darin bestehen, die für Patientin und Therapeuten unbefriedigende Situation des »Geschickt-Werdens« zu thematisieren. Der Patientin sollte verdeutlicht werden, dass eine Behandlung gegen ihren Willen – vorausgesetzt sie ist nicht lebensbedrohlich gefährdet – ohnehin nicht möglich ist. Sie selbst sollte überlegen, was möglicherweise für die Notwendigkeit einer Behandlung sprechen könnte und in welchen Punkten ihre Eltern – auch wenn sie dies vielleicht nicht gerne einräumt – Recht haben könnten.

Als Therapeut muss man in dieser Situation darauf achten, nicht in die Position »besorgter Eltern« zu geraten, indem man die Patientin davon zu überzeugen versucht, wie notwendig eine Behandlung ist. In den meisten Fällen hat die Erkrankung für die Patientin nicht nur positive Seiten, sondern bedeutet auch Einschränkungen in verschiedenen Lebensbereichen wie beispielsweise Verlust von Spontaneität, sozialer Rückzug oder eine ständige gedankliche Beschäftigung mit Essen und Gewicht. Wichtig ist, dass sie diese selbst erkennt und der Therapeut ihr sachlich verdeutlicht, dass diese Einschränkungen eine Folge ihres gestörten Essverhaltens und zu niedrigen Gewichts sind, und sie über weitere Folgeerscheinungen und Risiken aufklärt. In jedem Fall sollte man ihr anbieten, zu einem späteren Zeitpunkt wiederzukommen, falls sie im Moment noch zu wenig in der Lage ist, die negativen Folgen der Erkrankung zu sehen. Je mehr die meist sehr auf Autonomie bedachten Patientinnen sich gedrängt fühlen, desto weniger wird man von therapeutischer Seite erreichen.

Therapiebeispiel

Situation 4

Eine Patientin mit Bulimia nervosa sieht keinerlei Möglichkeiten, Strategien gegen Heißhunger und Essanfälle zu entwickeln. Sie selbst wisse überhaupt nicht, was sie dagegen tun könne, und lehnt alle Vorschläge in Richtung kurzfristiger Strategien zum Umgang mit Heißhunger und Essanfällen, die von der Gruppe oder den Therapeuten kommen, als unmöglich ab.

Sofern es um kurzfristige Strategien im Umgang mit Heißhunger und Essanfällen geht, ist es wichtig, die Patientin selbst immer zuerst die konkreten Vorschläge machen zu lassen. Möglicherweise hat der Therapeut in o. g. Beispiel bereits zu viele Angebote gemacht. Die Rolle des Therapeuten sollte generell darin bestehen, der Patientin Hilfestellungen zu geben, nicht jedoch darin, das Problem für sie zu lösen. Der Therapeut sollte ihre Eigenverantwortung für Veränderungen betonen und sie selbst Veränderungsvorschläge entwickeln lassen. Die Therapie sollte als vorübergehende Phase ihres Lebens betrachtet werden, entsprechend sollte die Abhängigkeit vom Therapeuten oder der Gruppe möglichst gering sein. In diesem Zusammenhang kann es sinnvoll sein, die möglichen positiven Konsequenzen bzw. die Funktionalität eines Festhaltens am gegenwärtigen Zustand mit der Patientin zu diskutieren: Ist der Zeitpunkt für Veränderungen wirklich der richtige? Welche Funktion hat das Festhalten am gegenwärtigen Zustand – handelt es sich beispielsweise um ein Signal an den Partner oder die Eltern? Gibt es andere Situationen, in denen die Patientin ähnlich handelt, und wie sehen die Konsequenzen dort aus? Ist der »Widerstand« der Patientin möglicherweise Ausdruck einer interaktionellen Problematik zwischen ihr und dem Therapeuten? Eine Auseinandersetzung damit kann eventuell auch dazu führen, dass die Patientin sich bewusst gegen Veränderungen ausspricht.

Therapiebeispiel

Situation 5

Eine Patientin geht betont intellektualisierend mit den Inhalten der Therapie um und beschreibt ihre Probleme sehr rational. Sie wisse theoretisch genau, wie sie sich verhalten müsse, um die Probleme in den Griff zu bekommen.

Hier kann die Rückmeldung des Therapeuten oder der anderen Gruppenmitglieder zur Schilderung der Probleme durch die Patientin hilfreich sein. Wie empfinden diese ihre Äußerungen? Die Patientin sollte damit konfrontiert werden, wie der Therapeut selbst oder die Gruppe ihre Art, Schwierigkeiten zu beschreiben, erlebt: »Mir fällt auf, dass Sie sehr sachlich über ihre Probleme erzählen. Ich frage mich, welche Gefühle und Empfindungen für Sie damit verbunden sind?« Mögliche Befürchtungen der Patientin im Zusammenhang mit der Äußerung von Gefühlen sollten thematisiert werden, so beispielsweise Ängste, völlig die Kontrolle zu verlieren und als Versager dazustehen. Darüber hinaus sollte der Patientin die Funktionalität des rationalen Umgangs mit den Problemen verdeutlicht werden: Für manche Patientinnen können Gefühle derart bedrohlich werden, dass die Essanfälle für sie eine Möglichkeit darstellen, diese nicht wahrzunehmen, sich vor ihnen zu schützen und sie auszublenden.

11.2 Probleme mit der Familie

Therapiebeispiel

Situation 6

Die Eltern einer Patientin mischen sich häufig in das Essverhalten der Patientin ein. Sie bestehen auf gemeinsamen Mahlzeiten und kommentieren dabei die Art und Menge der Nahrungsmittel der Patientin.

In einem gemeinsamen Gespräch mit Eltern und Patientin sollte herausgearbeitet werden, dass die Patientin selbst die Verantwortung für ihr Essverhalten und Gewicht übernehmen muss. Sofern in diesem Bereich noch Veränderungen nötig sind, können Therapeut und Patientin diese im Rahmen der Therapie besprechen, zu regelmäßigen Terminen das Gewicht kontrollieren und weitere Veränderungen im Essverhalten planen. Meist stehen hinter der elterlichen Einmischung andere, grundsätzlichere Schwierigkeiten mit der Tochter, die im Rahmen von Familiengesprächen besprochen werden sollten. Auch für die Patientin ist es wichtig, ihr Essverhalten ganz allein steuern zu können und für eventuelle Veränderungen selbst die Verantwortung übernehmen zu müssen. Für die Eltern kann eine derartige Absprache – trotz verständlicher Sorge um die Tochter – auch eine Entlastung darstellen.

Therapiebeispiel

Situation 7

Eine Patientin hat Schwierigkeiten mit der Ablösung und dem Auszug von zu Hause.

Bei manchen Patientinnen ist die familiäre Situation im Zusammenhang mit der Essstörung so konfliktreich, dass Patientin und Therapeut über die Möglichkeit sprechen sollten, von zu Hause auszuziehen. Dies kann z. B. bei massiven Grenzverletzungen wie Gewalt oder sexuellen Übergriffen, aber auch bei weniger gravierenden familiären Problemen der Fall sein. Ist die Patientin im Rahmen der Therapie zu der Überzeugung gelangt, die Familie verlassen zu wollen, ist es am besten, dies gemeinsam mit allen Beteiligten zu besprechen und zu planen. Nach Möglichkeit sollte versucht werden, diese Entscheidung mit und nicht gegen die Familie zu treffen. Es sollte darauf geachtet werden, dass es möglichst wenig um Schuldzuweisungen geht, sondern darum, welche Lösung für die derzeit problematische Situation die beste sein könnte. Die Essstörung der Tochter kann erhebliche Auswirkungen auf die Familie haben, umgekehrt können bestimmte familiäre Interaktionsmuster sich auf die Entwicklung der Essstörung der Tochter ausgewirkt haben. Dennoch hilft eine Aufzählung von Fehlern meist kaum beim Umgang mit den noch bestehenden Schwierigkeiten. Für viele Patientinnen kann die größere räumliche Distanz eine wichtige Voraussetzung sein, andere Konflikte zu lösen. Die Ablösung von zu Hause ist dennoch häufig für die Patientin und die Eltern mit großen Schwierigkeiten und Ängsten verbunden. Die Eltern sind damit konfrontiert, ohne die kranke Tochter allein zurückzubleiben. Für die Tochter kann Ablösung nicht nur Befreiung und Unabhängigkeit bedeuten, sondern auch, allein und eigenverantwortlich mit ihrem Leben umgehen zu müssen. Diese Ambivalenz sollte bei einem geplanten Auszug der Tochter von zu Hause berücksichtigt und in einem gemeinsamen Gespräch thematisiert werden.

Therapiebeispiel

Situation 8
Die Eltern verhalten sich immer wieder grenzüberschreitend. So rufen sie beispielsweise ohne Wissen der Patientin häufig an, um sich nach dem Fortschreiten der Therapie und nach Veränderungen zu erkundigen und dem Therapeuten »Geheimnisse« zu berichten.

Gerade bei jugendlichen Patientinnen ist es ausgesprochen wichtig, dass ihnen derartige Einmischungen in die Behandlung nicht vorenthalten werden, wenn auch die Besorgnis der Eltern durchaus verständlich erscheinen mag. Die Patientin darf nicht das Gefühl bekommen, dass Eltern und Therapeut sich gegen sie verbünden und muss sich auf die Loyalität des Therapeuten verlassen können. Gespräche mit den Eltern sollten daher nur mit dem Einverständnis der Patientin oder in ihrem Beisein geführt werden.

11.3 Probleme im Zusammenhang mit der stationären Behandlung

Therapiebeispiel

Situation 9
Eine Patientin versucht über eine geringere Gewichtszunahme als zunächst vereinbart zu verhandeln. Sie argumentiert, das sei für sie zu viel; so viel könne sie nicht schaffen, 200 g weniger seien doch auch genug.

Die Grenze für die wöchentliche Gewichtszunahme ist immer eine willkürliche Festsetzung, wenngleich bei einer zu niedrigen wöchentlichen Gewichtszunahme diese u. U. kaum noch von den täglichen natürlichen Gewichtsschwankungen zu unterscheiden wäre. Ein Verhandeln über das Ausmaß der wöchentlichen Zunahme ist meist ein Symptom für andere Schwierigkeiten oder Ausdruck von Angst und Vermeidung. Die Patientin glaubt, sich damit die für sie bedrohlichen Erfahrungen ersparen zu können bzw. diese zu mildern. Es dauert häufig länger, bis sie das

Mindestnormalgewicht erreicht, und ihre Ängste vor der Gewichtszunahme könnten verstärkt statt abgebaut werden. Es sollte gemeinsam mit ihr besprochen und überlegt werden, welche andere Art von Unterstützung ihre Ängste verringern könnte, ohne dass von therapeutischer Seite von der ursprünglich vereinbarten Gewichtszunahme abgewichen wird. Ein weiterer Nachteil in einer zu langsamen Gewichtszunahme besteht in der zwangsläufig damit verbundenen (noch) längeren Behandlungsdauer, was ebenfalls den Übergang in das normale Leben erschweren kann.

Therapiebeispiel

Situation 10

Eine Patientin mit Anorexia nervosa meint, das in der Klinik angewendete Programm zur Gewichtszunahme sei nur Bestrafung, sie werde eingesperrt, es gehe im Rahmen der Behandlung nur um Essen und Gewicht und nicht um ihre eigentlichen Probleme.

Der Therapeut sollte der Patientin die positiven Seiten der Einschränkungen aufzeigen: dass diese eine Hilfestellung sein können, nachdem es ihr bislang allein nicht gelungen ist, ohne äußeren Druck zuzunehmen. Prinzipiell hat sie auch innerhalb des stationären Konzeptes die Gelegenheit, ohne Einschränkungen zuzunehmen (im Rahmen des Selbstkontrollprogramms). Gelingt ihr dies nicht, stellt das Programm eine vorübergehende unterstützende Maßnahme dar.

Weiterhin sollte ihr erklärt werden, dass erfahrungsgemäß ohne eine feste Struktur, wie das Programm sie vorgibt, ständig über Probleme mit Essen und Gewicht diskutiert wird und wenig Platz für die anderen Probleme der Patientinnen bleibt. Letzteres kann besser realisiert werden, wenn nicht in jeder Stunde die Probleme mit dem Gewicht erneut angesprochen werden müssen. Eine ausufernde Diskussion über den Sinn einzelner Einschränkungsmaßnahmen innerhalb der jeweiligen Phasen sollte vermieden werden.

Therapiebeispiel

Situation 11

Patientinnen manipulieren bei der Gewichtskontrolle ihr Gewicht, indem sie beispielsweise vor dem Wiegen Wasser trinken oder extra schwere Kleidung anziehen.

Viele Patientinnen versuchen zeitweise auf verschiedene Weise, das Gewicht vor dem Wiegen zu manipulieren. Dies kann häufig als letzte wahrgenommene Möglichkeit verstanden werden, bezogen auf das Gewicht Autonomie zu wahren oder zu erreichen. Grundsätzlich ist dies nicht vollständig zu verhindern, sofern man nicht ständig kontrollieren will. Dies würde jedoch die therapeutische Beziehung erheblich belasten und die Gefahr eines ständigen Machtkampfes erhöhen. Sofern die entsprechenden

Maßnahmen auffällig werden oder die Patientinnen sie selbst ansprechen, sollten die daraus resultierenden Konsequenzen (z. B. unangekündigtes Wiegen, Unterbrechung der Therapie, Einstufung oder Zurückstufung in das Programm bzw. in eine andere Phase) immer in der Gruppe der Therapeuten besprochen und beschlossen werden.

Die Patientin müsste die Manipulation ohnehin in jeder Woche der Behandlung fortsetzen, um weiterhin die erforderliche Gewichtszunahme zu erreichen. Handelt es sich um größere Mengen, sollte es dennoch nicht zum Anlass einer Zerreißprobe für die therapeutische Beziehung werden. Die therapeutische Haltung sollte so sein, dass der betroffenen Patientin deutlich wird, dass sie nur sich selbst schadet. Der Therapeut sollte auf keinen Fall in die Position des Kontrolleurs kommen, der die Patientin überführt. Ähnliches gilt. auch für die Kontrolle der Essanfälle und der kompensatorischen Maßnahmen. Die Patientin muss Veränderungen für sich selbst in Angriff nehmen, nicht für andere Menschen.

Therapiebeispiel

Situation 12

Eine Patientin mit Anorexia nervosa nimmt nach anfänglicher regelmäßiger Gewichtszunahme nicht mehr zu, obwohl sie angeblich »Unmengen« isst.

In einem ersten Schritt sollte das Essverhalten der Patientin anhand ihrer Selbstbeobachtungsprotokolle überprüft werden, um festzustellen, ob sie tatsächlich »Unmengen« isst. Stimmen die von ihr beschriebenen Mengen wirklich mit dem protokollierten Essverhalten überein oder sind sie eher Ausdruck ihrer verzerrten Wahrnehmung bezüglich eines normalen Essverhaltens? Patientinnen mit Essstörungen sind häufig geneigt, ihr Essverhalten als übermäßig einzuschätzen, zumal ihr langjähriger Maßstab ein restriktives Essverhalten ist und die Gewichtszunahme ihnen schwerfällt. Zusätzlich kann die Patientin sich Rückmeldung von anderen Gruppenmitgliedern oder Patienten aus der Klinik einholen, um ihre Sichtweise zu überprüfen.

Grundsätzlich ist auch denkbar, dass das Set-Point-Gewicht der Patientin niedriger als das errechnete Zielgewicht liegt und die Gewichtsstagnation damit in Zusammenhang steht. Schließlich ist aber auch zu berücksichtigen, dass es möglicherweise Unterschiede im Kalorienbedarf von Patientinnen mit restriktiver und mit bulimischer Anorexia nervosa gibt.

11.4 Allgemeine Probleme mit Essen und Gewicht

Therapiebeispiel

Situation 13

Eine Patientin mit Untergewicht weigert sich, so viel zuzunehmen wie vereinbart. Sie strebt für sich ein niedrigeres Mindestnormalgewicht an.

Viele Patientinnen versuchen aus Angst vor der Gewichtszunahme über ein niedrigeres Zielgewicht mit dem Therapeuten zu verhandeln. Sich von therapeutischer Seite darauf einzulassen, birgt zwei Probleme in sich: Erstens basiert die Festsetzung des Zielgewichts auf bestimmten Überlegungen über Zusammenhänge zwischen Set-Point-Gewicht bzw. dem gesunden Gewichtsbereich und entsprechenden körperlichen und psychischen Folgeerscheinungen, obwohl diese nicht zwingend ein exaktes Gewicht vorschreiben. Dennoch kann im Akzeptieren eines zu niedrigen Zielgewichts, das unter dem für die meisten Menschen zutreffenden gesunden Gewichtsbereich liegt, die Gefahr liegen, dass Symptome der Essstörung weiterhin bestehen bleiben und diese aufrechterhalten.

Ein zweiter Aspekt betrifft die Beziehungsgestaltung in der Therapie: Macht die Patientin in diesem für sie sehr bedeutsamen Punkt die Erfahrung, dass sich der Therapeut bereits zu Beginn der Therapie sehr inkonsequent verhält, verliert er an Glaubwürdigkeit. Es ist auch damit zu rechnen, dass die Patientin dies immer wieder in für sie bedrohlichen Situationen versuchen wird und es zum ständigen Thema in der Therapie wird. Der Therapeut sollte allerdings die Gefühle und Befürchtungen der Patientin im Zusammenhang mit dem Zielgewicht ernst nehmen und die Patientin dabei unterstützen, Ängste und irrationale Vorstellungen abzubauen. Ist eine Patientin überhaupt nicht in der Lage, sich auf das Zielgewicht einzulassen, kann eine Brücke darin bestehen, ihr dies als Experiment vorzuschlagen. Da den Patientinnen das Abnehmen meist leichter fällt als das Zunehmen, kann man ihr anbieten, sich probeweise auf die neue Erfahrung einzulassen, die sie – falls die Nachteile für sie am Ende immer noch überwiegen – notfalls wieder revidieren kann. Eine weitere Hilfe ist für manche Patientinnen, sich in Erinnerung zu rufen, wie sie sich in verschiedenen Stadien ihrer Gewichtsabnahme gefühlt haben. Meist wird dabei deutlich, dass sie sich unabhängig vom tatsächlichen objektiven Gewicht stets zu dick fühlten, da sie ihren Körper auch mit immer geringerem Gewicht genauso wenig akzeptieren konnten. Eine Aufgabe der Therapie liegt auch darin, den zu hohen Stellenwert von Figur und Gewicht zu reduzieren, damit die Patientin für ihre Selbstbewertung auch andere Faktoren berücksichtigen kann.

Therapiebeispiel

Situation 14

Eine Patientin mit bulimischer Symptomatik und Übergewicht möchte abnehmen und gleichzeitig die Frequenz der Essanfälle reduzieren.

Der Therapeut sollte der Patientin erklären, dass Diäthalten und die Reduktion von Heißhunger und Essanfällen gleichzeitig nicht möglich sind, da die Diät das Auftreten von Heißhunger und Essanfällen begünstigt. Sie sollte auf die entsprechenden Befunde hingewiesen werden bzw. schriftliches Informationsmaterial (vgl. AB 2) zu diesem Thema erhalten. Hat eine Patientin während ihrer Bulimie über einen längeren Zeitraum ihr Gewicht immer mehr gesteigert, zuvor bei ungestörtem Essverhalten aber ein niedrigeres Gewicht gehabt, so ist damit zu rechnen, dass ihr Gewicht sich – sofern ihr Essverhalten normal ist und keine Essanfälle mehr auftreten – teilweise selbst reduziert. In jedem Fall sollte immer die Reduktion von Heißhunger und Essanfällen im Vordergrund stehen. Behandlungsziel ist vor dem Hintergrund der langfristigen Unwirksamkeit von Diäten zur Behandlung von Übergewicht eher die Prävention einer weiteren Gewichtszunahme als eine Gewichtsabnahme.

AB 2

Therapiebeispiel

Situation 15

Eine Patientin klagt über heftige Blähungen und Bauchschmerzen und möchte deshalb, dass die wöchentliche Gewichtszunahme bei ihr reduziert werden soll.

Für viele Patientinnen kann ein verändertes Essverhalten vor allem zu Beginn einer Gewichtszunahme mit unangenehmen körperlichen Begleiterscheinungen verbunden sein. Diese sollten auf jeden Fall ernst genommen werden. Trotzdem ist häufig damit die Hoffnung verbunden, jetzt nicht weiter oder nicht mehr so schnell zunehmen zu müssen, oder die Patientinnen glauben, den Beweis dafür gefunden zu haben, warum bei ihnen Ausnahmen erforderlich sind. Eine langsamere Zunahme verhindert jedoch diese möglichen körperlichen Beschwerden kaum, diese können und sollten lediglich durch entsprechende unterstützende Maßnahmen wie etwa Massagen oder entspannende Bäder gelindert werden bis sie in der Regel nach einer längeren Phase der Normalisierung des Essverhaltens verschwinden.

Therapiebeispiel

Situation 16

Eine Patientin mit Anorexia nervosa hat große Angst, während der Gewichtszunahme die Kontrolle über das Essen zu verlieren.

Eine der häufigsten Ängste von Patientinnen mit Anorexia nervosa ist die Befürchtung, »aufzugehen wie ein Hefekloß«, mit dem »Fressen« nicht mehr aufhören zu können bzw. extrem übergewichtig zu werden. Häufig haben sie dabei auch ein entsprechend abschreckendes Beispiel einer übergewichtigen Person vor Augen. Von therapeutischer Seite sollte diesen Patientinnen verdeutlicht werden, dass die Phase der Gewichtszunahme nur eine Phase im Rahmen der Therapie darstellt, nach der diese nicht sofort beendet werden sollte. In jedem Fall sollte sich daran eine Phase der Stabilisierung des erreichten Gewichts anschließen, während der die Patientinnen die Möglichkeit haben, auszuprobieren, wie viel sie essen müssen, um ihr Gewicht zu halten. In dieser Phase sollten die Patientinnen vor allem lernen, auf ihre körperlichen Signale von Hunger, Appetit und Sättigung genau zu achten bzw. diese zu differenzieren. Dies ist einer der wichtigsten Schwerpunkte der Stabilisierungsphase im Rahmen des Behandlungskonzepts.

Therapiebeispiel

Situation 17

Wann kommt eine Behandlung gegen den Willen einer Patientin in Frage?

Die Freiwilligkeit ist wesentliche Voraussetzung für eine sinnvolle Psychotherapie. Äußere Zwänge und fehlende Eigenmotivation stehen dem notwendigen Aufbau einer vertrauensvollen therapeutischen Beziehung in den meisten Fällen entgegen. Wenn Patientinnen sich nicht zu einer Therapie entschließen können oder eine begonnene Therapie abbrechen, so bedeutet dies allerdings keinesfalls gleichzeitig auch das Ende der Verantwortung des Therapeuten. Denn wenn diese Entscheidung der Patientin Ausdruck einer akuten Suizidalität ist, muss sorgfältig geprüft werden, ob weitere Schritte notwendig sind. Das gleiche gilt für Situationen, in denen eine Patientin beispielsweise wegen ihrer extremen Abmagerung vital bedroht ist. In beiden Fällen kann es notwendig und ethisch geboten sein, die Betroffene auch gegen ihren Willen zu behandeln (vgl. Kap. 12). In Deutschland gibt es hierzu festgelegte juristische Kriterien. Die in diesem Zusammenhang relevanten gesetzlichen Regelungen sind auf Ebene der Bundesländer geregelt und definieren, in welchen Fällen etwa psychisch Kranke gegen ihren Willen in einer psychiatrischen Klinik behandelt werden dürfen. Für medizinische Behandlungen ohne das Einverständnis des Betroffenen außerhalb einer Psychiatrie wird in aller Regel die Einrichtung einer Betreuung erforderlich sein. In jedem Fall muss ein Richter eine solche Maßnahme genehmigen. In der Praxis empfiehlt es sich, bei entsprechenden Fragen frühzeitig konsiliarisch einen Psychiater hinzuzuziehen. Psychotherapeuten sind verpflichtet, in diesen Fällen notfalls auch abends oder am Wochenende entsprechend zu handeln.

12 Zwangsbehandlung

Wichtige Inhalte der Psychotherapie bei der Anorexia und Bulimia nervosa sind die Normalisierung von Gewicht, Essverhalten und Körperwahrnehmung sowie die Bearbeitung der Selbstunsicherheit und anderer psychischer Konflikte. Aber genau diese Therapieinhalte können so angstbesetzt sein, dass die Patientinnen eine Therapie ablehnen oder abbrechen. Zur Kernsymptomatik dieser Erkrankungen zählt u. a. die Angst vor einer Gewichtszunahme, und diese Angst kann so stark ausgeprägt sein, dass sie die Fähigkeit der Patientin zur freien Willensbildung beeinträchtigt. Ein Entschluss zur Ablehnung der Behandlung und einer dringend notwendigen Gewichtszunahme ist daher nicht immer Ergebnis einer freien Entscheidung, sondern u. U. ein Symptom der Essstörung und somit Ausdruck der psychischen Erkrankung.

Die Ablehnung einer Behandlung wird in der Psychotherapie meist akzeptiert, da die Freiwilligkeit als notwendige Voraussetzung für eine sinnvolle Behandlung gilt. Auch Patientinnen mit einer Essstörung werden daher im Regelfall nur dann behandelt, wenn sie aufgrund ihrer freien Entscheidung für die Therapie motiviert sind. Die Freiwilligkeit als Voraussetzung einer Therapie ist im Grundgesetz über die beiden Grundrechte des Menschen auf Freiheit und auf körperliche Unversehrtheit verankert. Sie scheint zudem auch ethisch geboten und psychotherapeutisch sinnvoll. Die Grundrechte schließen auch die Freiheit ein, sich ausdrücklich gegen den Rat von Ärzten und Psychotherapeuten zu entscheiden und eine empfohlene Therapie abzulehnen. Dies setzt allerdings voraus, dass der Patient einwilligungsfähig ist.

Wegen der hohen Mortalität der Anorexia nervosa (vgl. Kap. 7) kann sich in besonderen Situationen und bei schweren Krankheitsbildern Angehörigen, Ärzten und Psychotherapeuten die Frage nach einer möglichen Zwangsbehandlung stellen, wenn eine Patientin krankheitsbedingt nicht einwilligungsfähig ist. Wenn das Leben der anorektischen Patientin infolge der Ablehnung der Therapie unmittelbar gefährdet ist, sollte die Indikation für eine mögliche Zwangsbehandlung erwogen werden, um eine Gewichtszunahme eventuell trotz fehlender Krankheitseinsicht und Therapiemotivation zu erzwingen. In diesem Fall stellt sich die Frage nach der ethischen Verantwortung der Therapeuten gegenüber der Patientin. Das deutsche Recht kennt für solche Situationen Ausnahmeregelungen, die Eingriffe in die genannten Grundrechte erlauben, und die unter bestimmten Umständen die zwangsweise Unterbringung und Behandlung von Patienten auch gegen deren Willen ermöglichen. Mit einer entsprechenden richterlichen Genehmigung kann der juristische Betreuer dann stellvertretend für die betreute Patientin in eine ärztliche Maßnahme einwilligen, sofern die Patientin selbst krankheitsbedingt nicht einwilligungsfähig ist (Bienwald et al., 2011; Marschner et al., 2010; Simon, 2014; Vollmann, 2014; Zentrale Ethikkomission bei der Bundesärztekammer, 2013). Eine Behandlung gegen den Willen der Patientin kann bei einem BMI $< 13\,kg/m^2$ wegen der unterhalb dieses Gewichtsbereiches deutlich ansteigenden Mortalität medizinisch und ethisch notwendig sein. Auch oberhalb dieses BMI können Elektrolytstörungen, Herzrhythmusstörungen, Suizidalität oder andere akute gesundheitliche Probleme u.U. eine Zwangsbehandlung notwendig machen; in diesen besonderen Fällen kann eine solche Zwangsbehandlung unter stationären Bedingungen auf Antrag des juristischen Betreuers nach dem Betreuungsrecht genehmigt werden, wenn die Patientin selbst krankheitsbedingt nicht einwilligungsfähig ist (Thiel & Paul, 2007).

Aus der klinischen Erfahrung ist bekannt, dass anorektische Patientinnen, die zunächst Hilfe abgelehnt haben, später häufig berichten, ihnen sei die Notwendigkeit einer Gewichtszunahme und therapeutischen Hilfe durchaus bewusst gewesen. Bei allen ernst zu nehmenden Bedenken und der gebotenen Zurückhaltung gegenüber einer Zwangsbehandlung sollten Ärzte und Psychotherapeuten sich nicht ihrer Verantwortung den Patienten gegenüber entziehen, wenn diese krankheitsbedingt nicht ausreichend für sich sorgen können.

In der medizinischen Literatur wird die Frage der Zwangsbehandlung bei Anorexia nervosa kontrovers diskutiert (Andersen, 2007; Beumont, 2000; Goldner et al., 1997; Lehmkuhl & Schmidt, 1986; Ramsay et al., 1999; Russell, 2001; Silber, 2011; Tan et al., 2010; Thiel & Paul, 2007; Thiels, 2008; Thiels & Curtice, 2009; Vandereycken & Beumont, 1998; Watson et al., 2000). Schwere Verläufe einer Essstörung mit Lebensgefahr für die Patientin sind Extremsituationen. Die Entscheidung für eine Zwangsbehandlung kann dann für die betroffene Patientin und deren Angehörige sogar eine Erleichterung sein, wenn sie die Verantwortung vorübergehend in professionelle Hände legen können (Tiller et al., 1993). Die aktuellen Leitlinien der American Psychiatric Association (2006 und 2012) und des National Institute for Clinical Excellence (2004) sowie die deutsche S3-Leitlinie der AWMF (2010) erwähnen ausdrücklich, unter besonderen und lebensbedrohlichen Umständen könnten rechtliche Schritte zur Umsetzung einer Zwangsunterbringung und Zwangsernährung erforderlich sein.

Die praktische Durchführung einer Zwangsbehandlung und Zwangsernährung stellt hohe Anforderungen an die Kompetenz und die Sorgfalt der Behandler, um die in vielen Fällen ohnehin schon nur mangelhaft ausgeprägte Motivation der Patienten für die notwendige psychotherapeutische Arbeit nicht unverhältnismäßig zu belasten. Ziel der Zwangsbehandlung ist nicht das Erreichen eines definierten Gewichtes, sondern die Fortsetzung der Behandlung ohne Zwang.

Empfehlungen für eine Zwangsbehandlung

Die folgenden Empfehlungen nach Thiel und Paul (2007) sollen Hinweise für die praktische Durchführung einer Zwangsbehandlung geben.

Zwang ersetzt keine Psychotherapie, schließt sie aber auch nicht aus. Die Zwangsbehandlung ersetzt nicht die Psychotherapie, sondern sie ist der Beginn oder die Fortsetzung der Psychotherapie unter besonders schwierigen Rahmenbedingungen. Psychotherapie ist auch unter Zwang möglich. Die verbreitete Ansicht, Psychotherapie sei nur unter absolut freiwilligen Rahmenbedingungen möglich, trifft nicht zu. Aus der Behandlung von akut suizidalen Patienten in Lebenskrisen oder Patienten mit

Borderline-Erkrankungen ist bekannt, dass auch nach Unterbringung eines Menschen gegen dessen Willen in vielen Fällen später sehr wohl eine sinnvolle psychotherapeutische Zusammenarbeit erreicht werden kann. Voraussetzung dafür sind besonders engagierte Mitarbeiter, deren psychotherapeutische Qualifikation und krankheitsspezifisches Wissen hohen Anforderungen genügen.

Eigene juristische Verantwortung bedenken. Ärzte und Psychotherapeuten tragen nicht nur eine ethische Verantwortung, sondern können unter bestimmten Umständen auch juristisch verantwortlich gemacht werden, wenn sie eine notwendige Behandlung ohne guten Grund unterlassen. Daher empfehlen sich die Beratung mit in dieser Thematik erfahrenen Kollegen der Psychiatrie und Psychotherapie und die rechtzeitige Einschaltung des Gesundheitsamtes oder des Betreuungsgerichtes.

Behandlung nach dem Betreuungsrecht beantragen. Die Anregung zur Einsetzung eines juristischen Betreuers bzw. der Antrag auf Genehmigung einer Unterbringung und Zwangsbehandlung sollten rechtzeitig und in Ruhe überlegt, mit Patientinnen und Angehörigen besprochen und vorbereitet werden. Über das praktische Vorgehen kann man sich beim zuständigen Betreuungsgericht am Amtsgericht sowie beim Gesundheitsamt oder beim sozialpsychiatrischen Dienst informieren. Die juristische Betreuung sollte für einen Zeitraum von mindestens drei bis sechs Monaten eingerichtet werden, da vorher mit einer wesentlichen und stabilen Besserung kaum gerechnet werden kann. In vielen Fällen wird die Aufrechterhaltung der Betreuung über einen längeren Zeitraum und auch über das Ende der Zwangsbehandlung hinaus sinnvoll sein. Zwangsbehandlungen nach dem Betreuungsrecht sind nicht nur in psychiatrischen Kliniken möglich, sondern könnten auch in anderen Kliniken und Einrichtungen durchgeführt werden, sofern diese Institutionen bereit sind, entsprechende Verantwortung zu übernehmen.

Familie einbeziehen. Regelmäßige Familiengespräche sind auch während einer Zwangsbehandlung in vielen Fällen sinnvoll.

Indikation zur Zwangsbehandlung bei einem BMI < 13 kg/m² prüfen. Die untere Gewichtsgrenze für die Einleitung einer Zwangsbehandlung lässt sich nicht exakt auf einen bestimmten Wert festlegen. Die Indikation sollte ab einem BMI $\leq$ 13 kg/m^2 geprüft werden. Dieser Wert begründet sich aus der Erfahrung, dass bei einer Gewichtsabnahme unter einen BMI von 13 kg/m^2 die Mortalität der Patientinnen deutlich ansteigt. Andere Gesichtspunkte, die auch bei einem höheren BMI für die Notwendigkeit einer Zwangsbehandlung sprechen können, sind Suizidalität, Elektrolytentgleisungen, Herzrhythmusstörungen und andere akute psychische oder physische Probleme.

Zwangsmaßnahmen behutsam einsetzen und dosieren. Die gegen ihren Willen zwangsbehandelten Patienten müssen nicht immer über Magensonde, PEG (perkutane endoskopische Gastrostomie mit eingelegter Ernährungssonde) oder Venenkatheter zwangsernährt werden, und auch Fixieren oder das Einsperren auf einer geschlossenen Station ohne Ausgang sind nicht automatisch erforderlich. Der unreflektierte, überzogene und zu wenig dosierte Einsatz von Zwangsmaßnahmen gilt heute in der Psychiatrie als Kunstfehler. In vielen Fällen sind die klaren Aussagen der Behandler und des juristischen Betreuers über die Notwendigkeit und Durchsetzung der Behandlung ausreichend, um Patienten zu einer ausreichenden Mitarbeit zu bewegen, sodass auf die weitere Anwendung von direkter Gewalt verzichtet oder diese zumindest stark eingeschränkt werden kann. Der dabei vorhandene Charakter der Nötigung ist weniger verletzend als eine direkte Gewaltanwendung. Die »Psychiatrie mit offenen Türen« weiß seit Langem, dass mit vielen Patienten, die gegen ihren Willen untergebracht sind, Absprachen über Ausgang möglich und sinnvoll sind. Fixierungen müssen auf das absolut notwendige Mindestmaß reduziert und zum frühest möglichen Zeitpunkt ausgesetzt werden; unter keinen Umständen dürfen Patientinnen ohne zwingenden Grund längere Zeit fixiert werden. Ein motiviertes und qualifiziertes Pflegeteam kann in vielen Fällen auf direkte Gewaltanwendung bei der Zwangsernährung verzichten. Nicht physische Gewalt, sondern die zwischenmenschliche Beziehung und das psychotherapeutische Klima sind als relevante Wirkfaktoren für den Verlauf der Behandlung entscheidend.

Essen mit möglichst wenig Zwang. Auch bei der Sicherstellung der Nahrungsaufnahme muss Zwang behutsam dosiert und eventuell notwendige Gewalt sehr vorsichtig gesteigert und schnellstmöglich wieder reduziert werden. Von Beginn an ist es auch Ziel der Psychotherapie, die Patienten schon während einer Zwangsbehandlung zu einer zunehmend selbstständigen und ausgewogenen Nahrungsaufnahme zu motivieren. Wenn dies nicht gelingt, kommen verschiedene Alternativen der Nahrungsaufnahme in Frage, die schrittweise nacheinander besprochen und probiert werden können. Die Zwangsernährung über Sonde, eine PEG oder einen Venenkatheter führt nicht selten zu vielfältigen Manipulationen der Patienten am System, auf die nicht unreflektiert mit verstärkter Gewalt reagiert werden darf. Es droht sonst eine Eskalation der Gewalt mit nachhaltiger Schädigung jeder vertrauensvollen Zusammenarbeit. Die Patientinnen sollten in die Entscheidung über die Form der Nahrungsaufnahme einbezogen werden, um ihre Autonomie in der ohnehin schon schwierigen Situation nicht unnötig einzuschränken. Jeder Zwang, der zur Sicherstellung der Ernährung eingesetzt wird, muss auch wieder beendet werden. Spätestens zum Entlassungszeitpunkt müssen Patientinnen wieder in der Lage sein, selbst Verantwortung für eine ausreichende Ernährung zu übernehmen.

Schritte bei der Zwangsernährung von Patientinnen mit Essstörungen

(1) Essen normaler Nahrungsmittel in Anwesenheit und mit Zuspruch von Mitarbeitern
(2) Trinken von Sondennahrung in Anwesenheit und mit Zuspruch von Mitarbeitern
(3) Kombination von Sondennahrung und normalen Nahrungsmitteln
(4) Füttern durch Mitarbeiter
(5) Ernährung über Magensonde ohne Fixierung, tagsüber oder nachts
(6) Ernährung über PEG ohne Fixierung, tagsüber oder nachts
(7) Parenterale Ernährung durch Infusionen ohne Fixierung, tagsüber oder nachts
(8) Kombination mehrerer Möglichkeiten
(9) Ernährung über Magensonde oder PEG oder parenterale Ernährung durch Infusionen unter Fixierung, tagsüber oder nachts

Essen und Gewicht nicht überbetonen. Die Themen Essen, Figur und Gewicht spielen für die Patientinnen oft eine dominierende Rolle. In der Psychotherapie dürfen andere relevante Themen und Konflikte jedoch nicht vernachlässigt werden, so beispielsweise Selbstwertprobleme, soziale Ängste oder familiäre Konflikte. Auch während der Zwangsbehandlung müssen diese Themen angemessen Raum in der Therapie bekommen. Patientinnen und Mitarbeiter müssen immer wissen, dass das Erreichen eines Zielgewichtes kein Selbstzweck ist, sondern längerfristig die Verbesserung der Lebensqualität ermöglichen soll. Das therapeutische Klima auch während der Zwangsbehandlung bei Anorexia nervosa sollte dem plakativen Motto entsprechen: »Gewichtszunahme ist nicht alles, aber ohne Gewichtszunahme ist alles nichts.«

Behandlung mit Respekt. Die labile Selbstwertregulation und die Konflikte um Abhängigkeit und Autonomie sind für die Patientinnen von zentraler Bedeutung. Es ist besonders schwierig, dieses Erleben der Patientinnen von mangelhafter Sicherheit und Autonomie nicht zusätzlich zu verletzen, sondern unter den ungünstigen Rahmenbedingungen einer Zwangsbehandlung zu bestärken. Unbedingte Voraussetzung dafür ist der respektvolle Umgang mit den Patientinnen. Der Respekt und das freundliche Engagement der Mitarbeiter schützen Würde und Selbstwertgefühl der Patientinnen. Behandlung mit Respekt bedeutet auch, alle wesentlichen Details der Therapie offen und genau mit den Patientinnen zu besprechen, sie soweit wie möglich in Entscheidungen einzubeziehen und ihnen durch klare Absprachen die Möglichkeiten zu eröffnen, einer Zunahme von Zwang und Gewalt bzw. einer Einschränkung ihrer Freiheit entgegenzuwirken.

Indikation für Psychopharmaka prüfen. Medikamente sind für die Behandlung der Anorexia nervosa von nachgeordneter Bedeutung (vgl. Kap. 6). Eine generelle psychopharmakologische Therapieempfehlung kann daher nicht gegeben werden. Ungeachtet dessen muss die Indikation für eine anxiolytische Behandlung mit Benzodiazepinen, für eine antidepressive Therapie oder einen antipsychotischen Behandlungsversuch in Abhängigkeit vom aktuellen psychopathologischen Befund geprüft werden.

Ziel ist nicht ein definiertes Gewicht, sondern die Fortsetzung der Behandlung ohne Zwang. Die Zwangsbehandlung darf nicht jede weitere Therapiemotivation zerstören. Im Gegenteil soll sie die Patientinnen unterstützen, Mut für eine weiterführende Therapie ohne Zwang zu fassen. Die Zeit der Zwangsbehandlung soll den Patientinnen eine neue Perspektive eröffnen, dem Fernziel einer weitgehenden Heilung von der Essstörung näherzukommen.

Die genannten Aspekte sind notwendige, jedoch keine hinreichenden Voraussetzungen für den Erfolg der Zwangsbehandlung. Bis heute ist kaum bekannt, wie häufig und unter welchen Rahmenbedingungen solche Behandlungen stattfinden. Abschließend seien noch einmal Tiller und Kollegen (1993) erwähnt, die im Zusammenhang mit der Entscheidung für die Zwangsbehandlung einer anorektischen Patientin von Erbarmen und Mitgefühl sprechen. Die Therapeuten zeigen damit, dass sie den Ernst der Erkrankung erkannt haben und bereit sind, mit den Patientinnen für mehr Gesundheit und Lebensqualität zu kämpfen.

13 Fallbeispiele

Die beiden folgenden Kasuistiken beziehen sich auf ambulante Behandlungen. Im stationären Setting müssen die spezifischen Besonderheiten der Klinik berücksichtigt werden.

13.1 Fallbeispiel Frau A.: Anorexia nervosa – Wenn Hungern Autonomie bedeutet

Diagnosen:
- Anorexia nervosa (ICD 10: F50.0)
- Dysthyme Störung (ICD10: F34.1)
- Selbstunsichere Persönlichkeit (ICD 10: F60.6)

13.1.1 Frau A.: 1. Stunde

Inhalte der Sitzung
- Kurze Charakterisierung der Patientin
- Darstellung der aktuellen Beschwerden

Verlauf der Sitzung

Die 22-jährige Bankangestellte Frau A. kommt nach telefonischer Vereinbarung pünktlich zum verabredeten Termin in die psychotherapeutische Praxis. Sie wurde durch einen Arzt für Allgemeinmedizin mit folgendem Befundbericht überwiesen: »Anorexia nervosa mit dezenter Lanugobehaarung, Bradykardie, tiefer Körpertemperatur. Thoraxorgane und Bauchorgane sind unauffällig. Stationäre Therapie ist erforderlich.«

Bei der Begrüßung fällt die deutlich kachektische Patientin durch eine gebückte Haltung und schwankenden Gang auf. Sie nimmt kaum Blickkontakt auf und es fällt ihr offensichtlich schwer, die angebotene Hand zur Begrüßung entgegenzunehmen. Sie wirkt jünger, sehr schüchtern, hilflos und depressiv. Auch im Gespräch, das ihrerseits nahezu ausschließlich aus kurzen, knappen Antworten besteht, fällt auf, dass sie kaum Blickkontakt aufnehmen kann und den gestellten Fragen häufig ausweicht. Sie schaut auf den Boden oder zur Seite und antwortet meist nach längerem Zögern mit ängstlich zittriger Stimme: »Ich weiß nicht.«

Sie berichtet, dass sie seit drei Jahren »mehr oder weniger an Magersucht leide«. Sie fühle sich »jetzt wie in einer Glasglocke« und glaube, da nicht mehr allein herauszukommen. Sie habe sich das Essen verboten und habe »eine ständige Angst, gegen dies Verbot zu verstoßen«: »Ich verrate mich, wenn ich etwas esse.« Ihr ganzes Denken kreise nur noch ums Essen, sie könne sich auf nichts anderes mehr konzentrieren, halte sich aber für »zu wertlos, um essen zu dürfen«. Zurzeit wiege sie ca. 48 kg bei einer Körpergröße von 176 cm (BMI = 15,5 kg/m^2) und habe immer noch den Drang, weiter abzunehmen. Sie habe nie Laxanzien oder Diuretika zur Gewichtskontrolle eingenommen, auch nie Essanfälle und Erbrechen gehabt. Seit 2,5 Jahren bestehe eine sekundäre Amenorrhoe. Weiterhin klagt sie über allgemeine soziale Schwierigkeiten, die besonders in der Kontaktaufnahme und der Äußerung einer eigenen Meinung bestünden. Sie habe häufig Angst, die Erwartungen anderer Menschen nicht zu erfüllen und diese zu enttäuschen.

Der Therapeut informiert Frau A., dass die ersten fünf Sitzungen dazu dienen sollen, eine Entscheidung über das Zustandekommen der Therapie zu fällen. Außerdem solle in dieser Zeit die Anamnese erhoben werden, um einen Einblick in ihre Lebensgeschichte und erste Anhaltspunkte für die Entwicklung und Aufrechterhaltung der Symptomatik zu bekommen. Frau A. erklärt sich mit dem Vorgehen einverstanden. Sie bekommt einige Fragebögen mit der Bitte ausgehändigt, diese zur nächsten Stunde ausgefüllt mitzubringen.

13.1.2 Frau A.: 2. bis 4. Stunde

Inhalte der Sitzung

- Erhebung der Lebensgeschichte
- Fragebögen: U-Fragebogen; EDI (Eating Disorder Inventory); BDI (Beck Depressions Inventar); Fragebogen zur Lebensgeschichte
- Erstellung eines funktionalen Bedingungsmodells
- Formulierung von kurz- und langfristigen Therapiezielen durch die Patientin anhand einer Goal-Attainment-Scale

Verlauf der Sitzung

Erhebung der Lebensgeschichte. Es liegen keine organischen Vorerkrankungen vor, die in ursächlichem Zusammenhang mit der Anorexia nervosa stehen. Die Familienanamnese bietet keine Hinweise auf neurologische oder psychiatrische Erkrankungen. Frau A. ist als Einzelkind bei den leiblichen Eltern aufgewachsen (Vater vor einigen Jahren im Alter von 48 Jahren verstorben; Mutter 51 J.). Nach anfänglich normaler frühkindlicher Entwicklung habe sie mit ca. 1,5 Jahren eine Gangstörung entwickelt, für die sich kein organischer Befund feststellen ließ und die bis vor einem Jahr noch bestanden habe. Sie habe ab diesem Zeitpunkt nie auf einer Stelle stehen können und für Außenstehende den Eindruck erweckt »als habe sie keinen richtigen Halt«. Aufgrund dieser Bewegungsstörung sei sie ständig verunsichert gewesen, da sie sich von anderen beobachtet gefühlt und das Gefühl gehabt habe, dass mit ihrem Körper etwas nicht stimme. So habe sie auch »keine freundschaftliche Beziehung« zu ihrem

Körper aufbauen können und habe keinerlei sexuelle Erfahrungen. Ihr sei es zeitlebens unangenehm gewesen, ihren Körper zu berühren. Sexuelle Empfindungen oder Impulse kenne sie nicht.

Durch das Empfinden der körperlichen Anomalität habe sie schon sehr früh Ängste entwickelt und kaum Beziehungen zu Gleichaltrigen gehabt. Schon im Kindergarten habe sie sich nicht getraut, etwas zu sagen, was sich dann über die gesamte Schulzeit fortgesetzt habe. Auch habe sie immer den Eindruck gehabt, dass ihre Eltern sich wünschten, dass sie anders wäre. Besonders problematisch sei die Beziehung zu ihrer Mutter gewesen, die sie als »hart wie Beton« empfunden habe und an die sie »nie herangekommen« sei. Sie sei für sie »eine übermächtige Person im negativen Sinne« gewesen. Zum Vater habe sie sich dagegen hingezogen gefühlt und eine »intensive Beziehung« gehabt. Er sei an einem Magenkarzinom verstorben, was für sie sehr belastend gewesen sei.

Nach dem Tod des Vaters habe sie »total dicht gemacht«, der Mutter letztlich die Schuld dafür gegeben und sich von dieser auch nicht mehr berühren lassen können. Wenig später habe sie dann in der Schule ihren ersten Suizidversuch verübt, indem sie sich in der Toilette eingeschlossen und die Pulsadern mit Schnittverletzungen geöffnet habe. Es folgte daraufhin eine ambulante analytisch orientierte Einzeltherapie über zwei Jahre, die ihr aber nicht geholfen habe. Als vor drei Jahren eine Brieffreundin ihr nicht mehr schrieb, habe sie das als Zeichen dafür gewertet, dass jetzt auch »der letzte Mensch das Interesse an ihr verloren« habe. Sie habe daraufhin den zweiten Suizidversuch geplant, kurz vor dessen Ausübung jedoch wieder eine Nachricht von der Brieffreundin erhalten. »Dann konnte ich mich ja nicht mehr umbringen, aber richtig leben wollte ich auch nicht mehr.«

Zu dieser Zeit habe sich dann die anorektische Symptomatik entwickelt. Mit Beginn der Erkrankung habe sich auch das Verhältnis zu ihrer Mutter deutlich verbessert und heutzutage suche sie ständig den Kontakt zu ihr und würde über alles mit ihr reden. Nach Besuch von Grundschule und Gymnasium hat Frau A. eine Lehre als Bankkauffrau begonnen und befindet sich jetzt kurz vor den Abschlussprüfungen. Sie lebt noch bei der Mutter und ist sozial völlig isoliert.

Testpsychologische Befunde. Es wurden folgende Befunde festgestellt:

- **Eating Disorder Inventory (EDI):** Erhöhte Werte erreicht sie auf den Skalen »Schlankheitsstreben«, »Unzufriedenheit mit dem Körper«, »Ineffektivität«, »Interozeptive Wahrnehmung« und »Angst vor dem Erwachsensein«. Diese Werte entsprechen denen von Patientinnen mit Bulimia nervosa oder übertreffen sie.
- **BDI:** Frau A. erreicht einen Wert von 24 Punkten, was einer mittelschweren Depression entspricht.
- **U-Fragebogen:** Frau A. erreicht auf den Skalen »Fehlschlagangst«, »Kontaktangst«, »Fordern-Können« und »Nicht-Nein-sagen-Können« Werte, die solche von sozialphobischen Patienten teilweise weit übersteigen. Auf dem Faktor »Anständigkeit« erreicht sie den Wert von sozialphobischen Patienten und auf dem Faktor »Schuldgefühle« den der Normalpopulation.

Problemanalyse. Prädisponierende, aber auch als aufrechterhaltende Faktoren für die anorektische Symptomatik sind bei dieser Patientin im Wesentlichen die Selbstwertproblematik, die mangelnden sozialen Fähigkeiten, die eigenen überhöhten Leistungsansprüche und die Verunsicherung in Bezug auf den eigenen Körper. Daraus resultieren Kognitionen wie z. B.: »Ich fühle mich als Mensch unzulänglich«; »Ich bin nichts wert«; »Ich kann überhaupt nicht mitreden«; »Was ich sage, interessiert sowieso niemanden«. Wegen der Verunsicherung im körperlichen Bereich durch die früh entstandene motorische Störung begann Frau A. sich schon in jungen Jahren, mit ihrem Körper sehr unwohl zu fühlen, und entwickelte ein Gefühl der Unzulänglichkeit sowie eine allgemeine Unzufriedenheit mit ihrem äußeren Erscheinungsbild. Verstärkt wurde dieser Aspekt durch das Gefühl, dass ihre Eltern – vor allem die Mutter – sie nicht so akzeptierten, sondern sich eigentlich eine andere Tochter wünschten.

Frau A. versuchte, dieses Insuffizienzerleben durch überhöhte Leistungsansprüche im schulischen Bereich zu kompensieren. Sie wurde zur isolierten Musterschülerin ohne ausreichende soziale Kompetenzen. Da dem Vater eine vermittelnde Funktion zwischen Tochter und Ehefrau zukam, hatte er bis zu seinem frühen Tod eine sehr wichtige Bedeutung für die heranwachsende Patientin. Auf diesen Verlust reagierte sie mit emotionalem Rückzug gegenüber der Mutter, die sie aufgrund häufiger ehelicher Auseinandersetzungen für den Tod des Vaters mitverantwortlich machte. Da sie auch sonst sozial sehr isoliert lebte, hatte sie kaum noch Erfolgserlebnisse und geriet schließlich in einen Zustand allgemeiner Hilflosigkeit.

Nach Beendigung der vorangegangenen ambulanten Therapie entwickelte sich die anorektische Symptomatik. Als Auslöser dafür wird von der Patientin der unterbrochene Kontakt zu einer Brieffreundin genannt, was für sie als Beleg dafür diente, dass nun auch »der letzte Mensch« an ihr das Interesse verloren habe. Zurzeit wird die Symptomatik im Wesentlichen durch die allgemeinen Insuffizienzgefühle und die ausgeprägte Körperwahrnehmungsstörung – sie fühlt sich immer noch zu dick – aufrechterhalten.

Außerdem ist es ihr gelungen, über ihre Rolle als »Magersüchtige« einen gewissen Sonderstatus zu erlangen, der als selbstwertstabilisierend verstanden werden kann. Die Verweigerung im Essensbereich dient ihr als Beweis, dass sie zumindest noch in einem Bereich Autonomie und mehr Selbstkontrollfähigkeit besitzt als andere. Es gelingt ihr über die exzessive Gewichtskontrolle und die starke Nahrungseinschränkung, sich selbst zu belohnen oder sich massiv zu bestrafen in dem Sinne »Ich bin es ja nicht wert, etwas zu essen«. Da dies jedoch der einzige Bereich ist, aus dem Frau A. einen Verstärkungswert für ihre eigene Person ziehen kann, ist es ihr zurzeit kaum möglich, diesen angstfrei aufzugeben, bevor nicht zumindest die Aussicht auf einen Ersatz dafür existiert. Die aktuelle Therapiemotivation beruht in erster Linie auf ihrer Sorge, die bevorstehenden Abschlussprüfungen in der Berufsausbildung trotz bislang guter Leistungen nicht zu schaffen.

Formulierung von Therapiezielen. Frau A. formulierte für sich die folgenden Problem-Bereiche:

(1) Probleme mit Essen und Gewicht
(2) Probleme mit der eigenen Person
(3) Probleme mit anderen Personen

(1) Probleme mit Essen und Gewicht

Problem: Ich beschäftige mich andauernd mit dem Essen. Ich überlege mir immer sehr lange im Voraus, was und wie viel ich während der kommenden Mahlzeiten essen werde und wie viele Kalorien da wohl zusammenkommen. Tue ich das nicht, weiß ich bei der betreffenden Mahlzeit meist gar nicht, was ich essen soll. Oder ich gehe in Bäckereien oder Supermärkte und gucke mir Joghurt und andere Lebensmittel an und male mir aus, wie es wäre, das essen zu können, was ich möchte.
Lösungsvorschläge. Versuchen, das zu essen, was ich wirklich möchte. Ich habe z.B. beim Frühstück einen bestimmten Wunsch, esse aber etwas anderes (z.B. Magerkäse anstatt »normalen«), weil es weniger Kalorien hat. – Die Kalorienzahl, die pro Tag zusammenkommt, nicht mehr so stark zu bewerten und keine zu tiefe Grenze setzen. Zum Beispiel sich, obwohl man schon zu Abend gegessen hat, noch einen Joghurt gönnen oder ein Eis trotz Mittagessen. – In einen Bäckerladen gehen und sich das erlauben zu kaufen, worauf man wirklich Appetit hat, auch wenn es vielleicht nicht so gesund ist und Zucker enthält. Ich weiß, dass auch spätestens hier wieder die Angst vor der Normalität kommt und alles kaputtgeht.

Problem: Ich denke dauernd über mein Gewicht nach und habe den Wunsch, dünner zu werden. Wenn ich in einer solchen Phase bin, kann ich meinen Körper nicht mehr einschätzen; ich finde ihn immer zu dick. Diese Gefühle sind aber nicht immer da. In manchen Zeiten esse ich freier und gestehe mir zu, bis zu einer gewissen Grenze (z.B. 49 kg) zu wiegen und in dem Rahmen zu essen. Wenn das Gewicht dann zur Normalität geworden ist, denke ich, dass ich gesund bin und bekomme davor solche Angst, dass ich das gefundene »Gleichgewicht« wieder zerstören muss. Warum ist das so?
Lösungsvorschläge. Versuchen, nicht mehr jeden Tag auf die Waage zu gehen. Eventuell nur an einem festen Tag in der Woche. – Versuchen, den Körper näher kennenzulernen und zu sehen, dass er nicht nur aus dem Bauch besteht. Vielleicht ist das vor dem Spiegel möglich und indem man sich selbst berührt; vor dem Spiegel sehe ich aber immer nur, dass ich zu dick bin und berühren mag ich mich nicht. – Merken, wie der Körper reagiert, wenn ich esse. Wie fühlt es sich innen an, wie reagiert er in Bezug auf das Gleichgewicht. Ist es aber erst einmal so weit, ist die Angst vor der Normalität des Essens, davor gesund zu sein, so groß, dass alles wieder umkippt.

(2) Probleme mit der eigenen Person

Problem: Ich habe Angst, erwachsen zu werden und meine Periode wieder zu bekommen. Ich fühle mich den Anforderungen, die an Erwachsene gestellt werden, nicht gewachsen, und habe auch kaum Gefühle, weder mir selbst noch anderen gegenüber. Im Vergleich zu Gleichaltrigen fühle ich mich wie ein Kind.
Lösungsvorschläge. Keine.

Problem: Ich möchte alles hundertprozentig gut machen. Dann bekomme ich Angst, es nicht zu schaffen, und diese Angst hindert mich manchmal daran, überhaupt irgendetwas zu tun.
Lösungsvorschläge. Die Zeit, die ich mit Lernen verbringe, begrenzen. – Sich neben dem Lernen noch anderes zugestehen und sich nicht den ganzen Tag wegnehmen zum Lernen; z. B. trotzdem ein Buch lesen. – Abschätzen, wie viel Einsatz einem die Sache wirklich wert ist, und was man wirklich dafür tun will.

Problem: Gefühl der Minderwertigkeit. Alle anderen kommen mir in allen Beziehungen kompetenter vor. Ich weiß nie, was ich sagen soll, da ich immer befürchte, dass es falsch oder sogar blöd sein könnte. Ich falle anderen nur dadurch auf, dass sie mich bemitleidenswert empfinden. Ich fühle mich dann fürchterlich klein. Dieses Problem steht jedem Versuch, gleichberechtigte Beziehungen aufzubauen, im Wege.
Lösungsvorschläge. Mir einen Bereich suchen, in dem ich Bestätigung finde (z. B. Sport, evtl. Fagott spielen wieder anfangen). – Andere sehen und mit ihnen reden, um zu spüren, dass sie auch nur Menschen sind. – Sich gegenüber anderen als Person behaupten.

(3) Probleme mit anderen Personen

Problem: Ich habe Angst, mich vor anderen zu äußern, egal ob große Gruppe oder wenige Menschen. Schon gar nicht erzähle ich etwas von mir oder sage meine eigene Meinung (die ich in dem Moment meist gar nicht habe).
Lösungsvorschläge. Im Unterricht versuchen, etwas (Längeres) zu sagen, wenn ich mir sicher bin. – Wenn ich mit Leuten zusammen bin, wagen, etwas Eigenes zu erzählen und die Reaktionen abzuwarten (wenn die Angst nur nicht so groß wäre!!). – Vielleicht eine Art Tagebuch führen, in das ich meine Versuche eintrage und versuche, mir über die Reaktionen der anderen klar zu werden.

Problem: Mangel an sozialen Kontakten. Ich habe nur eine Freundin. Ich kann keine Freundschaften finden, da ich mich nur zu Hause sicher fühle und sehr große Angst bekomme, wenn ich weggehe. Außerdem habe ich das Gefühl, einfach nicht die Fähigkeit zu besitzen, Freundschaften zu knüpfen, und es auch nicht wert zu sein (»Warum ich? Es gibt doch so viele, die besser sind«).
Lösungsvorschläge. Mit der Freundin, die ich habe, etwas unternehmen bzw. auch von mir aus mit Vorschlägen auf sie zukommen. – In einer Gruppe (z. B. Sport) versuchen, neue Leute kennenzulernen. – Mir nicht gleich von vornherein die Chancen verbauen, wenn ich mich z. B. mit jemandem treffe, indem ich z. B. nicht esse und mich gar nicht auf die Begegnung einlassen kann, sondern nur an das Essen denke.

13.1.3. Frau A.: 5. Stunde

Inhalte der Sitzung

- Besprechung der Fragebogenergebnisse und der Verhaltensanalyse
- Motivierung zur stationären Aufnahme
- Klärung der Voraussetzungen für eine ambulante Therapie

Verlauf der Sitzung

Der Therapeut teilt Frau A. die Ergebnisse der Auswertung der Fragebögen mit und schildert ihr seine Sichtweise der Entstehung und Aufrechterhaltung der Symptomatik anhand der Verhaltensanalyse. Er empfiehlt eine stationäre Behandlung und anschließende ambulante Weiterbetreuung. Er begründet dies damit, dass es erfahrungsgemäß nur wenige Patientinnen mit Anorexia nervosa schaffen, allein durch eine ambulante Therapie wieder ausreichende Kontrolle über ihr Essverhalten und Gewicht zu erlangen. Da Frau A. sich vehement gegen eine stationäre Behandlung stellt und auch nach Diskussion der Ängste nicht von dieser Entscheidung abweicht, erklärt sich der Therapeut bereit, die Therapie unter folgenden Voraussetzungen zu übernehmen:

- Die Therapie wird zunächst auf 20 Stunden begrenzt, um nach einer Zwischenbilanz neu zu entscheiden, ob die vereinbarten Therapieziele in diesem Setting erreichbar sind.
- Neben der Bearbeitung der verschiedenen Problembereiche verpflichtet sich Frau A. kontinuierlich an Gewicht zuzunehmen. Vereinbart werden 500 g pro Woche. Sie lässt sich an einem bestimmten Wochentag morgens vor der Arbeit in der Praxis ihres Hausarztes in Unterwäsche wiegen und teilt das Ergebnis dem Therapeuten in der folgenden Stunde mit.
- Es wird ein Zielgewicht von 62 kg festgelegt, was einem BMI von 20 entspricht.
- Frau A. bemüht sich innerhalb der nächsten Woche um einen stationären Therapieplatz in einer verhaltenstherapeutischen Klinik, da mit einer Wartezeit von mehreren Monaten zu rechnen ist. Dies soll als Rückversicherung dienen, falls die ambulante Therapie nicht den gewünschten Erfolg bringt.
- Parallel zur Psychotherapie begibt sie sich in internistische Behandlung zur Kontrolle ihres körperlichen Allgemeinzustandes.
- Es werden 1–2 Therapiesitzungen pro Woche vereinbart.

Patientin und Therapeut beschließen, unter diesen Voraussetzungen die ambulante Therapie zu beginnen.

13.1.4 Frau A.: 6. Stunde

Frau A. erklärt, dass sie sich sehr erschöpft fühle, und dass ihre Angst vor der Prüfung von Tag zu Tag immer größer werde. Statt zuzunehmen habe sie in der letzten Woche 2 kg abgenommen. Sie könne überhaupt nichts mehr essen, alles mache ihr Angst. Frau A. berichtet, dass sie in der vom Therapeuten empfohlenen Fachklinik bereits angerufen habe und dort wahrscheinlich in vier Wochen zum Vorgespräch eingeladen würde.

Der Therapeut ermutigt Frau A., sich auf die Aufnahme von drei Haupt- und zwei Zwischenmahlzeiten einzulassen und die Waage in den Keller zu stellen, um zu verhindern, dass sie ständig ihr Gewicht überprüft. Weiterhin wird mit ihr vereinbart, Essprotokolle zu führen, um die tägliche Nahrungsaufnahme genauer protokollieren und schrittweise steigern zu können. Weiteres zentrales Thema der Stunde ist die Angst vor der Prüfung. Es wird deutlich, dass sie sich besonders vor dem praktischen Teil fürchtet. Der Therapeut ermutigt Frau A., sich weniger am Arbeitsplatz zu isolieren und Versuche der Kontaktaufnahme zu unternehmen.

13.1.5 Frau A.: 7. bis 11. Stunde

Die Angst der Patientin vor der Prüfung nimmt immer stärkere Formen an. Sie wirkt sehr verzweifelt und hoffnungslos, sieht keine Möglichkeit, wie sie das Problem bewältigen kann. Es gelingt ihr aber, das Gewicht auf 46 kg zu stabilisieren. Auf Wunsch der Patientin erklärt sich der Therapeut nach der siebten Stunde bereit, in der Klinik anzurufen und um einen früheren Vorgesprächstermin zu bitten. Sie fährt dann in der darauffolgenden Woche zusammen mit ihrer Mutter zum Vorgespräch in die Klinik. In der neunten Stunde berichtet sie von dem Vorgespräch und teilt ihre Ängste vor dem sehr strukturierten Gewichtsprogramm in der Klinik mit. Sie könne innerhalb von drei Wochen aufgenommen werden. Der Therapeut ermutigt sie, diese Chance wahrzunehmen und beschließt mit ihr, dass sie sich am nächsten Tag von ihrem Hausarzt krankschreiben lassen soll, um damit ihre bevorstehenden Prüfungen um mindestens ein halbes Jahr verschieben zu können. Nach dieser Entscheidung wirkt sie deutlich entlastet. Die zehnte und elfte Stunde dienen dazu, Frau A. in ihrem Entschluss zu bestärken, den Klinikaufenthalt anzutreten. Sie sieht ein, dass sie im ambulanten Bereich zurzeit keine ausreichenden Fortschritte machen kann und entscheidet sich trotz massiver Ängste für die Klinik.

Frau A. bleibt 14 Wochen in der Klinik. Zum Ende der Therapie erreichte sie ein Gewicht von 55 kg und aus der »Sozialmedizinischen Beurteilung und therapeutischen Empfehlung« der Klinik ging hervor, dass man von einer eher günstigen Prognose ausgehen würde, falls es der Patientin gelänge, weiter bis zu einem BMI von 20 kg/m^2 zuzunehmen, sich mehr von der Mutter zu lösen und besserer Sozialkontakte aufzubauen. Es wurde empfohlen, die begonnene ambulante Therapie fortzuführen.

13.1.6 Frau A.: 12. bis 22. Stunde

Die ambulante Therapie konnte nach dem stationären Aufenthalt nahtlos fortgesetzt werden, da sich Frau A. verabredungsgemäß zwei Wochen vor Entlassung beim Therapeuten wieder gemeldet und ihren voraussichtlichen Entlassungstermin mitgeteilt hatte. Frau A. kommt in deutlich verändertem Zustand zum ersten ambulanten

Termin. Sie sieht gesünder aus, wirkt selbstbewusster und erwachsener. Sie berichtet, dass ihr die vollzogene Gewichtszunahme nicht so schwergefallen sei, da die Verantwortung für das Essen ja nicht bei ihr, sondern bei den Therapeuten gelegen habe. Besondere Schwierigkeiten hätten ihr die Mitpatienten bereitet, da sie sich nicht akzeptiert und ihnen deutlich unterlegen gefühlt habe.

Innerhalb der letzten sieben Tage seit Entlassung habe sie allerdings schon wieder 2 kg abgenommen, da sie sich selbst das Essen nicht zugestehen könne. Sie beabsichtige jetzt, ihre Lehre zu beenden und sei auch diesbezüglich zuversichtlicher als noch vor einem halben Jahr.

Um eine weitere Gewichtszunahme zu erreichen, wird mit der Patientin vereinbart, weiter Essprotokolle zu führen und sich jede Woche konkrete Ziele für das Essverhalten zu setzen. Außerdem wird ein Gewichtsvertrag vereinbart: Frau A. erklärt sich bereit, für jedes abgenommene Kilogramm 10 € an die Welthungerhilfe zu zahlen bzw. bei Gewichtszunahme von 1 Kilogramm sich einen Wunsch in der Höhe von 10 € zu erfüllen. Zusätzlich waren die kognitive Umstrukturierung ihrer negativen Gedanken (z. B. »Die Menschen mögen mich nicht, also bin ich nichts wert. Wer nichts wert ist, braucht auch nicht zu essen«) hilfreich, besonders die »Fünf-Spalten-Technik« nach Beck. In dieser Phase der Therapie werden im Wesentlichen folgende Therapieziele bearbeitet:

- Unterbrechung der Tendenz zu weiterer Gewichtsabnahme
- Weitere Gewichtszunahme bis zum Zielgewicht
- Stabilisierung des Essverhaltens und weitere Bearbeitung der Schwarzen Liste
- Aufbau befriedigender sozialer Kontakte
- Bestehen der Abschlussprüfung der Ausbildung
- Zukunftsplanung für den weiteren Berufsweg
- Weitere Ablösung von und Abgrenzung gegenüber der Mutter

Umsetzung der Therapieziele

Es gelingt der Patientin, immer mehr verbotene Lebensmittel in den Speiseplan aufzunehmen und die Schwarze Liste abzubauen. Sie sieht ein, dass sie weiter an Gewicht zunehmen muss und schafft es, ihr Gewicht auf 58 kg anzuheben. Mehr möchte sie im Moment nicht zunehmen, sondern sich erst einmal für mehrere Monate an dieses Gewicht gewöhnen. Sie nimmt wieder Kontakt zu zwei ehemaligen Freundinnen auf, macht einen Kurs zur Selbstverteidigung von Frauen und gibt einem Arbeitskollegen einen Korb, von dem sie annimmt, dass er »doch nur das Eine« wolle. Die soziale Kontaktaufnahme fällt ihr sehr schwer. Sie fühlt sich häufig nicht kompetent und glaubt, keine adäquate Gesprächspartnerin zu sein. Sie besteht ihre Prüfung mit der Note 2 und entscheidet sich, nicht längerfristig in ihrem Ausbildungsberuf zu arbeiten, sondern ein Studium aufzunehmen, aber noch bis zum Studienbeginn an ihrem Arbeitsplatz zu bleiben, um Geld zu verdienen.

13.1.7 Frau A.: 23. bis 40. Stunde

Verlauf der Sitzung

Seit Bestehen der Prüfung und der Wahl des Studienfaches ist Frau A. deutlich gelöster: »Die Welt ist jetzt ganz anders. Ich fühle mich viel freier. Wie kommt das?« In diesen Stunden wird kaum noch über Gewicht und Nahrungsmittel gesprochen. Im Mittelpunkt steht die Beziehung zur Mutter, da die Patientin es kaum noch mit ihr aushalte. In der 25. Stunde gesteht sie das bisher wohlbehütete Familiengeheimnis, die Mutter leide seit Jahrzehnten an einer Zwangsstörung mit Reinigungszwängen und befinde sich schon seit vielen Jahren in psychotherapeutischer Behandlung. Die Patientin schildert, dass sie zu Hause überhaupt nichts machen könne, die Mutter ihr alles aus der Hand nehme und sie wegen der Symptomatik auch noch nie eine Bekannte oder Freundin nach Hause gebracht habe. Die Mutter lebe seit dem Tod des Vaters auch völlig isoliert. Die Patientin fühle sich sehr für die Mutter verantwortlich und habe deswegen auch ein schlechtes Gewissen, wenn sie sich zu Hause in ihr eigenes Zimmer zurückziehe. Auf der anderen Seite fühle sie sich dadurch sehr unfrei, was gelegentlich auch zu Vorwürfen und Wutausbrüchen ihrerseits führe. In einem gemeinsamen Gespräch mit ihr und der Mutter können sich beide darauf einigen, dass es gut für die Patientin wäre, in absehbarer Zeit von zu Hause auszuziehen. Therapieziele in dieser Phase sind:

- Weitere Loslösung und Abgrenzung von der Mutter
- Verbesserung der sozialen Kontakte
- Stabilisierung des Essverhaltens und des Gewichtes

Umsetzung der Therapieziele

In allen drei Bereichen der angestrebten Therapieziele gelingt Frau A. eine Stabilisierung oder Besserung.

13.1.8 Frau A.: 41. bis 60. Stunde

Frau A. beginnt ihr Studium und die interpersonellen Probleme mit Kommilitonen und den selbstauferlegten Leistungsanforderungen stehen im Zentrum der Therapie. Nach wie vor neigt sie dazu, bei auftretenden Schwierigkeiten mit Hungern zu reagieren. In dieser Phase der Therapie interveniert der Therapeut vor allem dahingehend, Frau A. zu ermutigen, sich immer wieder neuen Erfahrungen auszusetzen, auch mit dem Risiko des Misslingens (z. B. sich Arbeitsgruppen anzuschließen; Kommilitonen zu fragen, ob sie Lust haben, mit in die Mensa zu gehen; mit Kommilitonen auch etwas außerhalb des Studiums zu machen etc.). Weiterhin wird sie mit ihren negativen automatischen Gedanken konfrontiert, Alternativen werden erarbeitet.

Frau A. ist sehr leistungsorientiert und beschäftigt sich anfangs ausschließlich mit dem Studium, ohne sich eigene Freiräume einzuräumen. Dadurch beginnt sie, sich wieder zu isolieren. Im Hinblick auf diese überhöhten Leistungsanforderungen wird mit der Patientin ein festes Stundenkontingent für das Studium – anfangs neun Stunden täglich – erarbeitet, mit der Zielsetzung dies wenn möglich weiter zu reduzieren und die Wochenenden als Freizeit zu gestalten. Sie beginnt einige neue Aktivitäten (z. B. Lesen nicht studienbezogener Bücher, erneute Aufnahme von Fagottunterricht, Treffen mit Bekannten und Kommilitonen etc.).

Bewertung dieser Therapiephase

Der Einstieg ins Studium gelingt Frau A. besser als erwartet. Sie ist vor allem davon überrascht, wie vorurteilsfrei sie von den Kommilitonen aufgenommen wird, nachdem sie in der Schule seit vielen Jahren auf die Außenseiterrolle festgelegt war, und erlebt dies als sehr positiv. Immer wieder auftretende depressive Einbrüche mit massiven Selbstzweifeln können relativ schnell – innerhalb von zwei bis drei Tagen – bewältigt werden. Sie reagiert darauf immer seltener mit Nahrungsverweigerung. Sie hält ihr Gewicht von 58 kg.

Die Schwierigkeiten mit der Mutter nehmen zu, Frau A. fühlt sich aber noch nicht in der Lage, von zu Hause auszuziehen, sodass dieses Therapieziel zunächst nicht weiterverfolgt wird.

13.1.9 Frau A.: 61. bis 70. Stunde

Frau A. hat das erste Semester gut überstanden, zweifelt jetzt aber an der Richtigkeit ihrer Studienwahl, da sie erfahren hat, dass nach Studienabschluss recht schlechte Berufsaussichten bestehen würden. Sie will die vorlesungsfreie Zeit nutzen, um sich eventuell umzuorientieren. Die Therapiestunden werden auf ein 14-Tage-Intervall reduziert.

Die Patientin fühlt sich jetzt so stark, dass sie den Auszug von zu Hause wagen möchte. Es gelingt ihr, innerhalb weniger Wochen ein Zimmer in einer studentischen Wohngemeinschaft zu finden. Mit der konkreten Situation konfrontiert, reagiert sie sehr ängstlich, und es bedarf viel Motivationsarbeit von Seiten des Therapeuten, bis sie sich schließlich zum Auszug entschließt. Innerhalb von wenigen Tagen kommt es bereits zu massiven Problemen in der WG. Die Patientin fällt durch Unselbstständigkeit auf, traut sich kaum, etwas zu machen oder zu sagen, fühlt sich gegenüber den anderen drei Frauen als Außenseiterin und wagt kaum noch, ihr Zimmer zu verlassen und die Gemeinschaftsräume zu betreten. Sie reagiert sehr depressiv und hilflos.

Die therapeutischen Sitzungen finden während dieser Krisenphase wieder wöchentlich statt. Es wird deutlich, dass Frau A. mit dieser Situation überfordert ist, was wohl primär damit zusammenhängt, dass sie – bedingt durch die Zwangssymptomatik ihrer Mutter – in einer häuslichen Atmosphäre aufgewachsen ist, die ihr keinerlei Entscheidungs- und Handlungsfreiraum ließ. Sie erkennt plötzlich, dass sie viele mütterliche Rituale (z. B. Schuhe vor der Haustüre ausziehen; sofort die Straßenkleidung ablegen, wenn man nach Hause kommt; sämtliche Haushaltsgegenstände auf ihren

»angestammten« Platz nach Benutzung zurückführen; spezifische Reinigungsrituale von Türklinken sowie nach Bad- und Toilettenbenutzung etc.) bisher als ganz selbstverständlich erlebt hat, diese jedoch von den Mitbewohnern ihrer WG als abnorm empfunden werden. Sie ist völlig verunsichert und traut sich nichts mehr zu sagen oder zu machen. Die problematischen Situationen werden in der Therapie besprochen, und es werden entsprechende Bewältigungsmöglichkeiten erarbeitet. Es wird jedoch relativ schnell deutlich, dass diese Situation in der WG eine Überforderung für sie darstellt und daher entschieden, dass sie sich um einen Einzelzimmerplatz in einem studentischen Wohnheim ohne WG-Charakter bemühen soll. Nach dem Entschluss zu dieser Lösung kann die Patientin die Situation in ihrer WG etwas besser ertragen, bemüht sich aber ihrerseits auch nicht mehr um die anderen und benutzt das Zimmer nahezu ausschließlich als Schlafplatz.

Erstaunlich ist, dass sie trotz dieser massiven Probleme nicht auf das Angebot der Mutter eingeht, wieder nach Hause zurückzukehren: »Das wäre keine Lösung für mich, schließlich beruhen ja meine Probleme auch auf ihrer Erkrankung.« In der 73. Stunde überrascht Frau A. den Therapeuten durch die Botschaft, dass sie beschlossen habe, in den Semesterferien für zehn Wochen mit zwei anderen Kommilitoninnen zu verreisen. Da sie bisher noch nie ohne die Eltern im Urlaub war und auch aufgrund der Erfahrungen in der WG reagiert der Therapeut sehr zurückhaltend und die nächsten Stunden werden dazu genutzt, die Vor- und Nachteile eines solchen Unternehmens zu diskutieren. Aber auch nach dieser Therapiephase ist Frau A. fest entschlossen, ihre Pläne in die Tat umzusetzen.

Bewertung dieser Therapiephase

Trotz der aufgetretenen Schwierigkeiten hält die Patientin ihr Gewicht, kann kurze Phasen der Nahrungseinschränkung kompensieren und depressive Einbrüche relativ schnell wieder überwinden. Sie kann ihre Fortschritte erkennen und ist bereit, sich mehr und mehr den angstbesetzten Situationen zu stellen und konsequent an sich zu arbeiten.

13.1.10 Frau A.: 71. bis 84. Stunde

Frau A. kehrt stolz aus ihrem Urlaub zurück. Sie berichtet von massiven Schwierigkeiten mit den Kommilitonen, die zumeist dadurch entstanden, dass sie sich zu passiv verhalten habe, sich nur wenig zutraute und sich häufig als drittes Rad am Wagen empfand. Da sie sich aber den Konflikten nicht entziehen konnte, musste sie lernen, sich der Kritik zu stellen, und erlebte, dass gemeinsame Lösungen erarbeitet werden konnten. Gegen Ende des Aufenthaltes klappte daher das Zusammensein auch besser. Erstaunlich war, dass sie mit dem Essen relativ gut zurechtkam und kein Gewicht verlor. Während dieser Therapiephase zog Frau A. aus der WG in ein Einzelzimmer, womit sie viel besser zurechtkam. Innerhalb der folgenden Wochen gelang es ihr, das Gewicht auf 60 kg zu erhöhen und dies gut zu ertragen. In den Therapiesitzungen wurden fast ausschließlich interpersonelle Probleme besprochen, die sich auch auf den Bereich der Sexualität ausdehnten. Sie war weiterhin erfolgreich in ihrem Studium und konnte ihre sozialen Beziehungen ausweiten und festigen.

Bewertung dieser Therapiephase

Der Patientin gelang es immer besser, ein selbstständiges Leben zu führen, mehr Verantwortung zu übernehmen und depressive Einbrüche zu überwinden. Nahrungsaufnahme und Gewichtsregulierung gestalteten sich unproblematischer. Große Schwierigkeiten zeigten sich weiterhin im Bereich der Sexualität.

13.1.11 Frau A.: Therapieende

In der 85. Stunde wurde die Therapie beendet. Frau A. meinte, mit dem bisher Gelernten und Erreichten ein ganz gutes Fundament zu haben, um allein weitermachen zu können. Es wurde vereinbart, dass sie sich einmal im Vierteljahr telefonisch melden solle und der Therapeut sich für Kriseninterventionen zur Verfügung stellte. Innerhalb des darauffolgenden Jahres meldete sich die Patientin verabredungsgemäß und es kam zu zwei Kriseninterventionen, die insgesamt drei Therapiestunden umfassten.

13.2 Fallbeispiel Frau B.: Bulimia nervosa – Essanfälle mindern die Anspannung

Diagnosen:
- Bulimia nervosa (ICD10: F50.3)
- Depression (ICD10: F32.1)

13.2.1 Frau B.: 1. Stunde

Inhalte der Sitzung
- Kurze Charakteristik der Patientin
- Darstellung der aktuellen Beschwerden

Verlauf der Sitzung

Die 25-jährige Frau B. kommt pünktlich zum verabredeten Termin. Die Studentin ist bis auf einen rötlichen Schal schwarz gekleidet, hat tiefe, dunkle Ringe um die blauen Augen, fällt durch eine äußerst blasse Hautfarbe im Gesicht, aufgerissene Mundwinkel und auffallend rötlich violette Hände auf. Sie wirkt sehr schüchtern, im Antrieb etwas verlangsamt, und mustert den Therapeuten bei der Begrüßung sehr genau. Während des Gesprächs kann sie sich gut konzentrieren, ist voll orientiert und es sind keine inhaltlichen oder formalen Denkstörungen erkennbar. Sie ist wenig schwingungsfähig, deutlich depressiv und schildert Ein- und Durchschlafstörungen. Sie berichtet, dass sie seit einem Jahr an Bulimia nervosa leide. Sie habe sich deswegen vor sechs Monaten in stationäre Behandlung begeben und würde jetzt eine ambulante Nachbetreuung suchen. Der stationäre Aufenthalt habe ihr sehr geholfen, sie habe aber »große Angst, nicht allein klarzukommen«.

Im Augenblick nehme sie stark an Gewicht zu, wiege 60 kg bei 170 cm (BMI = 20,7 kg/m^2) und befürchte, dass sie dies bald nicht mehr kontrollieren könne. Das Essen nehme schon wieder einen sehr großen Raum ein. Sie habe häufig einen »Fressdrang«, dem sie die ersten zwei Wochen nach Klinikaufenthalt widerstehen konnte, was zurzeit aber nicht mehr möglich sei. Einerseits versuche sie bewusst, ihr Essverhalten nicht zu zügeln, um die Erreichung ihres Wohlfühlgewichtes nicht zu unterdrücken, andererseits finde sie dann aber auch kein Stoppsignal, da sie immer noch kein ausreichendes Gefühl für Hunger und Sättigung habe. Sie schäme sich sehr, da sie sich fest vorgenommen habe, nach dem Klinikaufenthalt nicht mehr zu erbrechen. Im Augenblick habe sie zwei- bis dreimal pro Tag einen Essanfall, wobei sie mindestens nach jedem zweiten erbreche.

Frau B. berichtet, sie habe nie Laxanzien oder Diuretika zur Gewichtskontrolle eingenommen. Sie fühle sich mit ihrem Gewicht nicht wohl, könne ihren Körper nicht akzeptieren, würde sich häufig hassen. Obwohl sie zurzeit sehr depressiv sei, lehne sie die Einnahme jeglicher Medikamente ab, da sie damit keine guten Erfahrungen gemacht habe. Gelegentlich habe sie Suizidgedanken, aber keine konkreten Absichten. Sie habe bisher noch keinen Suizidversuch unternommen und sei im Moment auch nicht suizidal. Weiterhin klagt Frau B., dass sie sehr kontaktscheu sei und stark unter Einsamkeit leide. Sie sei generell eher ängstlich und misstrauisch gegenüber anderen Menschen.

Der Therapeut teilt der Patientin kurz vor Ende der Stunde mit, dass die ersten fünf Stunden dazu dienen sollen, eine Entscheidung über das Zustandekommen der Therapie zu fällen. Außerdem solle in dieser Zeit die Anamnese erhoben werden, um einen Einblick in die Lebensgeschichte der Patientin und erste Anhaltspunkte für die Entwicklung und Aufrechterhaltung der Symptomatik zu bekommen. Sie erklärt sich mit diesem Vorschlag einverstanden und bekommt einige Fragebögen mit der Bitte ausgehändigt, diese zur nächsten Stunde ausgefüllt mitzubringen.

13.2.2 Frau B.: 2. bis 4. Stunde

Inhalte der Sitzung

- Erhebung der Anamnese
- Fragebögen: U-Fragebogen; EDI (Eating Disorder Inventory); BDI (Beck Depressions Inventar); Fragebogen zur Lebensgeschichte (Lazarus)
- Erstellung eines funktionalen Bedingungsmodells

Verlauf der Sitzung

Erhebung der Lebensgeschichte. Es liegen keine organischen Vorerkrankungen vor, die in ursächlichem Zusammenhang mit der Bulimia nervosa stehen. Die Familienanamnese bietet keine Hinweise auf neurologische oder psychiatrische Erkrankungen. Frau B. ist zusammen mit ihrem neun Jahre jüngeren Bruder bei den leiblichen Eltern (Vater 50 J., Mutter 49 J.) in einem kleinen Dorf aufgewachsen. Während sie zur Mutter ein sehr inniges Verhältnis gehabt habe, sei sie vom Vater öfter geschlagen worden und habe viel Angst vor ihm gehabt. Zwischen den Eltern hätten viele Spannungen bestanden. Die Mutter sei seit vielen Jahren alkoholabhängig. Spätestens seit dieser Zeit habe sie sich zu Hause nicht mehr wohlgefühlt und auch häufig wegen der Mutter geschämt, da diese sich immer mehr habe gehen lassen. Sie sei sehr »schlampig und fett« geworden und habe auch den »Haushalt verkommen lassen«.

Nach der Scheidung der Eltern vor sieben Jahren sei sie bei ihrer Mutter geblieben, während der Bruder zum Vater gegangen sei. Der Vater habe aber nur ein paar Häuser entfernt gewohnt. Mit 18 Jahren sei sie zum Studium in eine andere Stadt gezogen. Sie habe dann jedoch auch nicht unbeschwert leben können, da ihre Mutter ständig angerufen und häufig von Suizidabsichten gesprochen habe. Etwa vier Jahre später habe sich die Patientin im Rahmen einer unglücklichen Partnerschaft zu dick gefühlt und daraufhin ihr Gewicht von 64 kg auf 54 kg bei einer Körpergröße von 170 cm reduziert. Sie habe einfach weniger gegessen. Damals seien aber noch keine Essanfälle und kein Erbrechen aufgetreten. Obwohl sie langsam wieder an Gewicht zugenommen habe, hätte sie von diesem Zeitpunkt an sehr auf ihr Gewicht geachtet und ihr Essverhalten bewusst gezügelt. Während ihres schriftlichen Examens habe sie unregelmäßiger gegessen und schließlich wären in immer kürzeren Abständen Essanfälle aufgetreten.

Als die Partnerschaft endgültig zerbrach, habe sie »total die Kontrolle verloren« und die bulimische Symptomatik habe stark zugenommen. Sie habe sich dann einer Selbsthilfegruppe angeschlossen und um einen Therapieplatz in einer Klinik bemüht. Dort sei sie sechs Wochen behandelt worden. Vor etwa einem Jahr sei sie eine neue Beziehung eingegangen. Der Freund wisse von der Essstörung, zeige sich diesbezüglich sehr verständnisvoll und hilfsbereit. Sie lebe allein in einer kleinen Zweizimmerwohnung und beabsichtigte zurzeit nicht, mit dem Freund zusammenzuziehen.

Testpsychologische Befunde. Es wurden folgende Befunde festgestellt:

- **Eating-Disorder-Inventar (EDI):** Deutlich erhöhte Werte erreicht sie auf den Skalen »Schlankheitsstreben«, »Bulimie«, »Unzufriedenheit mit dem Körper«, »Ineffektivität«, »Perfektionismus« und »Misstrauen«. Diese Werte entsprechen denen von Patientinnen mit Bulimia nervosa oder übertreffen sie. Die Werte auf den Faktoren »Interozeptive Wahrnehmung« und »Angst vor dem Erwachsenwerden« entsprechen denen der Normalbevölkerung.
- **BDI:** Die Patientin erreicht einen Wert von 22 Punkten, was einer mittelschweren Depression entspricht.

- **U-Fragebogen:** Die Patientin erreicht auf den Skalen »Fehlschlagangst«, »Kontaktangst«, und »Nicht-Nein-sagen-Können« Werte, die solche von sozialphobischen Patienten weit übersteigen. Auf den Faktoren »Fordern-Können«, »Anständigkeit« und »Schuldgefühle« erreicht sie Werte, die deutlich über der Normalpopulation liegen.

Problemanalyse. Es kann davon ausgegangen werden, dass die schwierigen familiären Bedingungen bei der Patientin sehr früh zu starker Verunsicherung im zwischenmenschlichen Bereich geführt haben. Sie erlebte ihren Vater als lieblos; er habe sich wenig um sie gekümmert und sie habe Angst vor ihm gehabt. Zu ihrer Mutter konnte sie in den ersten Jahren eine vertrauensvolle Beziehung aufbauen; diese habe sich jedoch nach Beginn der Suchterkrankung deutlich negativ verändert. Heute sei die Mutter stark übergewichtig und vernachlässige ihr Äußeres sehr. Neben den positiven Gefühlen gegenüber der Mutter entwickelte sie Scham und Ekel vor ihr. Da ihr die Mutter auch leidtat und sie diese als hilflos empfand, versucht Frau B., ihre negativen Gefühle der Mutter gegenüber wie Trauer, Wut, Enttäuschung, Scham oder Ekel zu unterdrücken und durch aktives Handeln im Sinne hoher Leistungsansprüche und Perfektionismus (z. B. sehr gute Schülerin, hohe Normvorstellungen) zu kompensieren.

Diese Instabilität innerhalb der Familie könnte zur Ausbildung des mangelnden Selbstwertgefühls, der depressiven Grundhaltung, der hohen Leistungsansprüche und der Angst vor mangelnder Kontrolle (Mutter als abschreckendes Beispiel) beigetragen haben. Daraus entwickelten sich spezifische Schemata, die sich in entsprechenden Kognitionen ausdrücken: »Ich fühle mich als Mensch unzulänglich«; »Ich halte nicht viel von mir«; »Ich hasse mich oft«; »Ich habe Angst, andere zu enttäuschen und zu versagen«; »Ich muss gute Leistungen erbringen«; »Ich muss immer auf der Hut sein und darf anderen nicht blind vertrauen«; »Wenn ich nicht aufpasse, kann es passieren, dass ich keine Kontrolle mehr habe«.

Da Frau B. auch im Hinblick auf ihr Aussehen sehr verunsichert ist und ihre Mutter immer als negatives Beispiel vor Augen hat, begann sie schon sehr früh, ihr Essverhalten zu kontrollieren und auf ihr Gewicht zu achten. Sie versuchte ihr Gewicht einem »Idealgewicht« anzupassen. Zur Entwicklung der Essstörung kam es, als sie willentlich ihr Gewicht um 10 kg auf 54 kg reduzierte. Anfangs reichten noch die Selbstkontrollmechanismen zur Aufrechterhaltung des gezügelten Essverhaltens aus. Schließlich stellten sich jedoch immer häufiger Essanfälle ein, worauf sie vermehrt mit selbstinduziertem Erbrechen reagierte. Es ist davon auszugehen, dass die Essanfälle auch eine spannungsreduzierende Wirkung hatten und dadurch im Laufe der Zeit andere Bewältigungsmechanismen immer weniger eingesetzt wurden. So schloss sich der Kreislauf von Essanfall (Spannungsreduktion) und nachfolgendem selbstinduziertem Erbrechen (Angstreduktion bezüglich einer drohenden Gewichtszunahme) immer enger und mündete schließlich in einem stark habituierten Verhaltensmuster.

Trotz der stationären Behandlung, in der Frau B. 6 kg zunehmen konnte, besteht weiterhin ein sehr gezügeltes Essverhalten und sie befürchtet, ihr jetziges Gewicht

(60 kg bei 170 cm) nicht mehr lange kontrollieren zu können. Auf emotionaler Ebene wird die Symptomatik aufrechterhalten durch Schuldgefühle (»Ich fühle mich sehr schuldig, wenn ich zu viel gegessen habe«) und allgemeines Unwohlsein bei der Essensaufnahme, durch die ständige Abwertung ihrer eigenen Person sowie häufiges Grübeln über ihre selbst gesetzten Leistungsnormen. Die Unterdrückung eigener Bedürfnisse zugunsten spezifischer Erwartungen praktiziert Frau B. auch in ihren bisherigen Partnerschaften, wo sie aus Angst vor Zurückweisung und Entscheidungsunfreudigkeit häufig ihre Meinung nicht adäquat artikuliert und ihren Ärger lieber schluckt als offen äußert. Dies wiederum erhöht die allgemeine Anspannung und unterstützt dadurch indirekt die bulimische Symptomatik.

13.2.3 Frau B.: 5. Stunde

Inhalte der Sitzung

- Besprechung der Fragebogenergebnisse und der Verhaltensanalyse
- Konkretisierung der Therapieziele
- Klärung der Voraussetzungen für eine ambulante Therapie

Verlauf der Sitzung

Der Therapeut verdeutlicht der Patientin die Ergebnisse der Fragebögen und bespricht mit ihr die Problemanalyse. Sie ist erstaunt über die Treffsicherheit der Fragebögen und kann die therapeutische Einschätzung ihrer Krankheitsentwicklung und Aufrechterhaltung gut akzeptieren. Da die Therapieziele dem Therapeuten noch nicht ausreichend operationalisiert sind, konkretisiert er diese zusammen mit der Patientin.

Formulierung von Therapiezielen durch die Patientin

Das Aufstellen konkreter Therapieziele fällt der Patientin sehr schwer. Sie äußert das Bedürfnis, in der Therapie aktuelle Dinge, die in der Woche passieren zu besprechen. Anhand von Beispielen kann der Therapeut sie jedoch schließlich davon überzeugen, dass durch eine klare Zielvorgabe eine strukturiertere Bearbeitung von Problembereichen besser möglich ist, was aber nicht bedeutet, dass dadurch aktuelle Dinge nicht zur Sprache kommen.

- **Ziel 1:** Mein Äußeres besser akzeptieren können und nicht mehr so stark auf mein Gewicht achten. Dies heißt konkret: Ich will lernen, besser auf Dinge zu achten, die ich an meinem Körper gut finde, und mit den Problemzonen Frieden schließen. Ich will versuchen, mich nur noch einmal in der Woche zu wiegen und meine Stimmung nicht mehr so stark von dem Gewicht abhängig machen.
- **Ziel 2:** Bessere Kontrolle über mein Essen bekommen. Dies heißt konkret: Ich will lernen, wieder ungezwungen zu essen, d. h. das, worauf ich Lust habe, dann, wenn ich Hunger habe, und wieder aufzuhören, wenn ich satt bin. Ich will lernen, Essen zu genießen und nicht als Ersatz zu benutzen.

- **Ziel 3:** Kontaktfreudiger werden und Angst überwinden, auf neue Menschen zuzugehen. Dies heißt konkret: Ich will lernen, von mir aus Menschen anzusprechen und die Angst vor Zurückweisung zu ertragen.
- **Ziel 4:** Selbstbewusster werden und besser mit Angst vor Kritik und Ablehnung umgehen können. Dies heißt konkret: Ich will lernen, meine Meinung offen zu äußern und nicht gleich immer zu denken, dass ich etwas Falsches oder Dummes sage.
- **Ziel 5:** Hilflosigkeit nicht mehr so ausspielen. Dies heißt konkret: Ich möchte lernen, mich nicht mehr hilflos zu stellen, um Dinge zu erreichen, die mir schwerfallen.
- **Ziel 6:** Angst vor dem Alleinsein überwinden. Dies heißt konkret: Ich möchte lernen, alleine in meiner Wohnung schlafen zu können. Ich möchte es auch genießen können, manchmal etwas allein zu unternehmen.

Der Therapeut erklärt sich bereit, die Therapie zu übernehmen unter der Voraussetzung, dass Frau B. sich auf die folgenden zusätzlichen Ziele und Vereinbarungen einlassen kann:

Symptomzentrierte Bearbeitung der Essstörung, was bedeutet, dass sie u. a. versucht, ihr restriktives Essverhalten aufzugeben und dabei auch eventuell eine weitere Gewichtszunahme in Kauf nimmt.

- Frau B. verpflichtet sich, auch nach Normalisierung des Essverhaltens ihr Gewicht nicht bewusst zu reduzieren.
- Die Therapiedauer wird zunächst auf 45 Stunden begrenzt, mit einer Frequenz von ein bis zwei Stunden pro Woche.

13.2.4 Frau B.: 6. bis 10. Stunde

Bearbeitung des Essverhaltens

Frau B. führt seit der dritten Stunde Essprotokolle, woraus ersichtlich wird, dass sie sich bei normalen Mahlzeiten noch immer stark zurückhält. Sie kann sich viele Lebensmittel nicht zugestehen, hat große Angst davor, dick zu werden. Sie hat vorwiegend abends Essanfälle, wenn sie von der Arbeit oder aus der Uni nach Hause kommt. Sie berichtet, dass dies die Zeit am Tag wäre, wo sie »wenigstens einigermaßen locker« sei und sich einmal nicht kontrollieren müsse. Sie äußert in den Stunden immer wieder, dass sie glaube, zurzeit die Essanfälle und das Erbrechen noch zu brauchen, obwohl sie sich danach meist sehr schäme.

Der Therapeut verdeutlicht Frau B. wiederholt, er halte es für unrealistisch, dass sie von heute auf morgen die Symptomatik aufgeben könne. Andererseits zeigt er sich sehr beharrlich darin, sie zu ermutigen, die Symptomatik kleinschrittig konkret zu bearbeiten. Nachdem ihr nochmals der Zusammenhang von restriktivem Essverhalten und dem Auftreten von Essanfällen und Erbrechen erläutert wurde, kann sie sich schließlich auf die Einhaltung von drei regelmäßigen Hauptmahlzeiten verpflichten, unabhängig davon, ob zwischendurch oder danach Essanfälle und Erbrechen auftreten. Sie bemüht sich auch, die Lebensmittel ihrer Schwarzen Liste zu bearbeiten.

Der Therapeut verdeutlicht ihr, dass zum »Friedenschließen mit dem Körper« auch gehört, dass eine Fokussierung der negativ besetzten Körperpartien aufgegeben werden sollte, zu Gunsten einer besseren Wahrnehmung und stärkeren Betonung der Selbstverständlichkeiten oder der Aspekte des Körpers, die bereits als angenehm oder schön betrachtet werden. Sie beginnt daraufhin das Führen einer Liste »Die Dinge, die ich an meinem Körper als angenehm oder schön betrachte«.

Bearbeitung des depressiven und selbstunsicheren Verhaltens
Das Denken und Handeln der Patientin ist stark durch negative Kognitionen über die eigene Person gekennzeichnet. Sie fühlt sich häufig unzulänglich, glaubt, dass andere alles viel besser könnten. Auch in den Therapiesitzungen erweckt sie den Eindruck, am liebsten an die Hand genommen zu werden und alle Entscheidungen dem Therapeuten zu überlassen. Anhand konkreter Situationen, die von ihr berichtet werden, versucht der Therapeut, die negativen Denkschemata offenzulegen und dann direkt mit ihr Alternativen zu erarbeiten. Sie ist sehr erstaunt über ihr Negativdenken und arbeitet bei der Entwicklung von realistischeren Einschätzungen gut mit. Auch zwischen den Therapiestunden führt sie die »Protokolle negativer Gedanken« in Form einer Fünf-Spalten-Technik durch. Sie bemüht sich darum, mit Kommilitonen und Arbeitskollegen ins Gespräch zu kommen. Sie geht derartigen Situationen nicht mehr so häufig aus dem Weg und beteiligt sich auch bei Besprechungen am Arbeitsplatz mehr. Sie ist dabei noch sehr unsicher und hat häufig danach das Gefühl, etwas falsch gemacht zu haben.

13.2.5 Frau B.: 11. bis 20. Stunde

Bearbeitung des Essverhaltens
Frau B. gelingt es immer besser, sich an geregelte Mahlzeiten zu halten. Sie hat zwar Tage, an denen noch immer alles »schiefgeht«, kann aber dann schon viel genauer die entsprechenden Auslösereize zuordnen. Ihr wird auch immer bewusster, dass sie sich häufig aus Gewohnheit einem Essanfall hingibt, obwohl sie zum Zeitpunkt des Beginns durchaus noch Alternativen gehabt hätte. Die Frequenz von Essanfällen und Erbrechen ist leicht reduziert. Sie hat seit der 14. Stunde bereits mindestens einen symptomfreien Tag in der Woche, was heißt, dass keine Essanfälle auftreten und sie geregelte Mahlzeiten mit ausreichender Nahrungsmenge über den Tag verteilt zu sich nimmt. Bisher muss Frau B. solche Tage noch sehr genau im Voraus planen und sich ganz konkret vornehmen, was sie im Falle des Bedürfnisses nach einem Essanfall alternativ tun wird. Sie ist sehr erstaunt und gleichzeitig erleichtert darüber, dass sie bisher nicht an Gewicht zugenommen hat.

Bearbeiten des depressiven und selbstunsicheren Verhaltens
Frau B. macht einen deutlich gelösteren Eindruck. Sie erkennt immer häufiger, dass sie sich aufgrund der negativen Gedanken selbst im Wege steht. Sie arbeitet konsequent mit der Fünf-Spalten-Technik weiter. Erleichternd kommt für sie hinzu, dass sie mit einem

älteren Arbeitskollegen zusammenarbeitet, der ihre Arbeit sehr schätzt und ihr häufig positive Rückmeldung gibt. Sie kann jetzt auch besser akzeptieren, dass sie Berufsanfängerin ist und von daher gar nicht erwarten kann, dass sie fehlerfrei arbeitet oder alle Dinge bereits weiß. In Dienstbesprechungen oder Seminaren an der Uni versucht sie vorsichtig, sich besser einzubringen, indem sie sich aktiver beteiligt und häufiger ihre Meinung sagt.

Große Schwierigkeiten treten allerdings noch bei der Äußerung von Bedürfnissen oder Abgrenzung gegenüber dem Freund und vor allem der Mutter auf. Bei dem Freund befürchtet sie, dass er sie als zu schwierig empfinden könnte und sich daher von ihr zurückzieht. Bei der Mutter fühlt sie sich in der Helferrolle sehr verpflichtet und häufig dominieren auch Gefühle des Mitleids. Besonders schlecht geht es ihr immer dann, wenn die Mutter abends anruft und sie merkt, dass diese betrunken ist. Obwohl sie manchmal das Gespräch am liebsten beenden würde, schafft sie dies nicht, wird innerlich immer unruhiger und die Anspannung ist dann häufig nur noch durch einen Essanfall lösbar. In den Therapiegesprächen erkennt Frau B. immer deutlicher, dass ihre Anspannung während des Telefonats mit ihrer Mutter durch Gefühle der Hilflosigkeit und Verpflichtung ausgelöst werden. Sie kann mit der Zeit immer besser annehmen, dass sie für die Situation ihrer Mutter nicht verantwortlich ist und dieser nicht helfen kann.

13.2.6 Frau B.: 21. bis 30. Stunde

Bearbeitung des symptomatischen Verhaltens

Essanfälle treten noch dreimal pro Woche auf und Frau B. erbricht danach nur noch selten. Sie kann mittlerweile sehr präzise die Auslösereize benennen. Obwohl sie in den Situationen durchaus Alternativen für die Essanfälle sieht, will sie sich manchmal »dem Kampf nicht stellen« und gibt frühzeitig nach. Sie nimmt regelmäßig Mahlzeiten ein, kann ihre Schwarze Liste weiter abbauen und geht häufiger mit Kommilitonen und Arbeitskollegen essen, wobei sich dies auch zunehmend spannungsfreier gestaltet. Das Gewicht ist weiterhin konstant. Frau B. achtet mehr auf ihr Äußeres, kleidet sich farbenfroher und kann sich Dinge gönnen (z. B. einen Friseurbesuch, Kosmetika, Modeschmuck), die sie sich vorher nicht zugestanden bzw. zu tragen getraut hatte.

Obwohl sie mit vielen Bereichen ihres Körpers immer noch nicht zufrieden ist, setzt sie sich aktiv damit auseinander (z. B. Betrachten vor einem Ganzkörperspiegel), beginnt Problemzonen zu relativieren (»Eigentlich finde ich meine Beine gar nicht mehr so schlecht«) und ihr wird immer deutlicher, dass ihr körperliches Wohlbefinden weniger von objektiven Gegebenheiten als vielmehr von ihrer aktuellen Stimmung abhängt.

Bearbeitung des depressiven und selbstunsicheren Verhaltens

Die negativen Kognitionen der Patientin nehmen weiter ab bzw. ihr gelingt es schneller, diese durch rationalere zu ersetzen. Sie wirkt ausgeglichener und es gelingt ihr zunehmend besser, sich von den Ansprüchen der Mutter zu distanzieren und mit Gefühlen der Hilflosigkeit umzugehen. Sie gewinnt an Selbstbewusstsein, da sie gut mit ihrer Diplomarbeit vorankommt und ihre Leistungen in dem Architekturbüro so hoch bewertet werden, dass man ihr eine Stelle nach dem Examen anbietet. Spannungen treten jetzt vermehrt gegenüber dem Freund auf, der sich etwas vernachlässigt fühlt und auch ihre Entwicklung in Richtung Selbstständigkeit und Außenorientierung ängstlich gespannt betrachtet. Er hat auch große Schwierigkeiten damit umzugehen, dass Frau B. jetzt besser ihre Bedürfnisse direkt äußern kann und zunehmend Gefallen daran findet, Dinge ohne ihn zu machen. Anhand konkreter Situationen bearbeitet der Therapeut mit der Patientin ihre zugrundeliegenden Kognitionen und Emotionen und versucht sie dadurch in ihrem neuen Verhaltensrepertoire zu stärken bzw. ihr Handlungsalternativen aufzuzeigen.

13.2.7 Frau B.: 31. bis 35. Stunde

Die Therapiestunden finden jetzt nur noch in zwei- bis dreiwöchigem Abstand statt. Es werden kritische Situationen besprochen, wobei der Patientin ihre Eigenverantwortlichkeit und Selbstkontrollfähigkeit immer deutlicher wird. Das Essverhalten ist bis auf wenige Einbrüche deutlich gebessert: Sie hat im Schnitt einmal wöchentlich einen Essanfall, jedoch erbricht sie kaum noch danach. Die Schwarze Liste existiert fast gar nicht mehr und es ist ihr ein Bedürfnis, regelmäßig zu essen.

Im Hinblick auf ihr Gewicht ist sie relativ gelassen, wiegt sich nur noch selten und gerät bei Gewichtsschwankungen nach oben nicht in Panik. Depressive Zeiten treten nur noch sehr selten auf und dauern dann nicht lange an. Sie kann die zugrundeliegenden Kognitionen sehr schnell erfassen und auch korrigieren bzw. relativieren. Mit der 35. Stunde wird die Therapie beendet und der Patientin angeboten, sich bei Auftreten starker Schwierigkeiten wieder zu melden. Es wird ein Follow-up-Zeitpunkt nach sechs Monaten vereinbart.

13.2.8 Frau B.: 36. Stunde (Follow-Up)

Ein halbes Jahr später berichtet Frau B., es gehe ihr relativ gut. Das Essverhalten habe sich weiter stabilisiert. Essanfälle erlebe sie nur gelegentlich bei starker Anspannung, anschließend erbreche sie aber nicht mehr. Sie könne ihren Körper besser akzeptieren und ihre Stimmungen seien nicht mehr so häufig vom körperlichen Befinden abhängig. Ihr Selbstbewusstsein und ihre Selbstsicherheit hätten sich positiv entwickelt. Sie habe ihre Diplomarbeit abgegeben und sei zuversichtlich bezüglich des Ergebnisses. Depressive Stimmungen erlebe sie deutlich seltener und meist nur nach Kontakten mit der Mutter, die häufig noch immer belastend für sie seien. Frau B. berichtet auf Nachfrage, sie sei kontaktfreudiger und unternehmungslustiger geworden und dadurch sozial weniger isoliert als früher. Es gebe aber vermehrt Spannungen mit dem Partner. Sie habe Angst vor einer möglichen Trennung, gehe aber dennoch Konflikten mit dem Freund nur noch selten aus dem Weg und könne ihre Bedürfnisse und Interessen zunehmend besser artikulieren.

Teil III Anhang

Übersicht über die Arbeits- und Informationsblätter

Arbeits- und Informationsblätter

Literaturverzeichnis

Sachwortverzeichnis

Übersicht über die Arbeits- und Informationsblätter

Bei der Therapie der Anorexia und Bulimia nervosa können standardisierte Unterlagen verschiedene Ziele unterstützen: (a) Information über wichtige Aspekte der Erkrankung, (b) Erhebung der Anamnese, (c) Selbstbeobachtung und Dokumentation des Essverhaltens, (d) Erarbeitung und Reflexion der mit der Essstörung zusammenhängenden psychosozialen Probleme sowie (e) Planung der Therapieziele.

- **Arbeitsblatt 1: Fragen zur Vorgeschichte.** Dieses Arbeitsblatt dient zur Erhebung der speziellen Anamnese der Essstörung. Es unterstützt bei der Erarbeitung eines individuellen Störungsmodells. Es kann der Patientin mit der Bitte ausgehändigt werden, die einfach verständlichen Fragen zur nächsten Therapiestunde zu beantworten.
- **Arbeitsblatt 2: Therapieziele.** Dieses Arbeitsblatt erfasst Therapieziele der Patientinnen sowie Annahmen und Erwartungen darüber, was ihnen bei der Therapie helfen könnte und welche Lebensumstände sich für einen Therapieerfolg ändern müssten.
- **Arbeitsblatt 3: Anamnestische Gewichtskurve.** Die Erhebung der anamnestischen Gewichtskurve ist für die Erarbeitung des individuellen Krankheitsmodells von großer Bedeutung. Dieses Arbeitsblatt hilft der Patientin, den Verlauf des Körpergewichtes in der Anamnese bis zur Gegenwart zu dokumentieren. Die Anamnestische Gewichtskurve hilft, die individuelle Krankheitsgeschichte zu verstehen und ein sinnvolles Zielgewicht für die Therapie zu vereinbaren.
- **Arbeitsblatt 4: Fragen zu Essanfällen und Erbrechen.** Hiermit wird das Essverhalten der letzten vier Wochen erhoben. Es unterstützt die genaue Beschreibung der Essstörung sowie das Erkennen von Auslösern für Essanfälle und Erbrechen.
- **Arbeitsblatt 5: Selbstbeobachtungsprotokolle zum Essverhalten.** Dieses Arbeitsblatt dient im Therapieverlauf zur täglichen Protokollierung des Essverhaltens. Es unterstützt die genaue Beschreibung der Essstörung, das Erkennen von Auslösern für problematisches Essverhalten und die Bewertung von Veränderungen.
- **Arbeitsblatt 6: Häufigkeit von Essanfällen und kompensatorischen Verhaltensweisen.** Mit Hilfe dieses Arbeitsblattes wird die Häufigkeit von Essanfällen und Erbrechen oder anderen kompensatorischen Verhaltensweisen im Therapieverlauf täglich dokumentiert.
- **Arbeitsblatt 7: Auslösebedingungen für Essanfälle und kompensatorische Verhaltensweisen.** Dieses Arbeitsblatt dient zur Analyse und Selbstbeobachtung der typischen Auslösebedingungen für Essanfälle und Erbrechen oder andere kompensatorische Verhaltensweisen.
- **Arbeitsblatt 8: Schwarze Liste.** Hier notieren die Patientinnen, welche Nahrungsmittel sie essen und welche sie vermeiden. Das Arbeitsblatt dient der Dokumentation von sogenannten »erlaubten« und »verbotenen« Nahrungsmitteln. Auf Grundlage der Schwarzen Liste sollen die Patientinnen die Einseitigkeit ihrer Ernährung reflektieren. Im Verlauf der Therapie soll die Nahrung dann schrittweise wieder ausgewogener zusammengesetzt werden.

- **Arbeitsblatt 9: Liste positiver Aktivitäten.** Hier notieren Patientinnen Dinge und Aktivitäten, die ihnen Freude machen und mit denen sie sich belohnen können.
- **Arbeitsblatt 10: Strategien zur Vermeidung von Essanfällen.** Dieses Arbeitsblatt erfragt kritische Situationen, in denen die Patientinnen einen Rückfall mit dem erneuten Auftreten von Essanfällen oder kompensatorischen Verhaltensweisen erleben könnten. Außerdem wird gefragt, welche Strategien zur Bewältigung der kritischen Situationen helfen könnten.
- **Arbeitsblatt 11: Protokoll zur Erfassung automatischer Gedanken.** Dieses Arbeitsblatt dient zur Analyse und Selbstbeobachtung automatischer Gedanken. Die Patientinnen sollen einzelne Situationen beschreiben und dazu dokumentieren, welche Gefühle und automatischen, dysfunktinalen Gedanken dabei aufgetreten sind. Außerdem sollen sie den automatischen Gedanken als Alternative hilfreichere, rationalere Gedanken entgegensetzen.
- **Arbeitsblatt 12: Analyse kritischer Situationen.** Hiermit sollen die Patientinnen erarbeiten, welche Strategien für sie in der Vergangenheit zur Vermeidung von Essanfällen hilfreich waren und welche neuen Strategien sie künftig erproben möchten.
- **Arbeitsblatt 13: Zwischenbilanz.** Dieses Arbeitsblatt dient im Verlauf der Therapie dazu, erreichte Fortschritte und Änderungen zu dokumentieren und verbleibende Aufgaben und Ziele für die restliche Therapiezeit zu benennen.
- **Informationsblatt 1: Medizinische Komplikationen und Folgeschäden von Essstörungen.** Dieses Informationsblatt bietet einen Überblick über medizinische Komplikationen und Folgeschäden der psychogenen Essstörungen Anorexia und Bulimia nervosa. Diese Informationen sind wichtig, um Patientinnen und Angehörige über die Risiken der Essstörungen aufzuklären und die Notwendigkeit der Normalisierung von Gewicht und Essverhalten zu verdeutlichen.
- **Informationsblatt 2: Die Set-Point-Theorie.** Dieses Informationsblatt erläutert die Set-Point-Theorie über die Regulation des Körpergewichtes. Viele Patientinnen möchten die Essstörung behandeln, ohne an Gewicht zuzunehmen. Die Set-Point-Theorie macht deutlich, warum Menschen ihr Körpergewicht nur in engen Grenzen verändern können, und warum eine Normalisierung des anorektischen oder bulimischen Essverhaltens ohne Gewichtszunahme häufig nicht möglich ist.
- **Informationsblatt 3: Regeln für den Umgang mit Essen.** Dieses Informationsblatt beinhaltet einfache Regeln für den Umgang mit Essen, die den Patientinnen helfen sollen, wieder ein ungestörtes Essverhalten zu erlernen.
- **Informationsblatt 4:** Informationen für Patientinnen, bei denen eine Gewichtszunahme angezeigt ist. Dieses Informationsblatt beschreibt detailliert ein operantes Behandlungskonzept zur Unterstützung einer notwendigen Gewichtszunahme unter stationären Bedingungen.
- **Informationsblatt 5: Verhinderung von Rückfällen.** Stress und Belastungen können das Wiederauftreten von Essanfällen oder anderen Problemen mit dem Essen begünstigen. Dieses Informationsblatt enthält Hinweise, um Krisen und Rückfälle frühzeitig zu erkennen und besser zu bewältigen.

(1) Seit wann leiden Sie an einer Essstörung?

____

____

____

(2) Seit wann haben Sie Probleme mit dem Essen bzw. mit Ihrer Figur und Ihrem Gewicht?

____

____

____

(3) Falls Sie bereits *vor* Beginn der Essstörung Probleme mit dem Essen hatten, wie sahen diese aus?

____

____

____

(4) Sind Sie als *Kind* eher ein

- ☐ dickes Kind
- ☐ dünnes Kind
- ☐ normalgewichtiges Kind gewesen?

(5) Hatten Ihre Eltern Probleme mit dem Gewicht?

Vater:
- ☐ eher dünn
- ☐ eher dick
- ☐ normalgewichtig

Mutter:
- ☐ eher dünn
- ☐ eher dick
- ☐ normalgewichtig

(6) Wann traten zum ersten Mal Essanfälle auf? Wie alt waren Sie damals?

____

(7) Wann haben Sie zum ersten Mal erbrochen oder Abführmittel genommen, um Ihr Gewicht zu kontrollieren?

____

____

____

(8) Wie sind Sie auf die Idee mit dem Erbrechen gekommen? Hat Ihnen das zum Beispiel jemand empfohlen oder haben Sie darüber gelesen?

____

____

____

(9) Gibt es ein bestimmtes oder mehrere Ereignisse, die Sie für den Beginn Ihrer Essstörung verantwortlich machen? Wodurch ist Ihre Essstörung ausgelöst worden?

____

____

____

(10) Haben Sie jemals eine Diät gemacht oder gehungert, um Gewicht zu verlieren?

Ja ☐ Nein ☐

Wenn ja, wann haben Sie zum ersten Mal eine Diät gemacht oder gehungert?

____

Wie häufig haben Sie seitdem Diäten gemacht? ____________________

____

____

(11) Haben Sie eine Diät gemacht oder an Gewicht abgenommen, bevor Essanfälle oder Erbrechen aufgetreten sind?

Ja ☐ Nein ☐

(12) Wenn ja: wie viel kg Gewicht hatten Sie zuvor abgenommen? __________

(13) Glauben Sie, dass Ihre Essstörung in erster Linie

☐ biologische (körperliche) Ursachen hat?

☐ psychische (seelische) Ursachen hat?

☐ biologische und psychische Ursachen hat?

☐ andere als biologische oder psychische Ursachen hat.

Wenn ja, welche Ursachen:

____

____

____

____

(14) Wodurch wird Ihrer Meinung nach Ihre Essstörung aufrechterhalten? Welche Probleme oder Konflikte in Ihrem Leben sind Ihrer Meinung nach dafür von Bedeutung?

____

____

____

____

____

____

Therapieziele

(1) Welche Ziele möchten Sie im Rahmen der Therapie in Bezug auf Essverhalten und Gewicht erreichen?

(2) An welchen anderen Problembereichen möchten Sie im Rahmen der Therapie arbeiten?

(3) Was könnte Ihnen helfen, die Essstörung zu bewältigen?

(4) Was müsste sich bei Ihnen selbst, in Ihrer Umgebung und in Ihrem Leben ändern, damit Sie die Probleme mit dem Essen in den Griff bekommen?

Zeichnen Sie bitte auf einem leeren oder karierten Blatt Papier eine Gewichtskurve mit dem Verlauf Ihres Gewichts vom letzten Jahr vor Beginn Ihrer Essstörung bis heute. Dieser Zeitraum kann mehrere Jahre umfassen.

Beginnen Sie im letzten Jahr, bevor die Probleme mit dem Essen deutlich zugenommen haben. Tragen Sie auf der senkrechten Achse der Abbildung Ihr Gewicht ein und auf der waagerechten Achse die entsprechenden Jahreszahlen. Falls Sie noch nicht ausgewachsen waren, schreiben Sie hinter das Gewicht auch Ihre damalige jeweilige Größe. Bitte erläutern Sie wichtige Veränderungen. Falls Ihr Gewicht im Laufe der Zeit deutliche Schwankungen aufweist, notieren Sie, welche äußeren Umstände oder Probleme dabei wichtig waren. Markieren Sie in der Kurve auch das Auftreten von Essanfällen und Erbrechen sowie die Einnahme von Abführmitteln.

Beispiel einer anamnestischen Gewichtskurve von Frau A.

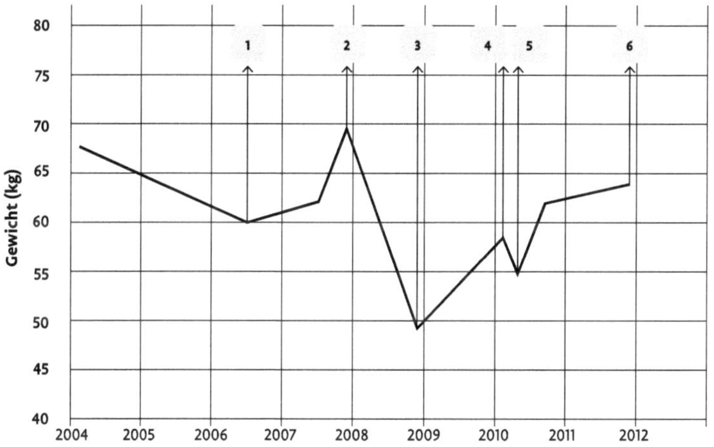

Erläuterungen von Frau A. zu ihrer Gewichtskurve (165 cm; 29 Jahre, Bulimia nervosa)

(1) Die Gewichtsabnahme von 2004 bis 2006 erfolgte ohne Diät und ohne Absicht aufgrund anderer Lebensumstände: 2004 Beginn des Studiums, Wohnen im Studentenwohnheim, viel Stress mit dem damaligen Freund. Konnte damals ziemlich häufig nicht essen.

(2) Oktober 2007 Studienaufenthalt für 9 Monate in Spanien. Fühlte mich damals ziemlich allein, von meinem Freund getrennt. Habe aus Langeweile angefangen zu essen. Habe dabei soviel zugenommen, dass ich Ende 2007 beschloss, mit einer Diät zu beginnen.

(3) Das Ende der Diät und der Anfang der Bulimie mit Essanfällen und Erbrechen.

(4) Bis März 2010 habe ich trotz Bulimie ständig zugenommen.

(5) Als ich meinen jetzigen Freund kennen gelernt habe, war für vier Wochen die Bulimie vorbei und ich habe ohne Diät abgenommen.

(6) Mein heutiges Gewicht. Beginn der Therapie.

Bitte beantworten Sie die folgenden Fragen zu Ihrem Essverhalten der letzten 4 Wochen.

(1) Wie häufig sind *in den letzten 4 Wochen bis heute* Essanfälle oder Erbrechen aufgetreten? An wie vielen Tagen pro Woche und wie oft am Tag ist das vorgekommen?

____

(2) Wie lange dauert ein Essanfall im Durchschnitt?

____

(3) Was essen Sie bei einem Essanfall? Beschreiben Sie einen typischen Essanfall und benennen Sie Menge und Art der Nahrungsmittel.

____

(4) Wie häufig erbrechen Sie während und nach einem Essanfall?

____

(5) Wann und wo treten Essanfälle oder Erbrechen vorwiegend auf?

____

(6) Nehmen Sie Abführmittel ein? Wenn ja, wie häufig und in welchen Situationen?

(7) Erbrechen Sie nur nach dem Verzehr einer großen Mahlzeit oder auch nach dem Essen einer geringen Nahrungsmengen (z. B. ein Bonbon, ein Keks oder ein Apfel)?

(8) Wie schnell nach einem Essanfall erbrechen Sie?

(9) Wie ist Ihre Stimmung vor einem Essanfall?

(10) Wie ist Ihre Stimmung nach einem Essanfall oder nach dem Erbrechen?

Die genaue Beobachtung des Essverhaltens soll Ihnen helfen, sich einen Überblick über Zeiten, Häufigkeit und Umfang der Mahlzeiten zu verschaffen. Außerdem dient sie dazu, Auslöser für Essanfälle und Erbrechen oder andere kompensatorische Verhaltensweisen zu erkennen.

Notieren Sie in der Tabelle auf der nächsten Seite zu folgenden Punkten Stichworte:

- Uhrzeit
- Wie war die Situation? Wo sind Sie gewesen? Was haben Sie gerade getan?
- Wie groß war Ihr Hungergefühl?
- Was haben Sie gegessen und getrunken?
- Wie groß war das Sättigungsgefühl?
- Hatten Sie einen Essanfall?
- Haben Sie kompensatorische Maßnahmen ergriffen (z.B. Sport, Erbrechen, Einnahme von Abführmitteln, Diuretika oder Appetitzüglern)?
- Welche Gedanken und Gefühle hatten Sie?

Es ist günstig, das Protokoll mehrfach täglich auszufüllen und nicht erst am Ende eines Tages, da sonst zu viele Informationen verlorengehen. Abends können Sie sich möglicherweise nicht mehr genau erinnern, was Sie am Morgen beim Essen gedacht und empfunden haben. Das Protokoll soll wie ein Tagebuch geführt werden, das Sie immer bei sich tragen. Anfangs mag es Ihnen ungewöhnlich vorkommen, dies alles so genau aufzuschreiben. Sie werden sich jedoch schnell daran gewöhnen.

Selbstbeobachtungsprotokoll zum Essverhalten

Zeit	Situation Ort, Tätigkeit	Hunger (%)*	Nahrung Essen, Trinken	Sättigung (%)*	Essanfall	Kompensatorische Maßnahmen** (Sport, E., Lax., Diu., A.)	Gedanken, Gefühle

*Hunger- und Sättigungsgefühl in % angeben: 0 % = kein Hunger, kein Sättigungsgefühl
100 % = maximaler Hunger, maximales Sättigungsgefühl
**Kompensatorische Maßnahmen: Sport, E. = Erbrechen, Lax. = Abführmittel; Diu. = Diuretika, A. = Appetitzügler

Arbeitsblatt 6 Häufigkeit von Essanfällen und kompensatorischen Verhaltensweisen

Bitte tragen Sie in die folgende Tabelle täglich die Häufigkeit von Essanfällen und Erbrechen, die Häufigkeit der Einnahme von Abführmitteln (Laxantien), Entwässerungstabletten (Diuretika) oder Appetitzüglern (Medikamente und pflanzliche Präparate) sowie die Dauer ihrer sportlichen Aktivitäten ein.

Woche von: bis

	Mo	Di	Mi	Do	Fr	Sa	So	Summe
Essanfälle								
Erbrechen								
Laxantien								
Diuretika								
Appetitzügler								
Sport (Stunden)								
Körperliche Aktivität*								

*Hier gemeint sind Aktivitäten wie Treppensteigen, Radfahren oder zu Fuß gehen, die das Ziel haben, zusätzliche Kalorien zu verbrauchen.

Arbeitsblatt 7 Auslösebedingungen für Essanfälle und kompensatorische Verhaltensweisen

Notieren Sie auf diesem Arbeitsblatt die für Sie typischen Auslöser für das Auftreten von Essanfällen und Erbrechen oder anderen kompensatorischen Verhaltensweisen. Unterscheiden Sie äußere Auslöser wie etwa den Anblick eines Bäckerladens oder Supermarktes und innere Auslöser wie Gefühle von Enttäuschung, Wut und Ärger oder Hungergefühle.

Überlegen Sie, ob es Gemeinsamkeiten zwischen den Situationen gibt: Treten Essanfälle und Erbrechen immer in Zusammenhang mit bestimmten Gefühlen wie beispielsweise Einsamkeit oder Enttäuschung auf oder immer in bestimmten Situationen oder im Beisein bestimmter Menschen?

Typische Auslösebedingungen – äußere Situationen

Typische Auslösebedingungen – innere Situationen (Gefühle, Gedanken)

Typische Auslösebedingungen – häufig beteiligte Personen

Arbeitsblatt 8 Schwarze Liste

Dokumentation »erlaubter« und »verbotener« Nahrungsmittel

Bitte notieren Sie in dieser Liste möglichst genau Ihre sogenannten »erlaubten« und »verbotenen« Nahrungsmittel. Erlaubte Nahrungsmittel sind diejenigen Nahrungsmittel, die Sie mit gutem Gewissen essen. Verbotene Nahrungsmittel sind Nahrungsmittel, von denen Sie denken, dass Sie sie eigentlich nicht essen sollten. Sie versuchen, verbotene Nahrungsmittel zu vermeiden, weil Sie sie für ungesund halten oder denken, sie hätten zu viele Kalorien. Der Verzehr dieser verbotenen Lebensmittel führt meist zu einem schlechten Gewissen und begünstigt das Auftreten kompensatorischer Verhaltensweisen.

Erlaubte Nahrungsmittel	Verbotene Nahrungsmittel

Bitte ergänzen Sie hier weitere wichtige Informationen. Vermeiden Sie beispielsweise grundsätzlich warme Mahlzeiten? Gibt es noch andere Besonderheiten, auf die Sie beim Essen und bei der Auswahl der Nahrungsmittel achten?

Arbeitsblatt 9 Liste positiver Aktivitäten

Notieren Sie sich bitte in der folgenden Liste solche Dinge und Aktivitäten, die Ihnen Freude machen und mit denen Sie sich belohnen können.

Was mir Freude macht – meine persönliche Belohnungsliste:

▶ ______________________________
▶ ______________________________
▶ ______________________________
▶ ______________________________
▶ ______________________________
▶ ______________________________
▶ ______________________________
▶ ______________________________
▶ ______________________________
▶ ______________________________
▶ ______________________________
▶ ______________________________
▶ ______________________________
▶ ______________________________
▶ ______________________________
▶ ______________________________
▶ ______________________________
▶ ______________________________
▶ ______________________________
▶ ______________________________
▶ ______________________________
▶ ______________________________
▶ ______________________________
▶ ______________________________
▶ ______________________________
▶ ______________________________
▶ ______________________________
▶ ______________________________
▶ ______________________________
▶ ______________________________
▶ ______________________________
▶ ______________________________
▶ ______________________________
▶ ______________________________
▶ ______________________________
▶ ______________________________

Welche Möglichkeiten haben Sie zurzeit, um das Auftreten von Essanfällen zu verhindern?

____

Wodurch unterscheiden sich Tage, an denen Sie keine Essanfälle haben, von Tagen, an denen diese auftreten?

Welche Strategien zur Verhinderung von Essanfällen und Erbrechen haben sich in der Vergangenheit als hilfreich erwiesen?

Wie ist es Ihnen gelungen, in Zeiten, in denen Sie keine Essanfälle hatten, diese zu verhindern?

Welche neuen Strategien wollen Sie in Zukunft ausprobieren?

Welche konkreten Möglichkeiten der Ablenkung haben sich bei Ihnen als wirkungsvoll erwiesen?

Protokoll zur Erfassung automatischer Gedanken

Situation	Gefühle	Automatische (dysfunktionale) Gedanken	Hilfreichere (rationalere) Gedanken	Ergebnis	Datum

Analyse kritischer Situationen

Sie haben im Verlauf der bisherigen Therapie Ihr Essverhalten verbessert, Ihre Nahrungsmittelmenge erhöht, Lebensmittel von Ihrer Schwarzen Liste in den Speiseplan eingebaut und die Essanfälle und das Erbrechen reduziert.

Vor Beendigung der Therapie ist es wichtig zu erkennen, welche Situationen nach wie vor für Sie kritisch sein könnten. Was könnte dazu führen, dass Sie die Nahrungsmenge wieder reduzieren oder Ihre Nahrungsauswahl wieder stärker einschränken? Wann könnten Essanfälle oder Erbrechen wieder auftreten?

Versuchen Sie diese kritischen Situationen genauer zu beschreiben.

Kritische Situationen:

____
____
____
____
____
____
____
____
____
____
____

Sie werden bisher die Erfahrung gemacht haben, dass bestimmte Strategien für Sie hilfreich gewesen sind, um mit solchen kritischen Situationen umzugehen. Fassen Sie diese Strategien hier nochmals zusammen, damit Sie sich später an sie erinnern können.

Erfolgreiche Strategien im Umgang mit kritischen Situationen:

____
____
____
____
____
____
____
____
____
____
____

Zwischenbilanz

Dieses Arbeitsblatt soll Ihnen helfen, eine Zwischenbilanz zum bisherigen Therapieverlauf zu ziehen. Es soll deutlich werden, in welchen Bereichen Sie bislang Veränderungen erreichen konnten und wo noch weitere Veränderungen notwendig sind.

(1) Welche Nahrungsmittel Ihrer Schwarzen Liste vermeiden Sie immer noch?

____

____

(2) Wie hat sich die Häufigkeit von Essanfällen entwickelt?

Heute: ____________________ Essanfälle pro Woche

Bei Therapiebeginn: ____________________ Essanfälle pro Woche

(3) Wie häufig pro Woche erbrechen Sie?

Heute: ____________________ mal Erbrechen pro Woche

Bei Therapiebeginn: ____________________ mal Erbrechen pro Woche

(4) Welche anderen Änderungen im Bereich Essverhalten und Gewicht sind noch notwendig?

____

____

____

(5) In welchen anderen Bereichen sind Veränderungen für Sie noch wichtig?

Bereich 1: ________________________________

____

____

____

Bereich 2: ________________________________

____

____

____

Bereich 3: ________________________________

____

____

____

Informationen für Patientinnen und Angehörige

Die Anorexia nervosa (Magersucht) und Bulimia nervosa (Bulimie) zählen zu den häufigen und bekanntesten Essstörungen. Diese Erkrankungen werden auch als psychogene Essstörungen bezeichnet, weil psychische Probleme bei der Entstehung eine große Rolle spielen. Psychotherapie sollte daher ein zentraler Bestandteil der Behandlung sein. In engem Zusammenhang mit den psychischen Problemen kommt es bei diesen Erkrankungen immer zu starken Veränderungen des Essverhaltens. Das veränderte Essverhalten und die damit einhergehende Gewichtsabnahme können zu erheblichen körperlichen Beschwerden führen. Diese medizinischen Komplikationen und Folgeschäden der Anorexia und Bulimia nervosa sollen im Folgenden genauer beschrieben werden.

Elektrolytstörungen

Diäten, Fasten, Erbrechen und der Gebrauch von harntreibenden Medikamenten (Diuretika) oder Abführmitteln (Laxantien) können zu einem Mangel an wichtigen Salzen (Elektrolyten) führen wie beispielsweise Kochsalz, Kalium oder Magnesium. Gleichzeitig kommt es oft zu Verschiebungen des Säuregehaltes (pH-Wert) im Blut. Elektrolytstörungen sind die häufigsten Komplikationen der Essstörungen. Die Möglichkeiten der gesunden Niere und anderer Organe, die Elektrolytkonzentration und den Säure-Basen-Haushalt des Blutes stabil zu regulieren, werden bei schweren Essstörungen häufig überfordert. Oft entsteht dann eine Kombination aus Kaliummangel (Hypokaliämie) und Säuremangel (sog. metabolische Alkalose), die zu schweren Herzrhythmusstörungen und anderen EKG-Veränderungen der Herztätigkeit führen kann. Außerdem bedingen Elektrolytstörungen häufig eine schnelle Ermüdbarkeit der Muskulatur und Muskelkrämpfe.

Beeinträchtigung der Nierenfunktion

Langandauernde Elektrolytstörungen schädigen das Nierengewebe. Die Niere scheidet Stoffwechselprodukte über den Urin aus, die beispielsweise bei der Verdauung von eiweißreicher Nahrung entstehen. Diese Nierenfunktion kann zunehmend beeinträchtigt werden. Wassereinlagerungen im Gewebe (Ödeme) bei Essstörungen sind oft die Folge einer Reaktion der Niere (Hyperaldosteronismus) auf den Elektrolytmangel. In Verbindung mit einer zu geringen Flüssigkeitsaufnahme kann bei starkem Fasten der Harnsäurespiegel ansteigen und es kann zu Beschwerden wie bei der Gichterkrankung kommen. Alle diese Nierenfunktionsstörungen sind zunächst prinzipiell wieder rückbildungsfähig. Langjähriger Kaliummangel kann jedoch die Nierenfunktion dauerhaft schädigen. Die Niere schrumpft dann und es kommt zur sogenannten chronischen Niereninsuffizienz. Bei Niereninsuffizienz können Ödeme dann auch infolge eines Eiweißmangels entstehen (Hungerödeme).

Stoffwechsel- und Kreislaufveränderungen

Eine starke Gewichtsabnahme führt zu einer Art Gegenregulation des Körpers. Dabei verändern sich zahlreiche körperliche Prozesse. Der Stoffwechsel wird durch verschiedene Hormone in eine Art Energiesparstellung gebracht, wodurch einem weiteren Gewichtsverlust entgegengewirkt wird. Die wichtigsten Veränderungen betreffen dabei die Schilddrüse (T3-Mangel) und das sympathische Nervensystem (Adrenalin- und Noradrenalin-Mangel). Die Folge sind ein verlangsamter Herzschlag (Bradykardie), ein sinkender Blutdruck (Hypotonie) mit Schwindel und Kreislaufstörungen, eine fallende Körpertemperatur (Hypothermie) und häufig auch Durchblutungsstörungen mit Kältegefühlen an den Händen und Füßen (Akrozyanose). In extremen Fällen kommen sogar Erfrierungen vor. Gleichzeitig steigen das Wachstumshormon (STH) und das Nebennierenrindenhormon (Kortisol) an. Viele untergewichtige Patientinnen entwickeln eine Blutarmut mit einem Mangel an roten Blutkörperchen (Anämie), weißen Blutkörperchen (Leukopenie) oder Blutplättchen (Thrombopenie). Veränderungen der Sexualhormone treten schon nach einer Gewichtsabnahme von wenigen Kilogramm ein. Sie können zu Unregelmäßigkeiten der Menstruation und zu einer Einschränkung der Fruchtbarkeit führen (unerfüllter Kinderwunsch). Bei sehr niedrigem Gewicht bleibt die Menstruation schließlich völlig aus (Amenorrhoe). Häufig bildet sich dann ebenso wie bei unreifen Säuglingen am Körper ein Flaumhaar, die sogenannte Lanugobehaarung.

Veränderungen des Magens und der Speiseröhre

Der obere Verschluss des Magens zur Speiseröhre hin kann durch regelmäßiges Erbrechen beeinträchtigt werden (Kardiainsuffizienz); die sogenannte Refluxkrankheit mit Sodbrennen und Entzündungen der Speiseröhre (Ösophagitis) aufgrund der zurückfließenden Magensäure ist eine mögliche Folge. Bei chronischem Stress und vermehrter Magensäure kann es zu einem Magengeschwür (Ulcus) kommen; in sehr seltenen Fällen führt ein solches Ulcus zu Blutungen oder Wanddurchbrüchen und damit zu lebensbedrohlichen Komplikationen.

Zahnschäden und Schwellungen der Speicheldrüse

Bei häufigem Erbrechen kommt es oft zu Vergrößerungen der Speicheldrüsen (Sialose oder Sialadenose). Diese Schwellungen der Speicheldrüsen im Bereich der Wangen oder des Unterkiefers sind meist nicht schmerzhaft, können das Aussehen jedoch verändern. Das von diesen Drüsen produzierte Verdauungsenzym (Amylase) ist erhöht. Die Gesamtmenge des Speichels ist häufig verringert. Da beim Erbrechen die Zähne immer wieder mit Magensäure in Kontakt kommen, wird so die Entstehung von Karies begünstigt. Bei zusätzlichem Calciummangel können auch weitergehende Zahnschäden auftreten.

Wirkung von Laxantien

Der dauerhafte Gebrauch von Abführmitteln (Laxantien) verbessert die Verdauung nicht. Das Gegenteil ist vielmehr der Fall: über den Darm werden vermehrt Flüssigkeit und Kalium verloren, was in Verbindung mit ballaststoffarmer Diät eine Verringerung der Darmbewegung bewirkt. Eine zunehmende Verstopfung (Obstipation) ist die Folge. Entwässerungsmittel (Diuretika) haben überhaupt keinen Einfluss auf Kalorien und Körperfett.

Knochenstoffwechselstörungen

Jede unausgewogene Diät kann zu Mangelzuständen führen. Zusätzlich zu den bereits erwähnten Elektrolytstörungen haben viele Patientinnen mit Essstörungen oft zu wenig Vitamine, Mineralstoffe oder Folsäure. Blutbildveränderungen (Anämie) und Nervenschädigungen (Polyneuropathien) können so entstehen. Durch diese Mangelernährung kommt es zur Einschränkung der körperlichen Leistungsfähigkeit und Erschöpfungszuständen. Häufig wird die Haut trocken und die Haare fallen aus. Die Fingernägel werden spröde und können ihre Form verändern (Uhrglasnägel). Ein besonders gravierendes Problem ist der Vitamin-D-Mangel. In Verbindung mit Nierenfunktionsstörungen, veränderten Sexualhormonen (Östrogenmangel) und einem Calcium- oder Phosphatdefizit führt der Mangel an Vitamin D zu schwerwiegenden Störungen des Knochenstoffwechsels, die jahrelange Beschwerden nach sich ziehen können. Die Mineralisation der Knochengrundsubstanz nimmt ab und führt zu einer Verminderung der Knochensubstanz (Osteoporose). Als Folge kann es schon nach leichten Stürzen oder sogar ohne erkennbaren Grund zu Knochenbrüchen kommen. Andere Umbauprozesse der Knochen mit Auftreibungen und Verbreiterungen an den Endgliedern der Finger oder Zehen führen manchmal zu sogenannten Trommelschlegelfingern oder -zehen.

Psychische Veränderungen

Die Gewichtsabnahme hat auch deutliche psychische Folgen. Veränderungen des Eiweißstoffwechsels (der sogenannten Aminosäuren) können bei kohlenhydratarmer Diät möglicherweise die Übertragung zwischen den Nervenzellen im Gehirn (durch Serotonin-Mangel) und somit die Stimmung verändern. Mit zunehmender Depression verlieren die Patientinnen dann immer mehr Lebensfreude und Interesse an der Umwelt. Gleichzeitig nimmt die Konzentrationsfähigkeit ebenso wie die allgemeine Leistungsfähigkeit und auch das Interesse an der Sexualität ab. Diese Veränderungen der Stimmung und der Konzentrationsfähigkeit können weiter zunehmen, wenn es bei sehr starker Gewichtsabnahme zu einer Hirnatrophie kommt, bei der das Gehirngewebe schrumpft.

Patientinnen und Therapeuten sollten die medizinischen Komplikationen und Folgeschäden dieser Essstörungen kennen. Sie müssen im Rahmen einer Therapie ausreichend berücksichtigt werden, um langjährige Gesundheitsschäden und im Extremfall sogar Todesfälle zu verhindern. Die Behandlung der körperlichen Symptome ersetzt keine Psychotherapie. Aber auch umgekehrt gilt: die Vernachlässigung der medizinischen Gesichtspunkte kann den Erfolg einer Psychotherapie unnötig verzögern oder auch verhindern.

Übersicht: Medizinische Komplikationen bei Anorexia und Bulimia nervosa

- Untergewicht
- Kraftlosigkeit
- Langsamer Puls
- Niedriger Blutdruck, Kreislaufregulationsstörungen und Schwindel
- Herzrhythmusstörungen
- Niedrige Körpertemperatur
- Durchblutungsstörungen mit kalten Händen und Füßen, im Extremfall bis hin zu Erfrierungen an den Füßen
- Knochenstoffwechselstörungen, Osteoporose
- Karies
- Trockene Haut und Haarausfall
- Lanugobehaarung
- Verformungen der Nägel, Uhrglasnägel
- Trommelschlegelfinger oder -zehen
- Mineral- und Vitaminmangelzustände
- Vergrößerte Speicheldrüsen
- Störungen des Säure-Basen-Haushaltes
- Elektrolytstörungen
- Nierenfunktionsstörungen
- Gicht
- Blutarmut
- Wassereinlagerungen im Gewebe
- Magenfunktionsstörungen, Völlegefühle und Verdauungsstörungen
- Sodbrennen, Geschwüre und Blutungen im Magen oder Darm
- Obstipation
- Menstruationsstörungen, Amenorrhoe
- Störungen der Blutzuckerregulation
- Andere Hormonstörungen
- Nervenschädigungen
- Depressionen
- Hirnatrophie

Informationen für Patientinnen mit Essstörungen

Viele Menschen möchten abnehmen und schlanker sein. Das gilt für die Mehrheit der Frauen und inzwischen auch für eine steigende Anzahl Männer. Die in den westlichen Ländern weitverbreitete Vorstellung von einem Idealgewicht und einer Traumfigur motiviert immer mehr Menschen, ihr Gewicht zu reduzieren um ihr Äußeres zu optimieren. Das auch in den Medien vorherrschende vermeintliche Schönheitsideal unterstützt diese Entwicklung. Es gibt viele Methoden, das Gewicht kurzfristig zu reduzieren: Diäten, Fasten, Erbrechen, Appetitzügler, harntreibende Medikamente (Diuretika), Abführmittel (Laxantien) oder intensiver Sport. Allen genannten Mitteln ist gemeinsam, dass sie nicht nur gesundheitliche Risiken mit sich bringen können, sondern auf Dauer auch meist erfolglos sind. Um zu verstehen, warum es so schwierig ist, abzunehmen, liefert die sogenannte Set-Point-Theorie einen wichtigen Beitrag. Im Folgenden soll diese Theorie zur Regulation des Körpergewichtes dargestellt werden.

Die Set-Point-Theorie

Das Körpergewicht der meisten Menschen ist auch über längere Zeiträume erstaunlich stabil, obwohl sie unterschiedlich viel Energie mit der Nahrung zu sich nehmen und obwohl sie sich unterschiedlich viel bewegen. Der Zusammenhang zwischen der täglichen Kalorienaufnahme und der körperlichen Bewegung einerseits und dem Körpergewicht andererseits ist also keineswegs so eng, wie viele glauben. Nach der Set-Point-Theorie gibt es für jeden Menschen ein für ihn optimales Körpergewicht, mit dem es ihm relativ gut geht und dessen Höhe vom Stoffwechsel erstaunlich konstant gehalten wird. Die Höhe dieses Gewichtes scheint biologisch festgelegt und wird als Set-Point bezeichnet. Wenn jemand versucht, mit einer Diät oder einem Schlankheitsmittel abzunehmen, nimmt er in den meisten Fällen anschließend schnell wieder zu. Der Set-Point ist wahrscheinlich angeboren und kann dauerhaft nicht wesentlich beeinflusst werden, ohne dass gesundheitliche Probleme auftreten. Menschen können sich die Höhe ihres Set-Points ebenso wenig aussuchen wie ihre Körpergröße oder Augenfarbe.

Der Energieumsatz wird vom Gehirn und vom Stoffwechsel reguliert. Dabei scheint der Körper bestrebt, ein ausgeglichenes Verhältnis zwischen Energieaufnahme und Energieverbrauch aufrechtzuerhalten und das Gewicht in einem Bereich erstaunlich konstant zu halten, der dem Set-Point entspricht. Bei den meisten Menschen liegt dieses vom Set-Point vorgegebene Gewicht jedoch oberhalb des verbreiteten schlanken Schönheitsideals. Viele Frauen und Männer wünschen sich ein Gewicht, das deutlich unter ihrem individuellen Set-Point liegt. Wenn die Betroffenen deshalb wiederholt Diäten machen, verlieren sie nicht nur Lebensqualität. Wiederholte Diäten könnten auch dazu führen, dass der Set-Point ansteigt und sich somit weiter vom Schlankheitsideal entfernt. Wenn Menschen zu wenig essen, sinkt ihr Grundumsatz und sie entwickeln mehr Hunger. Diese Stoffwechselveränderungen steuern einer weiteren Gewichtsabnahme entgegen. Diese Mechanismen könnten in der Evolution als eine Art Notfallprogramm von Vorteil gewesen sein, da es in der Geschichte der Menschheit oft (zu) wenig zu essen gab.

Die Erkenntnisse über den Set-Point sind keineswegs neu. Bereits in den 1950er und 1960er Jahren wurden Untersuchungen über die Auswirkungen von Reduktionsdiäten oder hochkalorischer Ernährung auf das Gewicht und die Befindlichkeit durchgeführt. Einige dieser Experimente gelten noch heute als klassisch und sollen im Folgenden kurz skizziert werden.

Experimentelles Untergewicht durch Reduktionsdiät
Die in diesem Zusammenhang vielleicht wichtigste Studie wurde 1950 in Minnesota in den USA von der Arbeitsgruppe um Keys durchgeführt und sollte die Konsequenzen von Hungern auf die Psyche und die körperliche Verfassung untersuchen. Teilnehmer waren 36 junge, psychisch gesunde und normalgewichtige Männer, denen die Mitwirkung an diesem Experiment als Alternative zum Militärdienst angeboten worden war. Die gesamte Studie dauerte ein Jahr. Während sich die Männer in den ersten drei Monaten normal, d. h. ihren bisherigen Gewohnheiten entsprechend ernähren sollten, wurde in den darauffolgenden sechs Monaten der sogenannten Diätphase die individuelle tägliche Kalorienmenge halbiert. Das entspricht der Kalorienmenge, die auch heute in vielen modernen Diäten empfohlen wird. Unter dieser Reduktionsdiät verloren die Teilnehmer durchschnittlich 25 Prozent ihres Gewichts. In den letzten drei Monaten der Rehabilitationsphase bekamen sie dann wieder zunehmend mehr zu essen und nahmen dementsprechend wieder zu.

Die Teilnehmer zeigten im Verlauf der Studie überraschende Verhaltensänderungen. Während der Diätphase waren sie in Gedanken immer stärker mit Essen beschäftigt und konnten sich zunehmend weniger auf andere Dinge konzentrieren. Dies galt nicht nur für die Gesprächsthemen, sondern beispielsweise auch für die Auswahl von Lesestoff; einige Männer begannen, Kochbücher zu lesen und Rezepte oder Kochutensilien zu sammeln. Einige begannen, Teile der reduzierten Mahlzeiten aufzuheben und Nahrungsmittel zu horten. Sie verbrachten viel Zeit damit, sich Gedanken über kommende Mahlzeiten zu machen und deren Ablauf im Voraus zu planen. Dabei waren sie oft unentschieden, ob sie das Essen schnell auf einmal verschlingen oder bedächtig genießen sollten. Einige verbrachten schließlich Stunden mit dem Essen einer Mahlzeit, für die sie früher nur wenige Minuten benötigt hätten, und würzten die Speisen mit auffallenden Mengen zum Teil ungewöhnlicher Zutaten.

Die Männer zeigten große Stimmungsschwankungen; die meisten wurden depressiv und bekamen zum Teil sogar Suizidgedanken. Viele reagierten auf Kleinigkeiten gereizt und nervös. Sie verloren ihre Freude an sozialen Kontakten, reagierten oft apathisch und mit zunehmendem Rückzug und hatten auch weniger sexuelle Interessen. Die Konzentrations- und Auffassungsfähigkeit ließ deutlich nach und viele Männer zeigten für sie ungewohnte Entscheidungsschwierigkeiten im Alltag. Auch ihre körperliche Leistungsfähigkeit nahm ab. Die meisten verloren ihre Ausdauer und ermüdeten schon bei leichten Anstrengungen schnell. Dennoch machten manche Männer bewusst und teilweise exzessiv Körperübungen, um abzunehmen und höhere Brotrationen zu bekommen oder um eine Kürzung ihrer Ration zu vermeiden. Bei vielen Teilnehmern traten Schlafstörungen und Beschwerden im Magen-Darm-Bereich auf. Einige litten zusätzlich unter Haarausfall, Seh- und Hörstörungen, Schwindelgefühlen, Kopfschmerzen und zum Teil erheblichen Kreislaufproblemen. Blutdruck, Herzfrequenz und die Körpertemperatur sanken. Der Grundumsatz und damit der Energieverbrauch reduzierte sich um etwa 40 Prozent, weshalb die Männer weniger Gewicht verloren, als rein rechnerisch aufgrund der Kalorienreduktion eigentlich zu erwarten gewesen wäre.

Mit Beginn der Gewichtzunahme in der abschließenden Rehabilitationsphase setzten die Männer zunächst überdurchschnittlich viel Fett an, sodass sich ihre Figur entsprechend veränderte. Viele machten sich daraufhin Sorgen um die Form von Bauch und Po. Erst wesentlich später hatte sich auch die ursprüngliche Muskelmasse wieder gebildet, und die Männer erreichten damit nicht nur ihr Ausgangsgewicht, sondern auch ihre ursprüngliche Figur wieder.

Schon während der sechsmonatigen Diätphase traten bei den Männern, die in der Vergangenheit immer ein unauffälliges Essverhalten gezeigt hatten, erstmals Heißhunger und Essanfälle auf. Die Betroffenen schämten sich deshalb; einige reagierten auch mit Erbrechen. Das normale Gefühl für Hunger, Appetit und Sättigung war den meisten Teilnehmern schließlich vollständig abhandengekommen. Diese Probleme hörten mit der Beendigung der Diät und dem Beginn der Rehabilitationsphase nicht sofort auf, sondern dauerten ebenso wie die Essanfälle zum Teil noch mehrere Monate an. In einigen Fällen hatten sich die Männer am Ende des Jahres noch immer nicht von der Diät und den damit verbundenen Beschwerden vollständig erholt, sondern zeigten weiter ein gestörtes Essverhalten.

Experimentelles Übergewicht durch hochkalorische Diät

Die wichtigste Studie zur Frage, wieweit das Gewicht eines Menschen durch eine drastische Erhöhung der täglich aufgenommenen Kalorienzahl ansteigt und welche

Konsequenzen sich daraus für das psychische Befinden des Betreffenden ergeben, wurde 1968 von der amerikanischen Arbeitsgruppe um Sims veröffentlicht. Im Rahmen dieser Untersuchung hatten sich 15 männliche Insassen des Vermont-State-Gefängnis zu dem Versuch bereit erklärt, innerhalb von sechs Monaten ihr Gewicht um 25 Prozent zu erhöhen.

Während anfangs die meisten Teilnehmer problemlos einige Kilogramm zunahmen, änderte sich dieses im weiteren Verlauf deutlich. Nur vier Männer nahmen durch die Überernährung von maximal 10.000 Kcal pro Tag deutlich zu. Die Mehrzahl, d. h. elf Teilnehmer, mussten sich für eine weitergehende Gewichtszunahme sehr anstrengen und zum Teil mit viel Überwindung große Mahlzeiten essen, um ausreichend zuzunehmen. Unter den Bedingungen einer hochkalorischen Ernährung hatte sich der Grundumsatz der Teilnehmer stark erhöht, d. h. ihr Stoffwechsel verbrauchte mehr Kalorien. Aus diesem Grund fiel die beobachtete Gewichtszunahme geringer aus, als rein rechnerisch aufgrund der Kalorienzahl zu erwarten gewesen wäre. Trotz großer Anstrengung hatten drei Teilnehmer bis zum Ende der Studie das Ziel der 25%igen Gewichtszunahme nicht erreicht. Nach Beendigung dieser Diät nahm die Mehrzahl der Teilnehmer schnell ab und erreichte bald wieder ihr Ausgangsgewicht. Nur zwei Männer blieben übergewichtig; bei ihnen fand sich eine familiäre Vorbelastung mit Übergewicht und sie waren bereits von Anfang der Studie an durch eine rasche und problemlose Gewichtszunahme aufgefallen.

Zusammenfassung

Die Ergebnisse der Experimente zum Untergewicht durch Reduktionsdiät sowie zum Übergewicht durch hochkalorische Diät stützen die Set-Point-Theorie. Danach ist das individuelle Körpergewicht zu einem wesentlichen Anteil biologisch festgelegt. Der Zusammenhang zwischen der täglichen Kalorienaufnahme und dem Körpergewicht ist weniger eng als häufig vermutet. Hierfür spricht auch die Beobachtung, wonach viele Menschen über lange Zeit hinweg ein stabiles und konstantes Gewicht halten, obwohl ihre tägliche Kalorienaufnahme in Abhängigkeit von ihrer momentanen beruflichen oder privaten Situation ebenso schwankt wie ihr Energieverbrauch durch wechselnde körperliche Aktivität. Diäten sind keine dauerhaft wirksame Methode zur Gewichtsregulation, da spezifische Stoffwechselveränderungen der Diät entgegensteuern und so das Gewicht im Bereich des Set-Points stabilisieren.

Unregelmäßiges Essen, Fasten, Essanfälle, Erbrechen und der Gebrauch von Abführmitteln oder Appetitzüglern haben als gemeinsamen Effekt eine erhebliche Störung der normalerweise vorhandenen Gefühle für Hunger und Sättigung. Deshalb können auch bei bislang psychisch Gesunden im Rahmen einer Reduktionsdiät alle Symptome einer

Essstörung auftreten. Solange bei Patienten mit psychogenen Essstörungen das Gewicht noch unterhalb des Set-Points liegt, ist das Erreichen eines unauffälligen Essverhaltens und eines normalen Sättigungsempfindens unwahrscheinlich.

Informationen für Patientinnen mit Essstörungen

Die folgenden Regeln sollen Ihnen dabei helfen, wieder ein ungestörtes Essverhalten zu erlernen:

(1) Verteilen Sie das Essen täglich auf drei Hauptmahlzeiten und zwei bis drei kleinere Mahlzeiten (Snacks) zwischendurch.

(2) Nehmen Sie sich Zeit beim Essen. Sie sollten für jede Hauptmahlzeit mindestens eine halbe Stunde aufwenden.

(3) Richten Sie sich einen festen Platz ein, an dem Sie regelmäßig Ihre Mahlzeiten einnehmen. Essen Sie nur dort. Essen Sie nicht im Stehen und nicht vor dem Kühlschrank. Decken Sie sich den Tisch, an dem Sie essen wollen, und setzen Sie sich zum Essen an den Tisch.

(4) Tun Sie während des Essens nichts anderes als essen. Sie sollten beim Essen weder lesen noch fernsehen oder arbeiten.

(5) Essen Sie langsam, aber nicht zu langsam. Kauen Sie jeden Bissen gründlich, bevor Sie ihn hinunterschlucken. Achten Sie auf Ihr Sättigungsgefühl.

(6) Planen Sie vor dem Essen, was Sie essen wollen; überlegen Sie dieses nicht erst, wenn Sie bereits angefangen haben zu essen.

(7) Überlegen Sie vor dem Essen, was Sie im Anschluss daran tun werden.

(8) Legen Sie sich keine Vorräte zu. Kaufen Sie maximal für zwei Tage ein und nur die Mengen und Nahrungsmittel, die Sie in dieser Zeit essen wollen.

(9) Gehen Sie nicht hungrig einkaufen. Machen Sie sich vor dem Einkaufen eine Liste mit Lebensmitteln, die Sie benötigen. Kaufen Sie nur die Lebensmittel ein, die auf der Liste stehen, und nehmen Sie eventuell auch nur so viel Geld mit, wie Sie dafür benötigen.

1. Allgemeine Prinzipien

Wir möchten Ihnen die Prinzipien und Regeln unseres Behandlungsprogramms vorstellen, auf denen ein wichtiger Teil unserer therapeutischen Entscheidungen während Ihrer stationären Behandlung beruht. Es ist uns wichtig, dass Sie von Anfang an darüber informiert sind, da diese Prinzipien für alle Patientinnen gelten.

Die Wiederherstellung eines gesunden Körpergewichtes und eines weitgehend normalen Essverhaltens ist ein wesentliches Ziel Ihrer Therapie, das wir vom ersten Behandlungstag an mit Ihnen zusammen verfolgen wollen. Um dies zu erreichen, haben wir ein Behandlungsprogramm entwickelt, das Ihnen von Anfang an viel Freiraum lässt, das aber auch Einschränkungen beinhalten kann. Nur wenn es sich zeigen sollte, dass Sie Schwierigkeiten haben, mit diesem Freiraum umzugehen, oder wenn Ihr körperlicher Zustand dies erfordert, soll diese Freiheit vorübergehend eingeschränkt werden. In diesen Fällen werden wir aber gemeinsam mit Ihnen daran arbeiten, dass sie wieder möglichst schnell einen Großteil an Eigenverantwortung zurückerhalten können, allerdings abhängig von Ihrer Entwicklung und in Übereinstimmung mit den folgenden Regeln.

Gewichtsregeln und Nahrungsaufnahme

Am Aufnahmetag werden Sie gewogen und Ihre Größe wird gemessen. Zur Bestimmung eines »gesunden« Gewichtsbereiches orientieren wir uns an dem Body-Mass-Index ($BMI = kg/m^2$), der bei einer erwachsenen Frau zwischen 20 und 25 liegen sollte. Sind Sie untergewichtig, so sollten Sie während des Aufenthaltes versuchen, zumindest Ihr Mindestnormalgewicht zu erreichen.

Da der Body-Mass-Index mit dem Alter ansteigt, gilt für junge Frauen folgende Festlegung des Mindestnormalgewichts:

- Mindestnormalgewicht = BMI von 20 für Frauen ab 18 Jahre
- Mindestnormalgewicht = BMI von 19 für Frauen von 17 bis 18 Jahre
- Mindestnormalgewicht = BMI von 18 für Frauen von 15 bis 17 Jahre
- Bei jungen Männern liegt das Mindestnormalgewicht jeweils um einen BMI-Punkt höher.

Vom ersten Tag an sollten Sie versuchen, wieder geregelt Mahlzeiten zu sich zu nehmen und auf Essanfälle und Erbrechen zu verzichten. Im Regelfall sollten Sie daher zu allen drei Hauptmahlzeiten in den Speisesaal gehen, sofern nicht andere Absprachen mit Ihnen getroffen worden sind, und auch regelmäßig zwei bis drei Zwischenmahlzeiten einnehmen. Die Mitnahme von Lebensmitteln in den Speisesaal sowie die

Herausnahme von Lebensmitteln mit Ausnahme von einem Stück Obst ist nicht erlaubt. Zwei Zwischenmahlzeiten werden Ihnen vom Haus gestellt.

2. Grundlegende Prinzipien

Das Erreichen eines gesunden Gewichts sollte schrittweise und gleichmäßig vor sich gehen, weder zu langsam, noch zu schnell. Als gutes Maß haben sich mindestens 700 g Gewichtszunahme pro Woche erwiesen.

Allgemeine Bedingungen

(1) Die erste Woche des Klinikaufenthaltes gilt als Eingewöhnungsphase, wobei Ihr Hauptziel darin bestehen sollte, sich mit den Mitpatientinnen und den Therapeuten sowie den Handlungsabläufen auf Ihrer Station vertraut zu machen.

(2) Während dieser ersten Woche dürfen Sie nicht an Gewicht abnehmen und müssen mindestens ihr Aufnahmegewicht halten.

(3) Zur Gewichtskontrolle werden Sie mindestens einmal wöchentlich an einem festen Wiegetag morgens vor dem Frühstück in Unterwäsche von uns gewogen. Darüber hinaus haben Sie aber auch die Möglichkeit, sich täglich einmal vor dem Frühstück selbst auf der Stationswaage zu wiegen. Personenwaagen oder Lebensmittelwaagen im Zimmer sind nicht gestattet.

(4) Von der zweiten Woche an muss die wöchentliche Gewichtszunahme mindestens 700 g betragen (Selbstkontrollprogramm).

(5) Gelingt es Ihnen nicht in Selbstkontrolle, Ihr Gewicht wöchentlich um mindestens 700 g zu erhöhen, so tritt ab dem Wiegetag das Gewichtszunahmeprogramm (normales Programm) in Kraft (s. u.).

(6) Es ist aus therapeutischen und hygienischen Gründen nicht gestattet, Nahrungsmittel oder Getränke in Patientenzimmern, Kühlschränken oder an anderen Orten zu horten. Horten ist definiert als das Vorrätighalten großer Mengen, die deutlich über einen Tagesbedarf hinausgehen. Wir behalten uns vor, Zimmerkontrollen durchzuführen. Bei Verstößen gegen diese Regel muss mit einem Verweis und im Wiederholungsfall mit der Entlassung gerechnet werden.

Gewichtszunahmeprogramm (normales Programm)

Wir unterscheiden zwischen drei Phasen:

1. Phase: Zeitraum, bis Sie ein Drittel des zum Mindestnormalgewicht fehlenden Gewichts zugenommen haben
2. Phase: Zeitraum, bis Sie das zweite fehlende Drittel zugenommen haben
3. Phase: Zeitraum, bis Sie Ihr Mindestnormalgewicht erreicht haben.

In den unterschiedlichen Phasen gelten Bedingungen, die im Folgenden aufgeführt sind.

Während der 1. Phase

Sie dürfen Ihre Station nur zu medizinischen Untersuchungen, zu den Mahlzeiten und anderen abgesprochenen therapeutischen Aktivitäten verlassen.

- Nach den drei Hauptmahlzeiten dürfen Sie sich max. für 15 Minuten im Haus, auf der Terrasse oder im Raucherpavillon aufhalten, um sich für den Tag mit Wasser, Dingen aus der Caféteria, Zigaretten etc. zu versorgen. Voraussetzung dafür ist allerdings, dass aus medizinischen oder psychotherapeutischen Gründen keine Einwände bestehen.
- Sie werden jeden Tag vor dem Frühstück gewogen.
- Besuch von außerhalb kann nur nach persönlicher Absprache mit dem Bezugstherapeuten an einem Tag in der Woche für max. vier Stunden empfangen werden. Während dieser vier Stunden dürfen Sie auch die Station, aber nicht die Klinik verlassen. Die Zeiten sind in den Plan, der auf der Station aushängt, einzutragen.
- Nach drei Wochen kontinuierlicher Gewichtszunahme von mindestens 700 g pro Woche können Sie die Klinik nach Absprache mit Ihrem Bezugstherapeuten einmalig für einen Nachmittag verlassen. Voraussetzung dafür ist, dass aus medizinischen oder psychotherapeutischen Gründen keine Einwände bestehen.

Während der 2. Phase

- Generell dürfen Sie die Klinik nur zu abgesprochenen medizinischen Untersuchungen oder therapeutischen Aktivitäten verlassen. Darüber hinaus dürfen Sie die Klinik täglich für eine Stunde und pro Woche einen freien Nachmittag verlassen. Voraussetzung dafür ist, dass aus medizinischen oder psychotherapeutischen Gründen keine Einwände bestehen. Bitte tragen Sie, bevor Sie die Klinik verlassen, die Uhrzeiten Ihrer täglichen freien Stunde und Ihres freien Nachmittags in den Plan ein, der auf der Station aushängt.
- Sie werden zweimal in der Woche vor dem Frühstück gewogen.
- Besuch von außerhalb kann zweimal pro Woche für je vier Stunden empfangen werden. Bitte sprechen Sie diese Zeiten vorher mit Ihrem Bezugstherapeuten genau ab.

Während der 3. Phase

- Es gelten keine besonderen Bedingungen über die Allgemeinen Bedingungen (s. o.) hinaus.

3. Ausnahmebedingungen

Wenn Sie sich im Phasenprogramm befinden und die notwendige Gewichtszunahme pro Woche nicht erreichen, wird im Team entschieden, ob eine Weiterbehandlung sinnvoll erscheint. Wenn wir Ihnen eine Fortsetzung der Therapie vorschlagen, gelten folgende Punkte:

(1) Wenn Sie sich in der 1. Phase befinden und das für den Wiegetag vorgesehene Gewicht nicht erreicht haben, werden durch das Team spezielle Auflagen festgelegt.

(2) Wenn Sie sich in der 2. oder 3. Phase befinden und das für den Wiegetag vorgesehene Gewicht nicht erreicht haben, werden Sie in die 1. Phase zurückgestuft, bis Sie das zu erreichende Gewicht erreicht haben. Sie können frühestens am darauffolgenden Freitag aus Phase 1 herauskommen unter der Voraussetzung, dass sie die fehlende Gewichtsdifferenz vom Wiegetag + 300 g zugenommen haben. Zusätzlich können vom Team spezielle Auflagen festgelegt werden.

(3) Bei Patientinnen, die in das Phasenprogramm aufgenommen werden müssen und denen zu diesem Zeitpunkt 3 kg oder weniger zum Mindestnormalgewicht fehlen, gilt Folgendes: Sie werden in die 2. Phase eingestuft und verbleiben dort bis zum Erreichen des Mindestnormalgewichts. Auch für diese Patientinnen und Patienten gelten die o. g. Ausnahmebedingungen.

(4) Bei Patientinnen, die nach Erreichen des Mindestnormalgewichts wieder abnehmen, gilt Folgendes: Sie werden in die 2. Phase eingestuft und verbleiben dort bis zur Wiedererreichung des Mindestnormalgewichts. Auch für diese Patientinnen gelten die o. g. Ausnahmebedingungen.

(5) Wenn Patientinnen unter den o. g. Bedingungen die vorgegebene Gewichtszunahme nicht erreichen oder sogar abnehmen, werden vom therapeutischen Team Lösungsvorschläge erarbeitet, die auch die vorzeitige Entlassung beinhalten können.

(6) Bei anorektischen Patientinnen, die zum Erreichen des Mindestnormalgewichts 12 kg und mehr zunehmen müssen, kann mit dem Bezugstherapeuten eine Pause bei der Gewichtszunahme für eine Woche unter folgenden Bedingungen vereinbart werden:
   - Sie müssen sich bereits in der 2. Phase befinden und
   - mindestens die Hälfte der notwendigen Gewichtszunahme bereits erreicht haben.
   - Bei Gewichtszunahme während der Pause gilt das erreichte Gewicht am Ende der Pause als Referenzgewicht für die Gewichtszunahme von 700 g in der darauffolgenden Woche.

- Bei Gewichtsabnahme während der Pause treten die o. g. Ausnahmebedingungen der 2. Phase in Kraft.

(7) Patientinnen, die zum ersten Mal in das Gewichtszunahmeprogramm in Phase 1 eingestuft werden, können das Gewichtszunahmeprogramm wieder verlassen und in Selbstkontrolle übergeführt werden, wenn es ihnen gelingt, in der 1. Phase kontinuierlich über vier Wochen jeweils mindestens 700 g zuzunehmen. Sie erhalten somit eine 2. Chance, ihr Gewicht in Selbstkontrolle zu steigern. Müssen diese Patientinnen ein zweites Mal in das Gewichtszunahmeprogramm eingestuft werden, so müssen sie kontinuierlich bis zum Erreichen des Mindestnormalgewichts die Phasen 1 bis 3 durchlaufen. Die Gewichtsgrenzen für die Phaseneinteilung werden bei der 1. Aufnahme in das Phasenprogramm berechnet.

4. Beendigung des Programms

- Drei Tage vor Entlassungstermin tritt das Programm außer Kraft.
- Das Nichteinhalten dieser Regeln kann die vorzeitige Entlassung zur Folge haben.

Informationen für Patientinnen mit Essstörungen

Stress und andere Belastungen können das Wiederauftreten von Essanfällen und anderen Problemen mit dem Essen begünstigen. Die folgenden Hinweise sollen Ihnen helfen, solche Rückfälle frühzeitig zu erkennen und solche kritischen Situationen zu bewältigen.

Es gibt Situationen, in denen Rückfälle auftreten oder in denen Sie spüren, dass Rückfälle auftreten könnten. Diese Situationen können Ihnen als Warnsignal dienen und Ihnen sozusagen Ihre Achillesferse deutlich machen. Sie zeigen Ihnen an, dass etwas in Ihrem Leben nicht in Ordnung ist. Dies soll jedoch nicht dazu führen, wieder dauerhaft in alte Verhaltensmuster zurückzufallen und bisherige Bewältigungsversuche aufzugeben.

Im Laufe der Therapie haben Sie verschiedene Strategien erarbeitet, mit denen Sie wieder Kontrolle über das Essen erlangen können. Einige wichtige davon sind nachfolgend aufgeführt. Auf diese Strategien sollten Sie dann verstärkt zurückgreifen, wenn Sie das Gefühl haben, kurz vor einem Rückfall zu sein. Außerdem helfen diese Strategien, wenn Ihr Essverhalten sich verschlechtert hat und Rückfälle in Form von Essanfällen oder Erbrechen aufgetreten sind.

Hinter einem Rückfall stehen häufig ungelöste Schwierigkeiten. Beobachten Sie daher genau, was in Ihrem Leben gerade geschieht. Suchen Sie nach möglichen Ereignissen, die dafür von Bedeutung sein könnten. Sobald Sie sich darüber klarer geworden sind, sollten Sie über mögliche Lösungen nachdenken und einen Handlungsplan entwickeln. Verwenden Sie zusätzlich eine oder mehrere der nachfolgend aufgeführten Strategien, um wieder Kontrolle über Ihr Essverhalten zu erlangen:

(1) Nehmen Sie sich Zeit, um über Ihre Schwierigkeiten nachzudenken. Entwickeln Sie einen konkreten Plan, die Schwierigkeiten zu lösen. Betrachten und bewerten Sie die Fortschritte, die Sie bisher gemacht haben und überlegen Sie genau, welche Strategien Ihnen am meisten geholfen haben, welche weniger.
(2) Führen Sie wieder Essprotokolle.
(3) Beschränken Sie Ihr Essen wieder auf drei festgelegte Hauptmahlzeiten und zwei bis drei Zwischenmahlzeiten pro Tag. Nehmen Sie diese Mahlzeiten zu vorher festgelegten Zeiten ein. Planen Sie evtl. sogar schon einige Tage im Voraus.
(4) Überprüfen Sie, ob Sie Ihr Essverhalten wieder übermäßig kontrollieren und bestimmte Nahrungsmittel zu sehr vermeiden. Erinnern Sie sich an die Schwarze Liste. Ein stark gezügeltes Essverhalten ist eine der häufigsten Auslöser für

Essanfälle. Achten Sie also verstärkt auf regelmäßige und ausgewogene Ernährung.

(5) Planen Sie einige Tage im Voraus. Vermeiden Sie sowohl lange unausgefüllte Zeiten als auch Zeiten, in denen Sie sich zu viel vornehmen. Wenn Sie das Gefühl haben, die Kontrolle zu verlieren, planen Sie Ihre Mahlzeiten genau, sodass Sie wissen, was und wann Sie essen werden.

(6) Beschränken Sie Ihre Essensvorräte. Kaufen Sie nur Essen für eine bestimmte Mahlzeit ein. Wenn Sie Angst haben, dass Sie zu viele Nahrungsmittel einkaufen, nehmen Sie sich immer nur ein Minimum an Geld mit.

(7) Überlegen Sie aufgrund Ihrer bisherigen Erfahrung, zu welchen Zeiten das Risiko für einen Essanfall am größten ist. Planen Sie für diese Zeiten alternative Tätigkeiten, die mit dem Essen unvereinbar sind, wie z. B. Freund besuchen, telefonieren, ein Bad nehmen usw.

(8) Vermeiden Sie Orte, an denen Nahrungsmittelvorräte aufbewahrt werden. Halten Sie sich außerhalb der Mahlzeiten nicht in der Küche auf.

(9) Wiegen Sie sich nicht mehr als einmal pro Woche, sofern Sie zu viel über Ihr Gewicht nachdenken. Wenn möglich, wiegen Sie sich überhaupt nicht. Denken Sie daran, dass Sie bestimmte Gewichtsschwankungen akzeptieren sollten.

(10) Wenn Sie zu viel über Ihre Figur nachdenken, kann das daran liegen, dass Sie unzufrieden oder deprimiert sind. Wenn Ihre Stimmung nicht gut ist, neigen Sie möglicherweise dazu, sich auch zu dick zu fühlen. Versuchen Sie herauszufinden, weshalb Sie unzufrieden sind und was Sie zur Verbesserung Ihrer Stimmung und zur Lösung Ihrer Probleme tun können.

(11) Setzen Sie sich begrenzte und realistische Ziele. Gehen Sie von einer Stunde zur anderen vor. Denken Sie daran, dass ein Fehlschlag oder Rückfall nicht bedeutet, dass Sie überhaupt keine Kontrolle mehr hätten und alles egal sei. Halten Sie sich Ihre Erfolge fest – auch wenn sie klein sind.

(12) Versuchen Sie nach einem Rückfall genau zu analysieren, wie es dazu gekommen ist. Beschreiben Sie möglichst genau die Situation oder das Ereignis, das dem Rückfall vorausgegangen ist sowie die auslösenden Gedanken und Empfindungen. Notieren Sie dies auf Ihren Protokollbögen zur Selbstbeobachtung oder verwenden Sie die Formulare zur Identifikation automatischer, negativer Gedanken dazu. Überlegen und notieren Sie nach dem Rückfall, welche alternativen Möglichkeiten Sie gehabt hätten, den Rückfall zu verhindern. Überlegen Sie, weshalb Sie diese Alternativen nicht genutzt haben.

Literaturverzeichnis

Agras, W. S. (1990). Is restraint the culprit? Appetite, 14(2), 111–112; discussion 142–113.

Agras, W. S. (1987). Eating disorders. Management of obesity, bulimia and anorexia nervosa. Oxford: Pergamon Press.

Agras, W. S., Lock, J., Brandt, H., Bryson, S. W., Dodge, E., Halmi, K. A., Jo, B., Johnson, C., Kaye, W., Wilfley, D. & Woodside, B. (2014). Comparison of 2 family therapies for adolescent anorexia nervosa: a randomized parallel trial. JAMA Psychiatry, 71(11), 1279–1286.

Agras, W. S., Rossiter, E. M., Arnow, B., Schneider, J. A., Telch, C. F., Raeburn, S. D., Bruce, B., Perl, M. & Koran, L. M. (1992). Pharmacologic and cognitive-behavioral treatment for bulimia nervosa: A controlled comparison. American Journal of Psychiatry, 149, 82–87.

Agras, W. S., Walsh, T., Fairburn, C. G., Wilson, G. T. & Kraemer, H. C. (2000). A multicenter comparison of cognitive-behavioral therapy and interpersonal psychotherapy for bulimia nervosa. Archives of General Psychiatry, 57, 459–466.

Albani, C., Schmutzer, G., Blaser, G., Körner, A., Nawroth, C., Geyer, M. & Brähler, E. (2006). Die Entwicklung einer Kurzversion (U-Bogen-24) des Unsicherheitsfragebogens von Ullrich und Ullrich de Muynck. Psychother Psych Med, 56, 118–127.

APA – American Psychiatric Association (2006). Practice guideline for the treatment of patients with eating disorders (3rd ed.). American Journal of Psychiatry 163(July Suppl), 1–54 [http://psychiatryonline.org/guidelines].

APA – American Psychiatric Association (2012). Guideline watch (August 2012). Practice guideline for the treatment of patients with eating disorders (3rd ed.) [http://psychiatryonline.org/guidelines].

APA – American Psychiatric Association (2013). Diagnostic and statistical manual of mental disorders (5th ed.), (DSM-5). Arlington, VA: American Psychiatric Publishing.

Andersen, A. E. (2007) Eating disorders and coercion. American Journal of Psychiatry, 164, 9–11.

Arcelus, J., Witcomb, G. L. & Mitchell, A. (2014). Prevalence of eating disorders amongst dancers: A systemic review and meta-analysis. European Eating Disorders Review, 22(2), 92–101.

Attia, E., Haiman C. & Walsh, B. T. (1998). Does fluoxetine augment the inpatient treatment of anorexia nervosa? American Journal of Psychiatry, 155, 548–551.

AWMF – Arbeitsgemeinschaft der Wissenschaftlichen Medizinischen Fachgesellschaften (2010). Deutsche Gesellschaft für Psychosomatische Medizin und Psychotherapie und das Deutsche Kollegium für Psychosomatische Medizin (Hrsg.) S3-Leitlinie Diagnostik und Therapie der Essstörungen [www.awmf.org/leitlinien/detail/ll/051-026.html].

Bacaltchuk, J., Hay, P. (2003). Antidepressants versus placebo for people with bulimia nervosa. Cochrane Database of Systemtic Reviews, (4):CD003391.

Bailer, U. (2015). Bildgebende Verfahren bei Essstörungen. In S. Herpertz, M. de Zwaan & S. Zipfel (Hrsg.), Handbuch Essstörungen und Adipositas (S. 205–212) (2. Aufl.). Heidelberg: Springer.

Beaumont, P. J. V. (2000). Compulsory treatment in anorexia nervosa. British Journal of Psychiatry, 176, 298–299.

Beaumont, P. J. V., George, G. C. W. & Smart, D. E. (1976).‚Dieters‘ and ‚vomiters‘ and ‚purgers‘ in anorexia nervosa. Psychological Medicine, 6, 617–622.

Beintner, I., Jacobi, C. & Schmidt, U. H. (2014). Participation and outcome in manualized self-help for bulimia nervosa and binge eating disorder – a systematic review and metare-

gression analysis. Clinical Psychology Review, 34(2), 158–176.
Berkman, N. D., Lohr, K. N. & Bulik, C. M. (2007). Outcomes of eating disorders: A systematic review of the literature. International Journal of Eating Disorders, 40, 293–309.
Bienwald, W., Sonnenfeld, S., Hoffmann, B. & Bienwald, C. (2011). Betreuungsrecht Kommentar (5. Aufl.). Bielefeld: Verlag Ernst und Werner Gieseking.
Bopp, Lena (2011). Isabelle Caro – Sie wollte nur ein Model sein. Frankfurter Allgemeine Zeitung, 17.4.2011 [http://www.faz.net/aktuell/stil/mode-design/mode/isabelle-caro-sie-wollte-nur-ein-model-sein-1623916.html].
Brambilla, F. & Monteleone, P. (2003). Physical complications and physiological aberrations in eating disorders. In M. Maj, K. A. Halmi, J. J. Lopez-Ibor & N. Sartorius (Eds.), Eating disorders. WPA Series Evidence and experience in psychiatry (pp. 139–192). Vol. 6. Chichester, West Sussex: Wiley.
Bruch, H. (1973). Obesity, anorexia nervosa, and the person within. New York: Basic Books.
Bruch, H. (1974). Perils of behavior modification in the treatment of anorexia nervosa. Journal of the American Medical Association, 230, 1419–1422.
Bruch, H. (1980). Der goldene Käfig. Frankfurt: Fischer.
Brunner, R. & Resch, F. (2015). Diätverhalten und Körperbild im gesellschaftlichen Wandel. In S. Herpertz, M. de Zwaan & S. Zipfel (Hrsg.), Handbuch Essstörungen und Adipositas (2. Aufl.) (S. 9–14). Heidelberg: Springer.
BMFSFJ – Bundesministerium für Familie, Senioren, Frauen und Jugend (Hrsg.) (2008). Gegen Verherrlichung von Essstörungen im Internet. Ein Ratgeber für Eltern, Fachkräfte und Provider (4. Aufl.), 01.11.2015 [https://www.bmfsfj.de/RedaktionBMFSFJ/Broschuerenstelle/Pdf-Anlagen/essstoerungen-ratgeber-pdf,property=pdf,bereich=bmfsfj,sprache=de,rwb=true.pdf.].
BMG – Bundesministerium für Gesundheit (2007). Leben hat Gewicht, 01.11.2015 [http://www.bmg.bund.de/themen/praevention/gesundheitsgefahren/essstoerung/leben-hat-gewicht/ueber-die-initiative.html].

Casper, R.C., Eckert, E.D., Halmi, K.A., Goldberg, S.C. & Davis, J.M. (1980). Bulimia. Its incidence and clinical relevance in patients with anorexia nervosa. Archives of General Psychiatry, 37, 1030–1035.
Casper, R. C., Halmi, K. A., Goldberg, S. C., Eckert, E. & Davis, J. M. (1982). Anorexia nervosa and bulimia. Archives of General Psychiatry, 39, 488–489.
Channon, S., de Silva, P., Hemsley, D. & Perkins, R. (1989). A controlled trial of cognitive-behavioural and behavioural treatment of anorexia nervosa. Behaviour Research and Therapy, 27,529–535.
Clarke, M. G. & Palmer, R. L. (1983). Eating attitudes and neurotic symptoms in university students. British Journal of Psychiatry, 142, 299–304.
Claudino, A. M., Hay, P., de Lima, M. S., Bacaltchuk, J., Schmidt, U. & Treasure, J. (2009). Antidepressants for anorexia nervosa. Cochrane Database of Systematic Reviews, Jan 25(1):CD004365.
Clement, U. & Löwe, B. (1996). Fragebogen zum Körperbild (FBK-20). Göttingen: Hogrefe.
Connors, M. E. (1996). Developmental Vulnerabilities for Eating Disorders. In L. Smolak, M. P. Levine & R. Striegel-Moore (Eds.), The Developmental Psychopathology of Eating disorders (pp. 285–310). Lawrence Erlbaum.
Cooper, P. J. & Fairburn, C. G. (1983). Binge-eating and self-induced vomiting in the community: A preliminary study. British Journal of Psychiatry, 142, 139–144.
Couturier, J., Kimber, M. & Szatmari, P. (2013). Efficacy of family-based treatment for adolescents with eating disorders: A systematic review and meta-analysis. International Journal of Eating Disorders, 46(1), 3–11.
Crisp, A. H., Norton, K., Gowers, S., Halek, C., Bowyer, C., Yeldham, D., Levett, G. & Bhat, A. (1991). A controlled study of the effect of therapies aimed at adolescent and family psychopathology in anorexia nervosa. British Journal of Psychiatry, 159, 325–333.

Dare, C. & Eisler, I. (1997). Familiy therapy for anorexia nervosa. In D. M. Garner & P. E. Garfinkel (Eds.), Handbook of treatment for

eating disorders (pp. 307–324) (2nd ed.). New York: Guilford Press.
Dare, C., Eisler, I., Russel, G., Treasure, J. & Dodge, L. (2001). Psychological therapies of adults with anorexia nervosa. Randomised controlled trial of out-patient treatments. The British Journal of Psychiatry, 178, 216–221.
De Zwaan, M. & Mühlhans, B. (2015). Atypische Essstörungen und Binge-eating-Störung. In S. Herpertz, M. de Zwaan & S. Zipfel (Hrsg.), Handbuch Essstörungen und Adipositas (S. 21–26) (2. Aufl.). Heidelberg: Springer.
Derogatis, L. R. (1993). Brief Symptom Inventory (BSI), administration, scoring, and procedures manual, third edition. Minneapolis: National Computer Services.
Deusinger, I. (1998). Frankfurter Körperkonzeptskalen. Göttingen: Hogrefe.
Dilling, H., Mombour, W. & Schmidt, M. H. (Hrsg.) (1991). Internationale Klassifikation psychischer Störungen: ICD-10, Kapitel V (F), Klinisch-diagnostische Leitlinien. Bern: Verlag Hans Huber.

Egle, U. T., Hoffmann, S. O. & Joraschky, P. (Hrsg.) (2015). Sexueller Missbrauch, Misshandlung, Vernachlässigung (3. Aufl.). Stuttgart: Schattauer.
Ehrlich, S. & Holtkamp, K. (2015). Periphere Peptidhormone, Neuropeptide und Neurotransmitter. In S. Herpertz, M. de Zwaan & S. Zipfel (Hrsg.), Handbuch Essstörungen und Adipositas (S. 183–190) (2. Aufl.). Heidelberg: Springer.
Eik-Nes, T., Romild, U., Guzey, I., Holmen, T., Micali, N. & Bjørnelv, S. (2015). Women's weight and disordered eating in a large Norwegian community sample: the Nord-Trøndelag Health Study (HUNT). BMJ Open. 9, 5(10):e008 125.
Elran-Barak, R., Sztainer, M., Goldschmidt, A. B., Crow, S. J., Peterson, C. B., Hill, L. L., Le Grange, D. (2015). Dietary restriction behaviors and binge eating in anorexia nervosa, bulimia nervosa and binge eating disorder: Trans-diagnostic examination of the restraint model. Eat Behav, 18, 192–196.
Enns, M. P., Drewnowski, A. & Grinker, J. A. (1987). Body composition, body size estimation, and attitudes towards eating in male college athletes. Psychosomatic Medicine, 49, 56–64.

Fairburn, C. G. (1991). Entwicklung der diagnostischen Kriterien für Anorexia nervosa und Bulimia nervosa. In C. Jacobi & T. Paul (Hrsg.), Bulimia und Anorexia nervosa. Ursachen und Therapie (S. 1–10). Berlin: Springer.
Fairburn, C. G., & Beglin, S. J. (2008). Eating disorder examination questionnaire. In C. G. Fairburn (Ed.), Cognitive behavior therapy and eating disorders. New York: Guildford Press.
Fairburn, C. G., Cooper, Z., Doll, H. A. & Welch, S. L. (1999). Risk factors for anorexia nervosa. Archives of General Psychiatry, 56, 468–476.
Fairburn, C. G., Cooper, Z., & Wilson, G. T. (1993). The eating disorder examination. In C. G. Fairburn & G. T. Wilson (Eds.), Binge Eating: Nature, assessment and treatment (Vol. 12) (pp. 317-360). New York: The Guildford Press.
Fairburn, C. G. & Harrison, P. J. (2003). Eating disorders. Lancet, 361, 407–416.
Fairburn C. G., Norman, P. A., Welch, S. L., O'Connor, M. E., Doll, H. A. & Peveler, R. C. (1995). A prospective study of outcome in bulimia nervosa and the long-term effects of three psychological treatments. Archives of General Psychiatry, 52, 304–312.
Fairburn, C. G. & Walsh, B. T. (2002). Atypical eating disorders (eating disorder not otherwise specified). In C. G. Fairburn & K. D. Brownell (Eds.), Eating disorders and obesity: A comprehensive handbook (pp. 171–177) (2nd ed.). New York: Guilford Press.
Fairburn, C. G., Welch, S. L., Doll, H. A., Davies, B.A. & Connor M. E. (1997). Risk factors for bulimia nervosa. A community-based case-control study. Archives of General Psychiatry, 54, 509–517.
Falkai, P. & Wittchen, H. U. (2015). Diagnostisches und Statistisches Manual Psychischer Störungen – DSM-5. Göttingen: Hogrefe.
Falkai, P. & Wittchen, H. U. (Hrsg.) (2015): Diagnostisches und Statistisches Manual Psychischer Störungen DSM-5. Deutsche Ausgabe. Göttingen: Hogrefe

Ferring, D. & Filipp, S. H. (1996). Measurement of self-esteem: Findings on reliability, validity, and stability of the Rosenberg Scale. Diagnostica, 42, 284--292.

Fichter, M. M. (1988). Franz Kafkas Magersucht. Fortschritte der Neurologie Psychiatrie, 56, 231–238.

Fichter, M. M. (2005). Anorektische und bulimische Essstörunen. Nervenarzt 76, 1141–1153.

Fichter, M. M., Leibl, K., Rief, W., Brunner, E., Schmidt-Auberger, S. & Engel, R. R. (1991). Fluoxetine versus plazebo: A double-blind study with bulimic inpatients undergoing intensive psychotherapy. Pharmacopsychiatry, 24, 1–7.

Fisher, C. A., Hetrick, S. E. & Rushford, N. (2010). Family therapy for anorexia nervosa. Cochrane Database of Systematic Reviews, 14,(4):CD004780.

Fittig, E., Jacobi, C., Backmund, H., Gerlinghoff, M. & Wittchen, H. U. (2008). Effectiveness of day hospital treatment of anorexia nervosa and bulimia nervosa. European Eating Disorders Review, 16(5), 341–351.

Flament, M. F., Buchholz, A., Henderson, K., Obeid, N., Maras, D., Schubert, N., Paterniti, S. & Goldfield, G. (2015). Comparative distribution and validity of DSM-IV and DSM-5 diagnoses of eating disorders in adolescents from the community. European Eating Disorders Review, 23(2), 100–110.

Franke, G. H. (2000). Brief symptom inventory von L. R. Derogatis (Kurzform der SCL-90-R) – Deutsche Version. Göttingen: Beltz Test GmbH.

Friederich, H.-C. (2015) Medizinische Komplikationen bei Anorexia und Bulimia nervosa. In S. Herpertz, M. de Zwaan & S. Zipfel, (Hrsg.), Handbuch Essstörungen und Adipositas (S. 215–221) (2. Aufl.). Heidelberg: Springer.

Frieling, H., Bleich, S. & Hinney, A. (2015). Genetische Aspekte der Essstörungen. In S. Herpertz, M. de Zwaan & S. Zipfel, (Hrsg.), Handbuch Essstörungen und Adipositas (S. 113–117) (2. Aufl.). Heidelberg: Springer.

Frost, R. O., Marten, P., Lahart, C., & Rosenblate, R. (1990). The dimensions of perfectionism. Cognitive Therapy and Research, 14, 449–468.

Garfinkel, P. E., Moldofsky, H. & D. M. Garner (1980). The heterogenity of anorexia nervosa. Archives of General Psychiatry, 37, 1036–1040.

Garner, D. M. (1991a). EDI-2. Eating Disorder Inventory-2. Professional Manual (2nd ed.). Odessa, Florida: Psychological Assessment Resources.

Garner, D. M. (1991b). Soziokulturelle Aspekte bei Essstörungen. In C. Jacobi & T. Paul, (Hrsg.), Bulimia und Anorexia nervosa. Ursachen und Therapie (S.11–23). Berlin: Springer.

Garner, D. M. (1997). Psychoeducational principles in treatment. In D.M. Garner & P.E. Garfinkel (Eds.), Handbook of treatment for eating disorders (pp. 145–174) (2nd ed.). New York: Guilford Press.

Garner, D. M. & Bemis, K. M. (1982). A cognitive-behavioral approach to anorexia nervosa. Cognitive Therapy and Research, 6, 123–150.

Garner, D. M. & Garfinkel, P. E. (1980). Sociocultural factors in the development of anorexia nervosa. Psychological Medicine, 10, 647–656.

Garner, D. M., Garfinkel, P. E., Schwartz, D. & Thompson, M. (1980). Cultural expectations of thinness in women. Psychological Reports, 47, 483–491.

Garner, D. M., Olmsted, M. P., Polivy, J. & Garfinkel, P. E. (1984). Comparison between weightpreoccupied women and anorexia nervosa. Psychosomatic Medicine, 46, 255–266.

Garner, D. M., Rockert, W., Olmstedt, P., Johnson, C. & Coscina, D. V. (1991). Die Auswirkungen von Diät und Hungern auf das Verhalten. In C. Jacobi & T. Paul (Hrsg.), Bulimia und Anorexia nervosa. Ursachen und Therapie. (S.24–54) Berlin: Springer.

Garner, D. M., Vitousek, K. M. & Pike, K. M. (1997). Cognitive-behavioral therapy for anorexia nervosa. In D.M. Garner & P.E. Garfinkel (Eds.), Handbook of treatment for eating disorders (pp. 94–144) (2nd ed.). New York: Guilford Press.

Gauvin, L., Steiger, H. & Brodeur, J.-M. (2009). Eating-disorder symptoms and syndromes in

a sample of urban-dwelling Canadian women: Contributions toward a population health perspective. International Journal of Eating Disorders, 42(2), 158–165.
Geist, R., Heinmaa, M. & Stephens, D. (2000). Comparison of family therapy and family group psychoeducation in adolescents with anorexia nervosa. The Canadian Journal of Psychiatry, 45, 346–364.
Gerlinghoff, M., Backmund, H., Angenendt, J. & Linington, A. (1991). Ein tagklinisches Therapiemodell für psychosomatische Eßstörungen. Verhaltenstherapie 1, 61–65.
Gerlinghoff, M., Backmund, H. & Franzen, U. (1998). Evaluation of a day treatment programme for eating disorders. European Eating Disorders Review, 6, 96–106.
Gerlinghoff, M., Backmund, H., Franzen, U., Gorzewski, B. & Fenzel, T. (1997). Strukturiertes tagklinisches Therapie-Programm für Eßstörungen. Psychotherapie Psychosomatik Medizinische Psychologie, 47, 12–20.
Goethe, W. (1816). Goethe's Werke. Erster Band. Gedichte (S. 241–245). Wien: Cotta'sche Buchhandlung.
Goldner, E. M., Birmingham, C. L. & Smye, V. (1997). Addressing treatment refusal in anorexia nervosa: clinical, ethical, and legal considerations. In D.M. Garner & P.E. Garfinkel (Eds.), Handbook of treatment for eating disorders (pp. 450–461) (2nd ed.). New York: Guilford Press.
Grob, A., & Horowitz, D. (2014). FEEL-E. Fragebogen zur Erhebung der Emotionsregulation bei Erwachsenen. Bern: Verlag Hans Huber.

Haas, V., Boschmann, M. & Platte, P. (2015) Anorexia nervosa aus ernährungstherapeutischer Perspektive. In S. Herpertz, M. de Zwaan & S. Zipfel (Hrsg.), Handbuch Essstörungen und Adipositas (S. 317–322) (2. Aufl.). Heidelberg: Springer.
Hall, A. K. & Hay, P. J. (1991). Eating disorder patient referrals from a population region 1977–1986. Psychological Medicine, 21, 697–701.
Halmi, K. A., Falk, J. R. & Schwartz, E. (1981). Binge-eating and vomiting: A survey of a college population. Psychological Medicine, 11, 697–706.
Halmi, K. A. (2003). Classifikation, diagnosis and comorbidities of eating disorders. In M. Maj, K. A. Halmi, J. J. Lopez-Ibor & N. Sartorius (Eds.), Eating disorders. WPA Series Evidence and experience in psychiatry. Vol. 6. (pp. 1–33). Chichester, West Sussex: Wiley.
Harris, E. C. & Barraclough, B. (1997). Suicide as an outcome for mental disorders. British Journal of Psychiatry, 170, 205–228.
Hautzinger, M., Bailer, M., Worall, H. & Keller, F. (2000). Beck-Depressions-Inventar (BDI). Testhandbuch (3. Aufl.). Bern: Hans Huber.
Hautzinger, M., Stark, W. & Treiber, R. (1992). Kognitive Verhaltenstherapie der Depression. Behandlungsanleitungen und Materialien. Weinheim: Beltz Psychologie Verlags Union.
Hawkins, R. C. & Clement, P. F. (1980). Development and construct validation of a self-report measure of binge eating tendencies. Addictive Behaviors, 5, 219–226.
Hay, P. J. (2013). A systematic review of evidence for psychological treatments in eating disorders: 2005–2012. International Journal of Eating Disorders, 46, 462–469
Hay, P. J., Bacaltchuk, J., Stefano, S. & Kashyap (2009). Psychological treatments for bulimia nervosa and binging. Cochrane Database of Systematic Reviews, Oct 7;(4):CD000 562.
Hay, P. J., Claudino, A. M., Touyz, S. & Abd Elbaky, G. (2015). Individual psychological therapy in the outpatient treatment of adults with anorexia nervosa. Cochrane Database of Systematic Reviews, Jul 27;7:CD003 909.
Hebebrand, J., Himmelmann, G. W., Herzog, W., Herpertz-Dahlmann, B. M., Steinhausen, H. C., Amstein, M., Seidel, R., Deter, H. C., Schäfer, H. & Remschmidt, H. (1997). Low body weight in acute anorexia nervosa predicts low body weight at long-term follow-up. American Journal of Psychiatry, 154, 566–569.
Heigl-Evers, A., Henneberg-Mönch, U., Odag, C. & Standke, G. (1986). Die Vierzigstundenwoche für Patienten. Konzept und Praxis teilstationärer Psychotherapie. Göttingen: Vandenhoeck & Ruprecht.
Herpertz, S., Herpertz-Dahlmann, B., Fichter, M., Tuschen-Caffier, B., Zeeck, A. (Hrsg.).

(2011). S3-Leitlinie Diagnostik und Behandlung der Essstörungen. Heidelberg: Springer.
Herz, M. I. (1989). Partial hospitalization, brief hospitalization, and aftercare. In H. I. Kaplan, A. M. Freeman & B. J. Saddock (Eds.), Comprehensive textbook of psychiatry (3rd ed.). Baltimore: Williams & Wilkes.
Hilbert, A., Tuschen-Caffier, B., Karwautz, A., Niederhofer, H. & Munsch, S. (2007). Eating disorder examination-questionnaire: Psychometric properties of the German version. Diagnostica, 53, 144–154.
Hilbert, A., Tuschen-Caffier, B., & Ohms, M. (2004). Eating Disorder Examination: Deutschsprachige Version des strukturierten Essstörungsinterviews. Diagnostica, 50, 98–106.
Hinney, A. & Volckmar, A. (2015). Perspektiven der genetischen Forschung bei Essstörungen am Beispiel der anorexia nervosa. Psychotherapie Psychosomatik Medizinische Psychologie 65: 8–10.
Hoek, H. W. (2006). Incidence, prevalence and mortality of anorexia nervosa and other eating disorders. Current Opinion in Psychiatry, 19, 389–394.
Hoek, H. W. & van Hoeken, D. (2003). Review of the prevalence and incidence of eating disorders. International Journal of Eating Disorders, 34, 383–396.
Hoge, M. A., Farrell, S. P., Munchel, M. E. & Strauss, J. S. (1988). Therapeutic factors in partial hospitalisation. Psychiatry, 51, 199–210.

Jacobi, C., Dahme, B. & Dittmann, R.W. (2002). Cognitive-behavioral, fluoxetine and combined treatment for bulimia nervosa: Short-term and long-term results. European Eating Disorders Review, 10, 179–198.
Jacobi, C. & Fittig, E. (2010). Psychosocial risk factors for eating disorders. In W.S. Agras (Ed.), Oxford Handbook of Eating Disorders. Oxford University Press: New York.
Jacobi, C. & Fittig, E. (2015). Psychosoziale Risikofaktoren. In S. Herpertz, M. de Zwaan & S. Zipfel (Hrsg.), Handbuch Essstörungen und Adipositas (2. Aufl.). Heidelberg: Springer.
Jacobi, C., Hayward, C., de Zwaan, M., Kraemer, H. & Agras, W. S. (2004). Coming to terms with risk factors for eating disorders: Application of risk terminology and suggestions for a general taxonomy. Psychological Bulletin, 130, 19–65.
Jäger, B. (2015). Soziokulturelle Aspekte der Essstörungen. In S. Herpertz, M. de Zwaan & S. Zipfel (Hrsg.), Handbuch Essstörungen und Adipositas (S. 133–140) (2. Aufl.). Heidelberg: Springer.
Joergensen, J. (1992). The epidemiology of eating disorder in Fyn County, Denmark, 1977–1986. Acta Psychiatrica Scandinavia, 85, 3034.
Joseph, A., Wood, I. K. & Goldberg, S. C. (1982). Determining populations at risk for developing anorexia nervosa based on selection of college major. Psychiatry Research, 7, 53–58.

Kafka, F. (1976). Gesammelte Werke. Herausgegeben von Max Brod. Taschenbuchausgabe in sieben Bänden (S. 191–200). Fischer Verlag Frankfurt.
Kagan, D. M. & Squires, R. L. (1984). Eating disorders among adolescents: Patterns and prevalence. Adolescence, 19, 17–29.
Kaplan, A. S. & Olmsted, M. P. (1997). Partial hospitalization. In D. M. Garner & P. E. Garfinkel (Eds.), Handbook of treatment for eating disorders (2nd edition) (pp. 54–3690). New York: The Guilford Press.
Kaye, W. H., Nagata, T. & Weltzin T. E. (2001). Double-blind placebo controlled administration of fluoxetine in restricting- and restricting-purging type anorexia nervosa. Biological Psychiatry, 49, 644–652.
Keel, P. K., Dorer, D. J., Eddy, K. T., Franko, D., Charatan, D. L. & Herzog, D. B. (2003). Predictors of mortality in eating disorders. Archives of General Psychiatry, 60, 179–183.
Key, A. & Lacey, H. (2002). Progress in eating disorder research. Current opinion in psychiatry, 15, 143–148.
Keys, A., Brozek, J., Hentschel, A., Mickelsen, O. & Taylor, H. L. (1950). The biology of human starvation. Minneapolis: University of Minnesota Press.
Kiresuk, T. J. & Sherman, R. E. (1968). Goal attainment scaling: A general method for eva-

luating comprehensive mental health programs. Community Mental Health Journal, 4, 443–453.
Kraemer, H. C., Kazdin, A. E., Offord, D. R., Kessler, R. C., Jensen, P. S. & Kupfer, D. J. (1997). Coming to terms with the terms of risk. Archives of General Psychiatry, 54, 337–343.
Krauß, E. K. & de Zwaan, M. (2007). Anorexia nervosa und Bulimia nervosa. Psychiatrie und Psychotherapie up2date, 1, 273–287.

Lasegue, E. C. (1873). De l`anorexie hysterique. Archives General de Medicine, 21, 385–403
Lehmkuhl, G. & Schmidt, M. H. (1986) Wie freiwillig kann die Behandlung von jugendlichen Patienten mit Anorexia nervosa sein? Psychiatrische Praxis, 13, 236–241.
Leibel, R. L., Rosenbaum, M. & Hirsch, J. (1995). Changes in energy expenditure resulting from altered body weight. The New England Journal of Medicine, 332, 621–628.
Leitenberg, H., Rosen, J. C., Wolf, I., Vara, L. S., Detzer, M. J. & Srebnik, D. (1994). Combination of cognitive-behavior therapy and desipramine in the treatment of bulimia nervosa. Behaviour Research and Therapy, 32, 37–45.
Liebman, R., Minuchin, S. & Baker, L. (1974). An integrated treatment program for anorexia nervosa. American Journal of Psychiatry, 131, 432–436.
Lindblad, F., Lindberg, L. & Hjern, A. (2006). Anorexia nervosa in young men: A cohort study. International Journal of Eating Disorders, 39, 662–666.
Lock, J., Agras, W. S., Bryson, S. & Kraemer, H. C. (2005). A comparison of short- and long-term family therapy for adolescent anorexia nervosa. Journal of the American Academy of Child and Adolescent Psychiatry, 44(7), 632–639.
Lock, J., Agras, W. S., Fitzpatrick, K. K., Bryson, S. W., Jo, B. & Tchanturia, K. (2013). Is outpatient cognitive remediation therapy feasible to use in randomized clinical trials for anorexia nervosa? International Journal of Eating Disorders, 46(6), 567–575.
Lock, J., Le Grange, D., Agras, W. S., Moye, A. Bryson, S. W. & Jo, B. (2010). Randomized clinical trial comparing family-based treatment with adolescent-focused individual therapy for adolescents with anorexia nervosa. Archives of General Psychiatry, 67(10), 1025–1032.
Lucas, A. R., Beard, C. M., O'Fallon, W. M. & Kurland, L. T. (1991). 50-year trends in the incidence of anorexia nervosa in Rochester. American Journal of Psychiatry, 148, 917–922.

Maddocks, S. E., Kaplan, A. & Woodside, D.B. (1992). Two year followup of bulimia nervosa. The importance of abstinence as the criterion of outcome. International Journal of Eating Disorders, 12, 133–141.
Marschner, R., Volckart, B. & Lesting, W. (2010) Freiheitsentziehung und Unterbringung, 5. Aufl. Beck, München
Masheb, R. M., Grilo, C. M., & White, M. A. (2011). An examination of eating patterns in community women with bulimia nervosa and binge eating disorder. International Journal of Eating Disorders, 44, 618–624.
McIntosh, V. V., Jordan, J., Carter, F. A., Luty, S. E., McKenzie, J. M., Bulik, C. M., Frampton, C. M. & Joyce, P. R. (2005). Three psychotherapies for anorexia nervosa: a randomized, controlled trial. American Journal of Psychiatry, 162(4), 741–7.
Meermann, R. & Vandereycken, W. (1987). Therapie der Magersucht und Bulimia. Berlin: de Gruyter.
Melin, A., Torstveit, M. K., Burke, L., Marks, S. & Sundgot-Borgen, J. (2014). Disordered eating and eating disorders in aquatic sports. International Journal of Sport Nutrition and Exercise Metabolism, 24(4), 450–459.
Milos, G., Spindler, A., Schnyder, U. & Fairburn, C. G.(2005) Instability of eating disorder diagnoses: prospective study. British Journal of Psychiatry, 187, 573–578.
Minuchin, S. (1981). Psychosomatische Krankheiten in der Familie. Stuttgart: Klett-Cotta.
Mitchell, J. & Crow, S. (2006). Medical complications of anorexia nervosa and bulimia nervosa. Current Opinion in Psychiatry 19, 438–443.
Mitchell, J. E., Halmi, K., Wilson, G. T., Agras, W. S., Kraemer, H. & Crow S. J. (2002). A randomised secondary treatment study of women with bulimia nervosa who fail to res-

pond to CBT. International Journal of Eating Disorders, 32, 271–281.
Mitchell, J. E., Pyle, R. L., Eckert, E. E., Hatsukami, D., Pomeroy, C. & Zimmermann, R. (1990). A comparison study of antidepressants and structured intensive group psychotherapy in the treatment of bulimia nervosa. Archives of General Psychiatry, 47, 149–157.
Moller-Madson, S. & Nystrup, J. (1992). Incidence of anorexia nervosa in Denmark. Acta Psychiatrica Scandinavia, 86, 197–200.

NICE – National Institute for Clinical Excellence (2004). Eating diorders: Core interventions din the treatment and management of anorexia nervosa, bulimia nervosa and related eating disorders [www.nice.org.uk].
NICE – National Institute for Clinical Excellence (2004). Clinical Guideline?9, Eating Disorders, January 2004 [https://www.nice.org.uk/guidance/cg9].
Nielsen, S., Moller-Madson, S., Isager, T., Jorgensen, J., Pagsberg, K. &Theander, S. (1998). Standardized mortality in eating disorders – a quantitative summary of previously published and new evidence. Journal of Psychosomatic Research 44, 413–434.

Olmsted, M. P., Kaplan, A. & Rockert, W. (2003) Relative efficacy of a 4-day versus a 5-day hospital program. International Journal of Eating Disorders, 34, 441–449.
Otte, H., Basler, H. D., & Schwoon, D. R. (1978). Zur Theorie und Behandlung der Anorexia nervosa aus verhaltenstherapeutischer Sicht. Therapiewoche, 28, 8037–8055.

Paul, Th. & C. Jacobi (1991). Psychomotorische Therapie bei Anorexia und Bulimia nervosa. In C. Jacobi & T. Paul (Hrsg.), Bulimia und Anorexia nervosa. Ursachen und Therapie (S. 103–110). Berlin: Springer.
Paul, T. & Thiel, A. (2005). Eating Disorder Inventory-2. Deutsche Version. Göttingen: Hogrefe.
Pike, K. M., Walsh, B., Timothy, B. & Vitousek, K. (2003). Cognitive behavior therapy in the posthospitalization treatment of anorexia nervosa. American Journal of Psychiatry, 160, 2046–2049.
Piran, N. & Kaplan, A. (Eds.) (1990). A day hospital group treatment for anorexia nervosa and bulimia nervosa. New York: Brunner & Mazel.
Piran, N., Kaplan, A. & Kerr, A. (1989). A day hospital program for anorexia nervosa and bulimia. International Journal of Eating Disorders, 8, 511–521.
Pope, H. G., Hudson J. & Yurgelun-Todd, D. (1984). Anorexia nervosa and bulimia among 300 suburban women shoppers. American Journal of Psychiatry, 141, 292–294.
Poulsen, S., Lunn, S., Daniel, S. I., Folke, S., Mathiesen, B. B., Katznelson, H. & Fairburn, C. G. (2014). A randomized controlled trial of psychoanalytic psychotherapy or cognitive-behavioral therapy for bulimia nervosa. American Journal of Psychiatry, 171(1), 109–116.

Quadflieg, N. & Fichter, M (2015). Verlauf der Bulimia nervosa und der Binge-Eating-Störung. In S. Herpertz, M. de Zwaan & S. Zipfel (Hrsg.), Handbuch Essstörungen und Adipositas (S. 63–69) (2. Aufl.). Heidelberg: Springer.

Ramsay, R., Ward,A., Treasure, J., Russell, G. F. M. (1999). Compulsory treatment in anorexia nervosa. British Journal of Psychiatry, 175, 147–153.
Rathner, G. & Messner, K. (1993). Detection of eating disorders in a small rural town: An epidemiological study. Psychological Medicine, 23, 175–184.
Reich, G. (2015). Familientherapie der Essstörungen. In Herpertz, S., de Zwaan, M. & Zipfel, S. (Hrsg.) Handbuch Essstörungen und Adipositas (S. 255-261) (2. Aufl.). Heidelberg: Springer.
Resmark (2015). Verhaltenstherapeutische Modellvorstellungen. In S. Herpertz, M. de Zwaan & S. Zipfel (Hrsg.), Handbuch Essstörungen und Adipositas (S. 79-84) (2. Aufl.). Heidelberg: Springer.
Robin, A. L., Siegel, P. T. & Moye, A. W. (1999). A controlled comparison of family versus individual therapy for adolescents with anorexia nervosa. Journal of the American Academy of Child & Adolescent Psychiatry, 38, 1482–1489.

Rohrer, S., & Dietrich, J. W. (2014). Das Refeeding-Syndrom – Eine Literaturübersicht. Z Gastroenterol, 52, 593–600.
Rosenberg, M. J. (1965). Society and the adolescent self-image. Princeton: Princeton University Press.
Russell, G. F. M. (1979). Bulimia nervosa: an ominous variant of anorexia nervosa. Psychological Medicine, 9, 429–448.
Russell, G. F. M. (1992). The prognosis of eating disorders. In W. Herzog, H. C. Deter & W. Vandereycken (Eds.), The course of eating disorders. Berlin: Springer.
Russell, G. F. M. (2001) Involuntary treatment in anorexia nervosa. Psychiatric Clinics of North America, 24, 337–349.
Russell, G. F. M., Szmukler, G. I., Dare, C. & Eisler, I. (1987). An evaluation of family therapy in anorexia nervosa and bulimia nervosa. Archives of General Psychiatry, 44, 1047–1056.

Saß, H., Wittchen, H.-U. & Zaudig, M. (1996). Diagnostisches und Statistisches Manual Psychischer Störungen DSM-IV. Deutsche Bearbeitung. Göttingen: Hogrefe.
Schadewaldt, H. (1965). Medizingeschichtliche Betrachtungen zum Anorexie-Problem. In J. E. Meyer & H. Feldmann (Hrsg.), Anorexia nervosa (S. 1–13). Stuttgart: Thieme.
Schmidt, U. (2015). Arbeit mit Angehörigen. In S. Herpertz, M. de Zwaan & S. Zipfel (Hrsg.), Handbuch Essstörungen und Adipositas (S. 343–348) (2. Aufl.). Heidelberg: Springer.
Schmidt, U., Magill, N., Renwick, B., Keyes, A., Kenyon, M., Dejong, H., Lose, A., Broadbent, H., Loomes, R., Yasin, H., Watson, C., Ghelani, S., Bonin, E.M., Serpell, L., Richards, L., Johnson-Sabine, E., Boughton, N., Whitehead, L., Beecham, J., Treasure, J. & Landau, S. (2015). The Maudsley outpatient study of treatments for anorexia nervosa and related conditions (MOSAIC): Comparison of the Maudsley model of anorexia nervosa treatment for adults (MANTRA) with specialist supportive clinical management (SSCM) in outpatients with broadly defined anorexia nervosa: A randomized controlled trial. Journal of Consulting and Clinical Psychology, 83(4), 796–807.
Schulte, D. (1974). Diagnostik in der Verhaltenstherapie. München: Urban & Schwarzenberg.
Schweiger, U., Peters, A. & Sipos, V. (2003). Essstörungen. Stuttgart: Thieme.
Selvini Palazzoli, M. (1982). Magersucht: Von der Behandlung Einzelner zur Familientherapie. Stuttgart: Klett-Cotta.
Serfaty, M. A., Turkington, D., Heap, M., Ledsham, L. & Jolley, E. (1999). Cognitive therapy versus dietary counselling in the outpatient treatment of anorexia nervosa. European Eating Disorders Review, 7, 334–350.
Silber, T. J. (2011). Treatment of anorexia nervosa against the patient's will: ethical considerations. Adolescent medicine, 22, 283–288.
Simmonds, M. (1914). Über Hypophysisschwund mit tödlichem Ausgang. Deutsche medizinische Wochenschrift, 40, 322–323.
Simon, A. (2014) Zwischen Selbstbestimmung und Zwang: Zwangsbehandlung in der Psychiatrie aus ethischer Perspektive. Psychiatrische Praxis, 41, Supplement 1, S58–S62.
Sims, E. A., Goldman, R., Gluck, C., Horton, E. S., Kelleher, P. & Rowe, D. (1968). Experimental obesity in man. Transcript of the Association of American Physicians, 81, 153–170.
Smink, F. R., van Hoeken, D. & Hoek, H. W. (2013). Epidemiology, course and outcome of eating disorders. Current Opinion in Psychiatry, 26(6), 543–8.
Solyom, L., Freeman, R. J. & Miles, J. E. (1982). A comprehensive psychometric study of anorexia nervosa and obsessive compulsive neurosis. Canadian Journal of Psychiatry, 27, 282–286.
Sperling, E. (1965). Die »Magersuchtsfamilie« und ihre Behandlung. In J. E. Meyer & H. Feldmann, H. (Hrsg.), Anorexia nervosa. Stuttgart: Thieme.
Sperling, E. & Massing, A. (1972). Besonderheiten in der Behandlung der Magersuchtsfamilie. Psyche, 26, 357–367.
Sperling, E., Massing, A., Reich, G., Georgi, H. & Wöbbe-Mönks, E. (1982). Die Mehrgenerationen-Familientherapie. Göttingen: Vandenhoek & Ruprecht.

Steinhausen, H.-C. (2002). The outcome of anorexia nervosa. American Journal of Psychiatry, 159, 1284–1293.
Steinhausen, H. C. (2008). Outcome of eating disorders. Child Adolesc Psychiatric Clin N Am 18: 225-242.
Steinhausen, H. C. & Weber, S. (2009). The outcome of bulimia nervosa: Findings from one-quarter century of research. Am J Psychiatry 166: 1331–1341.
Stice, E. (2002). Risk and maintenance factors for eating pathology: A meta-analytic review. Psychological Bulletin, 128, 825–848.
Stice, E. & Agras, W.S. (1998). Predicting onset and cessation of bulimic behavoirs during adolescence: A longitudinal grouping analysis. Behavoir Therapy, 29, 257–276.
Stierlin, H. (1980). Eltern und Kinder. Frankfurt: Suhrkamp.
Stierlin, H. (1982). Delegation und Familie. Frankfurt: Suhrkamp.
Stöber, J. (1995). Frost Multidimensional Perfectionism Scale-Deutsch (FMPS-D). Freie Universität Berlin, Institut für Psychologie. Berlin.
Strauß, B., & Richter-Appelt, H. (1996). Fragebogen zur Beurteilung des eigenen Körpers (FBeK). Göttingen: Hogrefe.
Striegel-Moore, R. H., Silberstein, L. R. & Rodin, J. (1986). Toward an understanding of risk factors for bulimia. American Psychologist, 41, 246–263.
Strober, M., Freeman, R., Lampert, C., Diamond, J., Teplinsky, C. & DeAntonio, M (2006). Are there gender differences in core symptoms, temperament, and short-term prospective outcome in anorexia nervosa? International Journal of Eating Disorders, 39, 570–575
Süddeutsche Zeitung (2015). Kampf gegen Magersucht – Magermodels sollen von Frankreichs Laufstegen verschwinden, 3.4.2015 [http://www.sueddeutsche.de/stil/kampf-gegen-magersucht-magermodels-sollen-von-frankreichs-laufstegen-verschwinden-1.2422026].
Sullivan, P.F. (1995). Mortality in anorexia nervosa. American Journal of Psychiatry, 152, 1073–1074.
Sweeting, H., Walker, L., MacLean, A., Patterson, C., Räisänen, U. & Hunt, K. (2015). Prevalence of eating disorders in males: a review of rates reported in academic research and UK mass media. International Journal of Men`s Health, 14(2): 10.3149/jmh.1402.86.

Tan, J. O., Stewart, A., Fitzpatrick, R. & Hope, T. (2010). Attitudes of patients with anorexia nervosa to compulsory treatment and coercion. International Journal of Law and Psychiatry, 33, 13–19.
Theander, S. (1985). Outcome and prognosis in anorexia nervosa and bulimia. Journal of Psychiatric Research, 19, 493–508.
Thiel, A., Gottfried, H. & Hesse, F. W. (1993). Subclinical eating disorders in male athletes. Acta Psychiatrica Scandinavia, 88, 259–265.
Thiel, A. & Paul, T. (2007). Zwangsbehandlung bei Anorexia nervosa. Psychotherapeutische und juristische Anmerkungen. Psychotherapie Psychosomatik Medizinische Psychologie, 57, 128–135.
Thiels, C. (2008). Forced treatment of patients with anorexia. Current opinion in psychiatry, 21, 495–498.
Thiels C, Curtice M (2009). Forced treatment of patients with anorexia: part 2. Current opinion in psychiatry, 22, 497–500.
Tiller, J., Schmidt, U. & Treasure, J. (1993). Compulsory treatment for anorexia nervosa: compassion or coercion? British Journal of Psychiatry, 162, 679–680.
Tuschen-Caffier, B. (2015). Körperbildstörungen. In S. Herpertz, M. de Zwaan & S. Zipfel (Hrsg.), Handbuch Essstörungen und Adipositas (S. 141–147) (2. Aufl.). Heidelberg: Springer.

Ullrich, R., & Ullrich de Muynck, R. (1994). Der Unsicherheitsfragebogen. Testmappe U. Anleitung für den Therapeuten Teil II. München: J. Pfeiffer.

van Son, G. E., van Hoeken, D., Bartelds, A. I., van Furth, E. F. & Hoek, H. W. (2006). Time trends in the incidence of eating disorders: a primary care study in the Netherlands. International Journal of Eating Disorders, 39(7), 565–9.

Vandereycken, W. (1987). The constructive family approach to eating disorders: Critical remarks on the use of family therapy in anorexia nervosa and bulimia. International Journal of Eating Disorders, 6, 455–467.
Vandereycken, W. & Beumont, P. V. J. (Eds.) (1998). Treating eating disorders. Ethical, legal and personal issues. New York: University Press.
Vandereycken, W., van Deth, R. & Meermann, R. (1992). Hungerkünstler Fastenwunder Magersucht. Eine Kulturgeschichte der Eßstörungen. München: Deutscher Taschenbuchverlag.
Vandereycken,W. & Meermann, R. (1984). Anorexia nervosa: A clinician's guide to treatment. New York: de Gruyter.
Vanderlinden, J. & Vandereycken, W. (1991). Familientherapie bei Bulimia nervosa. In C. Jacobi & T. Paul (Hrsg.), Bulimia und Anorexia nervosa. Ursachen und Therapie. Berlin: Springer.
Vocks, S., Legenbauer, T., Troje, N. & Schulte, D. (2006). Körperbildtherapie bei Essstörungen: Beeinflussung der perzeptiven, kognitiv-affektiven und behavioralen Körperbildkomponente. Zeitschrift für Klinische Psychologie und Psychotherapie: Forschung und Praxis, 35, 286–295.
Vocks, S., Moswald, C., & Legenbauer, T. (2008). Psychometrische Überprüfung einer deutschsprachigen Fassung des Body Checking Questionnaire (BCQ). Zeitschrift für Klinische Psychologie und Psychotherapie, 37, 131–140.
Vollmann, J. (2014). Zwangsbehandlungen in der Psychiatrie. Eine ethische Analyse der neuen Rechtslage für die klinische Praxis. Nervenarzt, 85, 614–620.
von Wietersheim, J., Zeeck, A. & Küchenhoff, J. (2005). Status, possibilities and limitations of therapies in psychosomatic day clinics. Psychotherapie, Psychosomatik, Medizinische Psychologie, 55, 79–83.

Walsh, B. T. & Garner, D. M. (1997). Diagnostic issues. In D.M. Garner & P.E. Garfinkel (Eds.), Handbook of treatment for eating disorders (pp. 25–33) (2nd ed.). New York: Guilford Press.
Watson, T. L., Bowers, W. A. & Andersen, A. E. (2000). Involuntary treatment of eating disorders. American Journal of Psychiatry, 157, 1806–1810.
Whitehouse, A. M., Cooper, P. J., Vize, C. V., Hill, D. & Vogel, L. (1992). Prevalence of eating disorders in three Cambridge general practices: Hidden and conspicuous morbidity. The British Journal of General Practice, 42, 57–60.
Wilfley, D. E., Agras, W. S., Telch, C. F., Rossiter, E. M., Schneider, J. A., Cole. A. G., Sifford, L. & Raeburn, S. D. (1993). Group cognitive-behavioral therapy and group interpersonal psychotherapy for the nonpurging bulimic: A controlled comparison. Journal of Consulting and Clinical Psychology, 61, 296–305.
Williamson, D. A., Duchmann, E. G., Barker, S. E. & Bruno, R. M. (1998). Anorexia nervosa. In V. B. Hasselt & M. Hersen (Eds.), Handbook of psychological treatment protocols for children and adolescents (pp. 413–434). Hillsdale, NJ: Lawrence Erlbaum Associates.
Williamson, D. A., Thaw, J. M. & Varnado-Sullivan, P. J. (2001). Cost-effectiveness analysis of a hospital-based cognitive-behavioral treatment program for eating disorders. Behavioral Therapy, 32, 459–477.
Wilson, G. T., Fairburn, C. G. & Agras, W. S. (1997). Cognitive-behavioral therapy for bulimia nervosa. In D. M. Garner & P. E. Garfinkel (Eds.), Handbook of treatment for eating disorders (pp. 67–93) (2nd ed.). New York: Guilford Press.
Wiseman, C. V., Gray, J. J., Mosimann, J. E. & Ahrens, A. H. (1992). Cultural expectations of thinness in women: An update. International Journal of Eating Disorders, 11, 85–89.

Zeeck, A., Herzog, T., Kuhn, K., Hartmann, A., Scheidt, C. & Wirsching, M. (2002). Teilstationäre Psychotherapie: Settingbesonderheiten und Indikationsstellung am Beispiel der Freiburger Tagesklinik. Psychotherapie Psychosomatik Medizinische Psychotherapie, 52, 492–499.
Zeit Online (2015). Wer modeln will, muss essen, 17.3.2015 [http://www.zeit.de/gesell-

schaft/zeitgeschehen/2015-03/magersucht-models-anorexie-frankreich-gesetz].
Zentrale Ethikkommission bei der Bundesärztekammer (2013). Stellungnahme: Zwangsbehandlung bei psychischen Erkrankungen. Deutsches Ärzteblatt 110, A 1334–A 1338.
Zipfel, S., Löwe, B. & Herzog, W. (2015). Verlauf und Prognose der Anorexia nervosa. In S. Herpertz, M. de Zwaan & S. Zipfel (Hrsg.), Handbuch Essstörungen und Adipositas (S. 57–61) (2. Aufl.). Heidelberg: Springer.
Zipfel, S., Löwe, B., Reas, D. L., Deter, H-C. & Herzog, W. (2000). Long-term prognosis in anorexia nervosa: lessons from a 12-year follow-up study. Lancet, 355, 721–722.
Zipfel, S., Reas, D. L. & Thornton, D. (2002). Day hospitalization programs for eating disorders: A systematic review of the literature. International Journal of Eating Disorders, 31, 105–117.
Zipfel, S., Specht, T. & Herzog, W. (1998). Medical complications of eating disorders. In H. W. Hoeck, J. L. Treasure & M. A. Katzman (Eds.), Neurobiology in the treatment of eating disorders. Chichester: John Wiley & Sons Ltd.
Zipfel, S., Wild, B., Groß, G., Friederich, H. C., Teufel, M., Schellberg, D., Giel, K. E., de Zwaan, M., Dinkel, A., Herpertz, S., Burgmer, M., Löwe, B., Tagay, S., von Wietersheim, J., Zeeck, A., Schade-Brittinger, C., Schauenburg, H., Herzog, W. & ANTOP study group. (2014). Focal psychodynamic therapy, cognitive behaviour therapy, and optimised treatment as usual in outpatients with anorexia nervosa (ANTOP study): randomised controlled trial. Lancet, 383(9912), 127–137.
Zunker, C., Peterson, C. B., Crosby, R. D., Cao, L., Engel, S. G., Mitchell, J. E., & Wonderlich, S. A. (2011). Ecological momentary assessment of bulimia nervosa: Does dietary restriction predict binge eating? Behaviour Research and Therapy, 49, 714–717.

Sachwortverzeichnis

A
Abführmittel 132
Abführmittelmissbrauch 27
Ablehnung der Behandlung 151
Adipositas 22
Amenorrhoe 18, 24, 42
Anämie 18
Anamnestische Gewichtskurve 70f., 124
Angst vor Gewichtszunahme 20, 22ff., 46
Anorexia nervosa 22
– atypische 30
– Diagnosekriterien 23, 25
– Purging-Typ 25
– Restriktiver Typ 25
– Schweregrad 25
Antidepressiva 56
Appetit 44
Appetitzügler 20
Ätiologie 37, 45

B
Balletttänzer 36
Beck-Depressions-Inventar 33
Betreuer, juristischer 151
Betreuungsgericht 153
Betreuungsrecht 153
Binge-Eating-Störung 28f.
– Diagnosekriterien 29
Blutbildveränderungen 18
Body Checking Questionnaire 32
Body-Image-Störung 20 s. Körperbildstörung
Body-Mass-Index (BMI) 25
Borderline-Persönlichkeitsstörung 31
Bradykardie 17
Brief Symptom Inventory 33
Bulimia nervosa 25
– atypische 30
– Diagnosekriterien 25, 27
– Nicht-Purging Typ 26
– Purging Typ 26

D
Depression 19, 21, 31, 44
Diabetes mellitus 19
Diagnosekriterien 22
Diagnosekriterien für untypische Essstörungen 29
Diät 25, 40, 44
Differenzialdiagnose 30
Diuretika 20, 24, 27, 132
DSM-5 22f., 25
Durchblutungsstörungen 17

E
Eating Disorder Examination 31
Eating Disorder Examination Questionnaire 32
Eating Disorder Inventory-2 32
EDNOS 29
Einwilligungsfähigkeit 151
Elektrolytstörungen 18
Epidemiologie 35
Erbrechen 20, 44f., 124, 133
– selbstinduziertes 24f., 27
Ernährung, parenterale 154
Essanfälle 19, 24ff., 44, 46f., 124, 129, 133
Essen, regelmäßiges 130
Essstörungen, untypische 29
Essverhalten, pathologisches 19
Ethische Verantwortung 151
Extrasystolen 17

F
Faktoren
– aufrechterhaltende 44f.
– auslösende 45
– biologische 42
– familiäre 41
– genetische 43
– individuelle 39
– soziokulturelle 37, 129
Familie 39, 41
Familientherapie 42, 53, 105
Fasten 25, 27
Fixierung 154
Flaumhaar 17
Fragebogen
– - zum Körperbild 33
– - zur Beurteilung des eigenen Körpers 33
– - zur Erhebung der Emotionsregulation bei Erwachsenen 34
Frankfurter Körperkonzeptskalen 33
Frost Multidimensional Perfectionism Scale 34
Furcht, dick zu werden 27

G
Genetik 43
Geschlechterrolle 37
Gewichtsreduktion 44
Gewichtsverlust 24
Gewichtszunahmeprogramm, operantes 116
Gicht 18
Goal-Attainment 136
Grundgesetz 151
Grundrechte 151
Gruppennormen 123

H
Haarausfall 17
Heißhunger 46, 124, 129, 133
Herzrhythmusstörungen 17
Hilflosigkeit 22
Hirnatrophie 18
Hormonstörungen 18
Hunger 44
Hungerkünstler (Kafka) 14f.
Hungern 27, 45
Hypoglykämie 18
Hypokaliämie 18
Hypotonie 17

I
ICD-10 22f., 25
Idealfigur 40
Informationsvermittlung 127
Infusion 154

Insulin 19
Interpersonale Psychotherapie 55

K
Käfig, goldener 14f.
Katamnesen 57
Klistiere 20
Knochenmarkveränderungen 18
Kompensatorische Maßnahmen 19, 25, 27
Kompensatorische Verhaltensweisen 124, 129
Komplikationen
– medizinische 127
– somatische 57
Konflikte 47
Körperbildstörung 19f., 22
Körpergewicht, niedriges 24
Körperliche Aktivität 20
Körperschemastörung 22ff.
Körpertemperatur 17
Korrelate, retrospektive 47, 49ff.
Krankheitseinsicht 151
– fehlende 22
– geringe 23
Kreislaufregulationsstörungen 17

L
Lanugobehaarung 17
Laxanzien 20, 24, 27, 124, 132
Leidensdruck 28
Leistungsorientierung 19, 21, 40
Leukopenie 18
Libidoverlust 24
Lungenentzündung 17

M
Magenfunktionsstörungen 18
Magensonde 153f.
Manual 120
Marker 47
Medien 37f.
Menstruationsstörungen 18
Missbrauch, sexueller 39
Mitgefühl 155
Model 36
Mortalität 57, 151, 153
Motivationsprobleme 140

N
Nahrungszusammensetzung 132
Neurotransmitter 42
Nierenfunktionsstörungen 18

O
Ödeme 18
Ohnmacht 22
Osteomalazie 17
Osteoporose 17

P
PEG (perkutane endoskopische Gastrostomie 153
Peptidhormone 42
Pharmakotherapie 53, 55
Pneumonie *s. Lungenentzündung*
Polyneuropathie 18
Positive Aktivitäten 133
Potenzverlust 24
Prävalenz
– Anorexia nervosa 35
– Bulimia nervosa 35
Probleme
– sexuelle 21
– zwischenmenschliche 21
Prognose 57
Psychopharmaka 155
Psychotherapie 52, 54
– Ablehnung von 151
– ambulante 104, 106, 108
– stationäre 104, 115
– tagesklinische 104, 110
Purging-Verhalten 24f.

R
Refluxösophagitis 18
Respekt 155
Risikofaktoren 40, 47ff.
Risikogruppen 36
Rosenberg-Self-Esteem-Skala 34
Rückfall 138

S
Sättigung 44
Schilddrüsenhormon 20
Schizophrene Psychosen 31
Schlankheitsideal 20, 37, 48
Schwarze Liste 19f., 77f., 131
Schweregrad
– Binge-Eating-Störung 29
– Bulimia nervosa 27
Selbstbeobachtung 125
Selbstbewertung 24, 27
Selbstwertgefühl 40
Selbstwertproblematik 40
Selbstwertprobleme 19
Selbstwertregulation 21
Selbtshilfe 55
Selektive Serotonin-Rückaufnahmehemmer (SSRI) 42
Set-Point-Gewicht 128
Set-Point-Theorie 43f., 127
Setting 104
Sexualität 21, 39
Sialose 17
Sodbrennen 18
Sondennahrung 154
SSRI 56
Stimuluskontrolle 133
Störungsmodell, allgemeines 46
Suizide 57
Suizidrisiko 57

T
Tagesklinik 110
Tagesklinische Behandlungskonzepte 111
Therapeutische Grundhaltung 121
Therapie 104
– ambulante 104, 106, 108
– stationäre 104, 115
– tagesklinische 104, 110
– tiefenpsychologische 55
– verhaltenstherapeutische 52, 54
Therapieforschung 52, 54
Therapiemanual 120
Therapiesituationen
– kritische 140
Therapieziele 125
Thrombopenie 18
Traumfigur 37
Trommelschlegelfinger 17

U
Uhrglasnägel 17
Ulcus 18
Unsicherheitsfragebogen 34
Untergewicht 17, 23, 26

V
Verantwortung 153
Verhungern 17
Völlegefühl 28

W
Wahrnehmungsstörungen 20

Z
Zahnschäden 17
Zauberlehrlingssyndrom 45f.
Zwang 152
Zwangsbehandlung 104, 151
Zwangsstörung 31
Zwei-Faktoren-Modell 40
Zwischenbilanz 137